Graham Lawton

DIESES BUCH KÖNNTE IHR LEBEN RETTEN

Bibliografische Information der Deutschen Nationalbibliothek
Die Deutsche Nationalbibliothek verzeichnet diese Publikation in der Deutschen Nationalbibliografie. Detaillierte bibliografische Daten sind im Internet über http://dnb.d-nb.de abrufbar.

Für Fragen und Anregungen:
info@rivaverlag.de

Wichtiger Hinweis
Dieses Buch ist für Lernzwecke gedacht. Es stellt keinen Ersatz für eine individuelle medizinische Beratung dar und sollte auch nicht als solcher benutzt werden. Wenn Sie medizinischen Rat einholen wollen, konsultieren Sie bitte einen qualifizierten Arzt. Der Verlag und der Autor haften für keine nachteiligen Auswirkungen, die in einem direkten oder indirekten Zusammenhang mit den Informationen stehen, die in diesem Buch enthalten sind.
Ausschließlich zum Zweck der besseren Lesbarkeit wurde auf eine genderspezifische Schreibweise sowie eine Mehrfachbezeichnung verzichtet. Alle personenbezogenen Bezeichnungen sind somit geschlechtsneutral zu verstehen.

1. Auflage 2021

Türkenstraße 89
80799 München
Tel.: 089 651285-0
Fax: 089 652096

Übersetzung: Martin Rometsch
Redaktion: Dr. Frauke Bayer
Umschlaggestaltung: Karina Braun
Umschlagabbildung: Shutterstock/OSORIOartist
Layout und Satz: abavo GmbH, Buchloe
Druck: GGP Media GmbH, Pößneck
Printed in Germany

ISBN Print 978-3-7423-1601-1
ISBN E-Book (PDF) 978-3-7453-1281-2
ISBN E-Book (EPUB, Mobi) 978-3-7453-1282-9

Graham Lawton

DIESES BUCH KÖNNTE IHR LEBEN RETTEN

Der Kompass für dauerhafte Gesundheit

riva

Inhalt

Einführung

Ich muss Ihnen ein Geständnis machen: Ich bin ein übergewichtiger Faulenzer. Ich liebe Bier und Fast Food und gelegentlich eine heimliche Kippe vor einer Kneipe. Ich kann mich nicht daran erinnern, wann ich zum letzten Mal weniger als 14 Gläser Alkohol in der Woche getrunken habe. Ich bin Mitglied in einem Fitnessstudio, gehe aber selten hin. Nach der Arbeit lümmle ich mich mit Snacks vor den Fernseher. Manchmal fahre ich zu einem Geschäft, obwohl ich ebenso gut gehen könnte, meist um Bier zu kaufen. Ich nehme Medikamente gegen Bluthochdruck und meinem Body-Mass-Index (BMI) zufolge bin ich übergewichtig. Was für ein Gesundheitsapostel!

Aber das ist nicht alles: Voriges Jahr bin ich fast 2000 Kilometer Rad gefahren und so viel gelaufen, dass es für 15 Marathons gereicht hätte. Ich esse fünf Portionen Obst und Gemüse am Tag, trinke ausreichend, achte auf meinen Salzkonsum und esse kein Fleisch. Ich faste regelmäßig, schwimme im Freien, mache Pilates und gehe die Treppe zu meinem Büro im achten Stock hinauf, anstatt den Aufzug zu nehmen. Und trotz meiner schlechten Gewohnheiten behalten meine guten offenbar die Oberhand. Ich bin 50 Jahre alt, aber nach meinem biologischen Alter – vor Kurzem gemessen – bin ich allerdings erst 45. Ich bin der lebende Beweis dafür, dass Sie kein Gesundheits- und Fitnessfanatiker sein müssen, um ziemlich gesund und fit zu sein.

Was ist mein Geheimnis? Ich bin Wissenschaftsjournalist, habe Biochemie studiert und verbringe einen großen Teil meines Berufslebens damit, mich über die neuesten Erkenntnisse der Biomedizin auf dem Laufenden zu halten und darüber für Menschen zu schreiben, die keine Experten sind. Deshalb bin ich in der Lage, Behauptungen über Ernährung, Sport, Nahrungsergänzungsmittel und mehr richtig einzuschätzen. Ich erspähe eine sensationelle Schlagzeile aus einem Kilometer Entfernung, ich wittere jede Masche und kann Tatsachen von leeren Behauptungen trennen.

Und ich setze das, was ich weiß, in die Tat um. Ich behaupte nicht, dass ich das ideale Gesundheits- und Fitnessprogramm entdeckt habe, aber ich führe ein gesundes, wenn auch nicht zu restriktives Leben, gegründet auf Tatsachen. Das ist zugleich der Zweck dieses Buches: Es will Sie in die Lage versetzen, das Gleiche zu tun. Wir alle sollten nach Gesundheit streben, denn das Gegenteil – Krankheit – ist unangenehm und kostet Sie letztlich das Leben.

Es ist nicht einfach herauszufinden, was wir tun müssen. Die Biomedizin macht ständig Fortschritte und das ist der Grund dafür, dass die meisten Menschen heute lange leben und sich besserer Gesundheit erfreuen als ihre Großeltern. Doch dieser Zuwachs an Wissen bringt eine größere Komplexität und die Gefahr einer Informationsflut mit sich. Heutzutage buhlen mehr Ratschläge denn je um Ihre Aufmerksamkeit, aber sie stammen nicht immer aus seriösen Quellen.

Mein Ziel ist es, den störenden Lärm abzustellen. Ich habe die neuesten und seriösesten Forschungsergebnisse über Gesundheit zusammengetragen und in nützliche, verwertbare Ratschläge umgewandelt. Es geht um die großen Fragen zur Gesundheit: Wir werden über Essen und Trinken, Gewichtsabnahme, Bewegung, vorbeugende Medizin, Schlaf und den Alterungsprozess sprechen. Unterwegs werde ich die wissenschaftlichen Grundlagen erklären, Mythen entlarven, Ihnen das Werkzeug in die Hand geben, das Sie brauchen, um Behauptungen und Gegenbehauptungen einschätzen zu können, und Ihnen helfen, über die Schlagzeilen hinauszuschauen. Betrachten Sie dieses Buch als Leitfaden für eine gesunde Lebensweise.

Wenn Sie bestimmte Ziele haben, zum Beispiel Gewichtsabnahme, bessere Ernährung, Fitness, besseren Schlaf oder Informationen über Nahrungsergänzungsmittel oder Superfoods, die ihr Geld auch wirklich wert sind, finden Sie hier Rat. Aber das Buch ist mehr als die Summe seiner Teile. Ein Mantra der Gesundheitswissenschaften besagt, dass wir »die Gesamtheit der Evidenz« prüfen müssen. Genau das bekommen Sie: ein umfassendes und evidenzbasiertes Handbuch zu einem gesünderen, fitteren und, wie ich hoffe, längeren Leben.

Natürlich machen viele Leute ähnliche Versprechungen. Die Welt ist nicht arm an Ratschlägen dazu, was wir essen und trinken sollen, wie wir fit bleiben, wie wir besser schlafen und länger leben. Doch die meisten haben kaum mehr als Mythen, Wunschdenken oder unwissenschaftlichen Hokuspokus zur Grundlage.

Sie können diese Ratschläge befolgen, wenn Sie wollen. Oder Sie vertrauen den Menschen, die von Berufs wegen ergründen, was wirklich hilft: den Wissenschaftlern. Auf jeden Star mit einem Gesundheits- und Fitnessplan kommen Hunderte von Ernährungswissenschaftlern, Sportphysiologen, Schlafforschern und Biomedizinern, die ihre Forschungsergebnisse in die Tat umsetzen. Darüber lesen Sie nichts in Hochglanzzeitschriften oder Fitnessblogs und Sie sehen es nicht im Fernsehen – Sie finden es meist in seriösen fachwissenschaftlichen Zeitschriften. Aber wenn Sie wirklich länger, gesünder und glücklicher leben wollen, müssen Sie dieses Material kennen.

Doch zuerst muss ich Sie warnen: Im Gegensatz zu den Behauptungen vieler selbst ernannter Gurus ist der Weg zur Gesundheit, zur Fitness und zum Wohlbefinden weder einfach noch leicht. Die Wissenschaft ist oft unsicher, widersprüchlich oder schwer in konkrete Ratschläge zu fassen. Wenn Sie Ihre Lebensweise verbessern wollen, geht es nicht ohne Anstrengung, Willenskraft und Opfer. Wenn Sie schnelle, einfache Lösungen bevorzugen, ist dieses Buch nichts für Sie. (Aber bevor Sie es weglegen und ein Patentrezept suchen, möchte ich Ihnen – kostenlos – versichern, dass jeder, der es Ihnen anbietet, Sie zum Narren hält und Ihnen Geld abknöpfen will.) Lassen Sie sich nicht davon abschrecken, dass Opfer unvermeidlich sind. Der Lohn für ein Quäntchen Mühe kann groß sein. Und selbst wenn Sie nur wissen, dass ein Rat auf guter Wissenschaft basiert, kann das ein starker Anreiz zum Handeln sein.

Das unterscheidet dieses Buch von anderen. Der Entschluss, sein Leben zum Besseren zu ändern, ist einfach; doch es ist schwer, ihn in die Tat umzusetzen. Wir alle haben im Januar gute Vorsätze gefasst und sind schon im Februar in den alten Trott zurückgefallen. Aber auch hier kann

die Wissenschaft uns helfen. Willenskraft, Motivation und die Macht der Gewohnheit sind ein wichtiger Teil des Kampfes.
Ich verspreche Ihnen: Es wird sich auszahlen. Sie haben nur ein Leben und es schrumpft jeden Tag. Wenn Sie gerne lebendig und gesund sind und mehr davon haben wollen, ist dieses Buch genau das Richtige für Sie.

Unterscheiden Sie Dichtung und Wahrheit

Bevor wir mit den wichtigsten Gesundheitsregeln beginnen, sollten wir uns ein wenig mit Statistik befassen, mit der Wissenschaft, die aus Rohdaten gültige Schlüsse zieht. Mit etwas Mathematik können Sie nämlich scheinbar sensationelle Schlagzeilen entlarven.
Nehmen wir die Behauptung, Multivitaminpräparate könnten Krebs vorbeugen, als Beispiel. Um herauszufinden, ob das zutrifft, müssen Sie ein Experiment durchführen, bei dem eine Teilnehmergruppe Multivitamine einnimmt und die andere nicht. Nach einiger Zeit prüfen Sie, wie viele Krebserkrankungen in den beiden Gruppen vorgekommen sind. Das sind Ihre Rohdaten. Um daraus wissenschaftlich valide (also gültige, stichhaltige) Schlussfolgerungen zu ziehen, müssen Sie diese Daten in die statistische Mangel nehmen.
Vielleicht denken Sie, die Behauptung sei bewiesen, wenn in der Kontrollgruppe – die keine Vitamine bekommen hat – mehr Krebsfälle aufgetreten sind. Aber das ist kein Beweis – das Ergebnis könnte auf Zufall beruhen. Um das auszuschließen, müssen Sie wissen, was »statistisch signifikant« bedeutet. Dafür gibt es eine Standardgleichung, mit der wir uns hier nicht befassen müssen. Es genügt zu wissen, dass die Antwort eine Zahl zwischen Null und Eins ist.
Damit ein Resultat als signifikant (bedeutsam, aussagekräftig) gilt, muss diese Zahl mindestens 0,95 betragen. Das heißt: Die Wahrscheinlichkeit, dass das Ergebnis nicht zufällig ist, sondern die Realität widerspiegelt, beträgt 95 Prozent.

In manchen Studien wird eine höhere Schwelle gefordert, etwa 0,99; doch 0,95 ist der Mindeststandard, wenn Sie nach einem Beweis suchen. Denken Sie daran, was das bedeutet: Die Wahrscheinlichkeit, dass das Resultat auf Zufall beruht, beträgt 1 zu 20. Deshalb sind mehrere erfolgreiche Studien notwendig, um medizinische Experten davon zu überzeugen, dass eine Wirkung echt ist.

Selbst wenn ein Befund zu 99 Prozent sicher ist, beträgt die Wahrscheinlichkeit eines Irrtums ein Prozent. Aber das berechtigt uns nicht, alle wissenschaftlichen Befunde zu verwerfen; denn eine Wahrscheinlichkeit von 99 Prozent bedeutet: Es ist äußerst wahrscheinlich, dass der Befund zutrifft.

Statistische Signifikanz ist jedoch nicht alles. Der zweite Tipp lautet: Prüfen Sie die Stichprobengröße, also die Zahl der Studienteilnehmer. Je größer eine Stichprobe ist, desto größer ist die Wahrscheinlichkeit dafür, dass das Ergebnis valide ist. Es ist fast wie beim Werfen einer Münze. Mit fünf Würfen erhalten Sie vielleicht einmal »Kopf« und viermal »Zahl«. Aber es wäre töricht, daraus zu schließen, dass die Wahrscheinlichkeit für »Kopf« 0,8 beträgt. Wenn Sie die (einwandfreie) Münze nämlich 100-mal werfen, gleicht sich die anfängliche statistische Abweichung aus und die Wahrscheinlichkeit pendelt sich viel genauer in der Nähe von 0,5 ein.

Große Stichproben sind auch notwendig, um kleine Unterschiede zwischen einer Intervention (einer medizinischen Maßnahme) und Nichtstun aufzudecken. Wenn eine Ernährungsstudie sehr wenige Teilnehmer hat, sagen wir 20 oder auch 50, sollten Sie sehr vorsichtig mit Schlussfolgerungen sein.

Die wichtigste Zahl, die aus einer statistischen Analyse folgt, ist jedoch das Risiko. In unserem Beispiel geht es um das Risiko, keine Multivitamine einzunehmen, verglichen mit dem Risiko, sie zu konsumieren.

Betrachten wir nun ein anderes Beispiel. Angenommen, Sie hören, dass Frauen, die Talkumpuder benutzen, mit 40 Prozent größerer Wahrscheinlichkeit Eierstockkrebs bekommen. Beängstigend, nicht? Es ist verführerisch, diese Entdeckung falsch zu deuten und zu behaupten, bei jeder

Frau, die täglich Talkum verwendet, betrage das Risiko, an Eierstockkrebs zu erkranken, 40 Prozent.

Das ist falsch, denn die 40 Prozent sind ein »relatives Risiko«, das zusätzliche Risiko, das Sie eingehen, wenn Sie Talkum benutzen. Das hat wenig zu sagen, wenn Sie das absolute Risiko nicht kennen: Wie groß ist die Wahrscheinlichkeit, an Eierstockkrebs zu erkranken, wenn Sie auf Talkum verzichten? Sie beträgt etwa 27 von 100 000 oder 0,027 Prozent. Eine Steigerung um 40 Prozent vergrößert also dieses Risiko auf 38 je 100 000. Das ist nicht belanglos, aber kein Grund zur Panik.

Solche Faustregeln sind hilfreich, wenn Sie auf eine statistische Behauptung stoßen. Sie haben allerdings ihre Grenzen, denn sie nützen nichts, wenn jemand aus seinen Daten nur die »Rosinen« herausgepickt oder seine Zahlen manipuliert hat. Aber diese Regeln sind ein guter Anfang, wenn Sie zwischen Lügen und Statistik unterscheiden wollen.

DIE WAHRHEIT ÜBER **DAS ESSEN**

In einer berühmten Szene in Woody Allens Film *Der Schläfer* aus dem Jahr 1973 diskutieren zwei Wissenschaftler im Jahr 2173 über die Ernährungsempfehlungen gegen Ende des 20. Jahrhunderts. »Sie behaupten, es habe kein Frittierfett, kein Steak, keine Cremetorte und keine heiße Karamellsoße gegeben?«, fragt einer von ihnen ungläubig. »Das galt als ungesund«, erwidert der andere. »Genau das Gegenteil dessen, was unseres Wissens zutrifft.« – »Unglaublich«, sagt der Erste.

Wir sind zwar noch nicht ganz so weit, »Unglaublich« zu sagen, aber Frittierfett und Cremetorte gelten allmählich als viel weniger ungesund als früher. In den letzten paar Jahren haben wir über gesättigtes Fett – einst der Paria auf den Tellern der westlichen Esskultur – ernsthaft neu nachgedacht. Und nicht nur über das Fett. Das frühe 21. Jahrhundert ist für die Ernährungswissenschaft eine Zeit des Aufruhrs und der Gewissensprüfung. Fast alles, was wir zu wissen glaubten, wird angezweifelt und zum Teil über den Haufen geworfen. Lebensmittelgruppen, die früher als ungesund galten, werden rehabilitiert und umgekehrt.

Das klingt wahrscheinlich für alle vertraut, die an den neuesten Nachrichten über Ernährung und Gesundheit interessiert sind und versuchen, sich gesund zu ernähren. Es kann sehr verwirrend sein, denn aus irgendeinem Grund scheinen sich die Empfehlungen ständig zu ändern, sodass

Sie schließlich nicht mehr wissen, was man für einen gesunden Lebensstil essen und was lieber vermeiden sollte.
Eines steht jedoch außer Zweifel: Sie sind, was Sie essen. Die Ernährung hat enormen Einfluss auf die Gesundheit und ist die Grundlage einer gesunden Lebensweise. Dieses Kapitel stellt Ihnen die neuesten Erkenntnisse über einige wichtige Lebensmittelgruppen und Nährstoffe vor – über Fett und Zucker, Salz und Fleisch, Milchprodukte und Gluten – und schließt mit ein paar praktischen Tipps.
Doch zuerst eine Warnung: Die Ernährungswissenschaft ist kompliziert und liefert selten eindeutige Antworten. Wenn wir uns beispielsweise auf Fett und Ballaststoffe konzentrieren, erfassen wir nicht die gesamte Komplexität unserer Ernährung im Laufe eines Lebens und wir wissen noch nicht, welche Wechselwirkungen die einzelnen Nahrungsmittel und andere Aspekte unserer Lebensweise – die wir in späteren Kapiteln behandeln werden – aufeinander ausüben.
Dennoch ist es nützlich, unsere komplexe Ernährung in ihre Bestandteile zu zerlegen, um die Beziehung zwischen Ernährung und Gesundheit zu verstehen. Zudem berufen sich offizielle Gesundheitsempfehlungen darauf. Beginnen wir also mit dem wohl interessantesten und am meisten missverstandenen Nährstoff von allen: mit dem Fett.

Die Wahrheit über Fett

Jahrzehntelang erklärten die Ernährungswissenschaftler, Fett sei schlecht. Es sei nicht nur der Feind der Taille, sondern verstopfe obendrein Arterien und führe zu Herzkrankheiten. Der Ausdruck »ein Herzinfarkt auf dem Teller« wurde in Anspielung auf das üppige englische Frühstück geprägt, das vor Fett trieft. Die Idee, dass solche Speisen zu einem Herzinfarkt führen können, ist den meisten Menschen zur zweiten Natur geworden und, was die Ernährung anbelangt, ist sie wahrscheinlich der einflussreichste Ratschlag, der je erteilt wurde.

Zweifellos tragen fette Speisen zur Fettleibigkeit bei – Fett hat von allen Nährstoffen den höchsten Kaloriengehalt – und Übergewicht ist ein Risikofaktor für viele Krankheiten, einschließlich Herzkrankheiten. Doch die Idee, gesättigtes Fett sei eine unmittelbare Ursache für Herzinfarkte, scheint dahinzuschmelzen wie ein Klumpen Schweinefett in einer heißen Pfanne.

Was ist ein Fett?

Fette sind komplexe Biomoleküle, die im Körper verschiedene Aufgaben erfüllen. Sie dienen zum Beispiel als Energiereserven und als Bestandteile der Zellmembranen. Ein Fettmolekül besteht aus drei Fettsäuren, die als Glyzerinmolekül chemisch gebunden sind. Dieses Molekül wird Triglycerid genannt. Es gibt Dutzende von Fettsäurearten mit jeweils unterschiedlichen Eigenschaften.

Der Hauptbestandteil einer Fettsäure ist eine lange Kette aus Kohlenstoffatomen und damit verbundenen Wasserstoffatomen. In einer gesättigten Fettsäure hat diese Kette keine Kohlenstoff-Kohlenstoff-Doppelbindung; das heißt, sie besitzt die höchstmögliche Zahl von Wasserstoffatomen und ist daher »gesättigt«. Ungesättigte Fettsäuren haben mindestens eine Doppelbindung. Fettsäuren mit mehr als einer Doppelbindung nennt man mehrfach ungesättigt. Diese Worte werden auf den Etiketten von Lebensmitteln oft als Synonym für »gesund« verwendet.

Triglyceride, die nur gesättigte Fettsäuren enthalten, werden ebenfalls als gesättigt bezeichnet; wenn sie eine oder mehrere Doppelbindungen enthalten, sind sie ungesättigt. Als Regel gilt, dass Fette umso gesünder sind, je mehr Doppelbindungen sie haben. Allerdings wird diese Ansicht inzwischen bestritten. Was die Kalorien anbelangt, besteht jedoch kein Unterschied: Gesättigte Fette liefern ebenso viel Energie je Gramm wie ungesättigte.

Fette von Tieren sind meist gesättigt, Fette von Pflanzen sind in der Regel ungesättigt. Aber das ist nur die Grundregel. Fleisch, Eier und Milchprodukte enthalten ungesättigte Fette, während Gemüse auch gesättigte Fette enthält. Manche pflanzlichen Fette – vor allem Palmöl, Kokosöl und die Kakaobutter in der Schokolade – enthalten mehr gesättigtes Fett als Rinderfett oder Schmalz.

Und was ist mit dem Cholesterin? Es ist genau genommen kein Fett, aber es wird zusammen mit Fett in die Kategorie Lipide eingeordnet, weil es mit diesen einiges gemeinsam hat. Beispielsweise ist weder Fett noch Cholesterin wasserlöslich. Und Cholesterin ist ein wichtiges Bindeglied zwischen fetten Speisen und Herzkrankheiten. Im Gegensatz zum gesättigten Fett ist es fast ausschließlich in tierischen Produkten enthalten: in Fleisch, Fisch, Meeresfrüchten, Milch und Eiern. Wenn Sie weniger Cholesterin mit dem Essen konsumieren, ist der direkte Einfluss auf den Cholesterinspiegel im Blut zwar gering; es kann jedoch indirekt hilfreich sein, weil ein geringerer Verzehr von cholesterinreichen Speisen meist auch den Konsum von gesättigtem Fett reduziert.

Gesättigtes Fett – Freund oder Feind?

Gesättigte Fette sind in den meisten Nahrungsmitteln enthalten, besonders reichlich in Fleisch und Milchprodukten sowie in Kuchen, Keksen und anderen Backwaren, Schokolade, Avocados, Palmöl und Kokosöl. Die Ansicht, dass deren Verzehr das Risiko eines Herzinfarkts unmittelbar vergrößert, ist in der Ernährungslehre seit den 1970er-Jahren weitverbreitet. Man rät uns, die ungesättigten Fette im Gemüse und in Meeresfrüchten zu bevorzugen.

Dieser Rat basiert auf ziemlich ernüchternden Zahlen zu dem Tribut, den Herz-Kreislauf-Krankheiten fordern (das ist ein Sammelbegriff für Erkrankungen des Herzens und der Blutgefäße einschließlich Herzinfarkte, Schlaganfälle, Herzversagen und *Angina pectoris*). Der Weltgesundheitsorganisation (WHO) zufolge sind Herz-Kreislauf-Krankheiten die Haupttodesursache in der Welt. Jährlich sterben mehr als 17 Millionen Menschen daran – das ist rund ein Drittel aller Todesfälle. Die WHO sagt voraus, dass 2030 etwa 23 Millionen an diesen Krankheiten sterben werden.

In den USA wird Erwachsenen empfohlen, nicht mehr als 30 Prozent der Gesamtkalorien in Form von Fett und nicht mehr als zehn Prozent in Form von gesättigtem Fett zu konsumieren. Wenn ein Mann die empfohlenen 2500 Kalorien am Tag zu sich nimmt, wären das 500 Gramm Rinderhackfleisch (12 Prozent Fett), 130 Gramm Cheddarkäse oder 55 Gramm Butter. Auch in Großbritannien gilt: nicht mehr als zehn Prozent der Gesamtkalorien. Das ist gewiss kein unerreichbares Ziel. Ein Durchschnittsmann darf eine ganze Peperoni-Pizza mit 30 Zentimeter Durchmesser verspeisen und hätte dann immer noch Platz für ein Eis, ehe er sein Limit erreichen würde. Trotzdem gelingt es durchschnittlichen Erwachsenen in den USA und in Großbritannien, mehr gesättigtes Fett als empfohlen zu essen.

Früher haben wir noch mehr gegessen. Von den 1950er-Jahren bis Ende der 1970er-Jahre machte Fett mehr als 40 Prozent der konsumierten Kalorien aus.[1] Doch als die Warnungen bekannt wurden, hielten sich die Menschen in den westlichen Ländern mit Speisen wie Butter und Rindfleisch zurück. Die Industrie reagierte darauf und füllte die Regale mit fettarmen Keksen, Kuchen und Brotaufstrichen.

Erfreulicherweise sank auch die Zahl der Todesfälle wegen Herzkrankheiten. Im Jahr 1961 war mehr als die Hälfte aller Todesfälle in Großbritannien auf Erkrankungen der Herzkranzgefäße zurückzuführen; heute ist es weniger als ein Drittel (allerdings sind Herz-Kreislauf-Krankheiten immer noch die Haupttodesursache in der Welt). Aber es ist unmöglich herauszufinden, ob das auf bessere Ernährung zurückzuführen ist. Die medizinischen Therapien und die vorbeugenden Maßnahmen haben sich ebenfalls drastisch verbessert. Und obwohl der Fettkonsum gesunken ist, sind Fettleibigkeit und die damit verbundenen Krankheiten nicht seltener geworden.

Um zu verstehen, wie gesättigtes Fett unsere Gesundheit beeinflusst, müssen wir wissen, wie der Körper damit umgeht und wie es sich von anderen Fettarten unterscheidet.

Wenn Sie Fett (Triglyceride) essen, gelangt es in den Dünndarm, wo es in seine Bestandteile – Fettsäuren und Glyzerin – zerlegt und von den Zellen der Darmschleimhaut resorbiert wird. Dort werden diese Bestandteile mit Cholesterin und Eiweiß gebündelt und ans Blut abgegeben. Diese kleinen, rundlichen Päckchen heißen Lipoproteine. Sie ermöglichen es wasserunlöslichen Fetten und dem Cholesterin (die kollektiv Lipide genannt werden), dorthin zu gelangen, wo sie im Körper benötigt werden.

Je mehr Fett Sie essen, desto mehr Lipoproteine enthält Ihr Blut. Und das, sagen die meisten Mediziner, ist der Beginn der Gesundheitsprobleme.

Es gibt zwei Hauptarten von Lipoproteinen: solche mit hoher Dichte und solche mit niedriger Dichte. Lipoproteine mit niedriger Dichte (englisch *low-density lipoproteins* oder LDL) gelten vielfach als »schlechtes Cholesterin«, obwohl sie mehr als Cholesterin enthalten. LDL ist schlecht, weil es an den Arterienwänden haftet und dort einen Belag bildet, die atherosklerotische Plaque. Diese Plaque verengt und verhärtet die Blutgefäße und erhöht die Gefahr, dass ein Blutgerinnsel zu einer Blockade führt. Diesen Zustand nennt man Atherosklerose, in der Umgangssprache heißt er nicht ohne Grund Arterienverhärtung. Sie ist die eigentliche Ursache vieler Herz-Kreislauf-Krankheiten.

Gesättigte Fette erhöhen den LDL-Blutspiegel nachweislich am stärksten. Seltsamerweise spielt die Cholesterinmenge, die Sie zu sich nehmen, eine viel geringere Rolle. Cholesterin hat einen schlechten Ruf, weil es in tierischen Produkten enthalten ist, die meist ebenfalls reich an gesättigtem Fett sind.

Lipoproteine mit hoher Dichte (englisch *high-density lipoproteins* oder HDL), das »gute Cholesterin«, tragen hingegen zum Schutz vor atherosklerotischer Plaque bei. Nach herkömmlicher Auffassung steigt der HDL-Spiegel, wenn Sie Nahrungsmittel essen, die viel ungesättigte Fette oder lösliche Ballaststoffe enthalten, zum Beispiel Vollkornprodukte, Obst und Gemüse. Das ist, kurz gefasst, die Lipidhypothese, die wohl einflussreichste Lehre in der Geschichte der menschlichen Ernährung und die Basis der Mittelmeerkost (siehe ab Seite 74).

Seit einiger Zeit bröckelt jedoch die Übereinstimmung rund um das gesättigte Fett, obwohl die offizielle Empfehlung sich nicht geändert hat. Vor etwa einem Jahrzehnt schlichen sich Zweifel ein, als Wissenschaftler die Ergebnisse von 21 Ernährungsstudien zusammenfassten, die fast 350 000 Menschen viele Jahre lang beobachtet hatten. In ihrer Analyse fanden sie »keine signifikanten Belege« für die Ansicht, dass gesättigtes Fett das Risiko für Herzkrankheiten erhöht.[2]

Einige Jahre später überprüfte eine noch größere Analyse die Resultate von 72 Studien, an denen 640 000 Menschen in 18 Ländern teilgenommen hatten.[3] Erneut ließ sich der Status quo nicht bestätigen und die Autoren kamen zu dem Schluss, dass »Ernährungsrichtlinien ... möglicherweise neu bewertet werden sollten«.

Über diese Zweifel wurde umfangreich berichtet, oft mit Begeisterung. Viele Kommentatoren interpretierten sie als Freibrief für den Konsum von gesättigtem Fett. »Essen Sie Butter«, titelte die Zeitschrift *Time* im Jahr 2014.

Können Sie die alte Empfehlung ohne Bedenken missachten? Vorläufig ist die Antwort ein klares Nein. Andere, weniger beachtete Analysen bestätigen den Zusammenhang zwischen gesättigtem Fett und Herzkrankheiten. Dafür sprechen auch die Versuche mit Tieren, deren Futter genauer reguliert werden kann als die Kost von Menschen. Die Ergebnisse dieser Studien belegen immer wieder, dass gesättigtes Fett den LDL-Spiegel erhöht und die Arterien verhärtet.

Die Befunde, die Zweifel an der herrschenden Meinung geweckt haben, können auf anderen Faktoren beruhen. Es kann sein, dass das Risiko für Herzkrankheiten bei Menschen, die ihren täglichen Verrichtungen nachgehen, nicht nur vom Verhältnis zwischen gesättigtem und ungesättigtem Fett abhängt. Faktoren wie Bewegungsmangel, Alkoholkonsum und Gewicht könnten schwerer wiegen als die Wirkung des Fettes.

Ein weiterer wichtiger Faktor könnte die Ernährungsweise der Menschen sein, die wenig gesättigtes Fett konsumieren. Zu viele Menschen ersetzen das gesättigte Fett bewusst oder unbewusst durch andere ungesunde

Nahrungsmittel wie zum Beispiel raffinierte Kohlenhydrate, vor allem Zucker. Das passt zu der Annahme, der wahre Bösewicht sei der Zucker, die immer mehr Anhänger gewinnt (mehr zu Zucker ab Seite 26).
Dann gibt es noch die Transfette. Sie wurden von Lebensmittelchemikern geschaffen, um tierische Fette wie Schmalz zu ersetzen. Die Chemiker modifizierten Pflanzenöle so, dass sie bei Zimmertemperatur hart blieben. Da sie ungesättigt sind und daher als »gesund« gelten, füllt die Lebensmittelindustrie Kuchen, Brotaufstriche und andere Produkte mit ihnen. Zudem haben sie chemische und physikalische Eigenschaften, die der Industrie nützlich sind. Sie werden nicht so leicht ranzig und lassen sich daher lange lagern. Restaurants schätzen Transfette, weil man sie wiederholt erhitzen und kühlen kann, ohne dass sie unbrauchbar werden. Später stellte sich jedoch heraus, dass Transfette Herzkrankheiten verursachen können. Es gibt gute Belege dafür, dass sie den LDL-Spiegel (das schlechte Cholesterin) erhöhen und den HDL-Spiegel (das gute Cholesterin) senken und dadurch die Arterien verhärten. Im Jahr 2002 kam die amerikanische National Academy of Sciences zu dem Schluss, dass die einzige unbedenkliche Menge an Transfetten in der Nahrung null ist.
Demnach zeigen die Metaanalysen möglicherweise nur, dass der Verzicht auf gesättigtes Fett keinen Vorteil hat, wenn wir dieses Fett durch Zucker und Transfette ersetzen. Aber es gibt auch immer mehr Hinweise darauf, dass die Wirkungen des gesättigten Fettes und des LDL komplexer sind, als wir dachten.
Derzeit werden alle LDL-Arten gleich bewertet, doch es gibt Studien, die darauf schließen lassen, dass es ein Fehler war, sie pauschal als schlecht zu bezeichnen. Heute ist weitgehend anerkannt, dass es zwei Arten von LDL gibt: große, flockige Partikel und kleinere, kompakte Partikel. Die Letzteren werden nachdrücklich mit Herzkrankheiten in Verbindung gebracht, während die flockigen anscheinend viel weniger gefährlich sind. Entscheidend ist, dass der Verzehr von gesättigtem Fett den Blutspiegel des flockigen LDL erhöht. Mehr noch, einige Studienergebnisse deuten darauf hin, dass das kleine (sehr schlechte) LDL vermehrt im Blut auftritt,

wenn wir uns fettarm und kohlenhydratreich ernähren, und vor allem, wenn wir viel Zucker essen.

Warum könnten kleinere LDL-Partikel gefährlicher sein? Weil LDL-Partikel sich gewöhnlich auf ihrer Reise durch die Blutgefäße an Zellen binden und aus dem Kreislauf entfernt werden. Eine Hypothese lautet nun, dass kleinere LDL-Partikel sich nicht so leicht binden und daher länger im Blut bleiben – und je länger sie sich im Blut befinden, desto größer ist die Gefahr, dass sie Schaden anrichten. Zudem lassen sie sich leichter in eine oxidierte Form umwandeln, die als schädlicher gilt. Und schließlich ist ihre Zahl größer, selbst wenn der Gesamtcholesterinspiegel gleich bleibt, wodurch sich die Gefahr einer Schädigung der Arterien möglicherweise vergrößert.

Komplex genug? Nun, es geht noch weiter. Nicht alle gesättigten Fette sind gleich. 2012 wurde mithilfe einer Studie festgestellt, dass gesättigtes Fett im Fleisch, in größeren Mengen verzehrt, das Risiko für Herzkrankheiten erhöht, während die gleiche Menge in Milchprodukten es verringert.[4] Die Forscher berechneten, dass es genügt, die auf gesättigtes Fett im Fleisch entfallende Kalorienmenge nur um zwei Prozent zu reduzieren und durch gesättigtes Fett aus Milchprodukten zu ersetzen, um das Risiko für einen Herzinfarkt um 25 Prozent zu senken. Das erscheint machbar, aber es ist viel zu früh, um Fleisch gegen Milchprodukte auszutauschen. Zudem sind viele Milchprodukte, vor allem Käse, reich an Kalorien und Salz.

Das führt uns zu einem bekannten Problem in der Ernährungswissenschaft. Studien über einzelne Nährstoffe können ein irreführendes, vereinfachtes Bild liefern. Wir essen kein gesättigtes Fett, sondern Nahrungsmittel, die eine Mischung aus gesättigten, ungesättigten und mehrfach ungesättigten Fetten enthalten, sowie viele andere Nährstoffe. Es ist sehr schwierig, die Wirkung eines einzelnen Nährstoffs innerhalb dieses komplexen Büfetts zu bestimmen.

Aus diesem und anderen Gründen ist es zu früh, das gesättigte Fett von allen Anschuldigungen freizusprechen; wir brauchen viel mehr Studien, bevor wir das Ernährungsregelwerk umschreiben können. Es mag sein, dass libertäre Genießer vergnügt ein fettes Steak auf den Grillrost klatschen und als Nachtisch eine Cremetorte mit heißer Karamellsoße danebenstellen; aber die Ernährungsempfehlung der 1970er-Jahre gilt immer noch – vorläufig. Mit anderen Worten: Steak und Butter können Teil einer gesunden Kost sein – Sie dürfen nur nicht übertreiben.

Die Wahrheit über Omega-3-Fettsäuren

Es gibt mindestens ein Fett, das die meisten Menschen in größerer Menge zu sich nehmen sollten: Omega-3-Fettsäuren. Das ist eine Familie von Fettsäuren, die wichtig für unsere Gesundheit sind. Als unentbehrlicher Bestandteil der Zellmembranen haben sie zahlreiche nützliche Wirkungen; sie schützen uns beispielsweise vor Herz-Kreislauf-Krankheiten und Krebs.

Omega-3-Fettsäuren werden meist mit fettem Fisch in Zusammenhang gebracht, aber das stimmt nur zum Teil. Die wichtigste ist die Alpha-Linolensäure (englisch *alpha-linolenic acid* oder ALA), die der Körper nicht selbst herstellen kann, sodass wir sie mit der Nahrung aufnehmen müssen. Sie ist jedoch nicht im Fisch enthalten. Die besten Quellen sind Chiasamen, Kiwis, Walnüsse, Leinsamen, Algen, Raps- und Sojaöl sowie grünes Blattgemüse.

Zwei andere Omega-3-Fettsäuren sind ebenfalls wichtig: Eicosapentaensäure (englisch *eicosapentaenoic acid* oder EPA) und Docosahexaensäure (englisch *docosahexaenoic acid* oder DHA). Beide kann der Körper aus ALA herstellen, aber nur in geringen Mengen, die möglicherweise nicht ausreichen. Und mit beiden können wir uns versorgen, wenn wir tierische Produkte essen, vor allem fetten Fisch. Algen produzieren EPA und DHA in großen Mengen, und diese Fettsäuren reichern sich in Meerestieren an, besonders in Raubfischen wie Makrelen und Thunfisch.

In den USA und in Großbritannien deckt die durchschnittliche Kost nicht den empfohlenen Bedarf an diesen drei Fettsäuren, vor allem deshalb, weil viele Menschen wenig oder keinen fetten Fisch verzehren. Der Mangel an Omega-3-Fettsäuren ist wahrscheinlich der Nährstoffmangel, der im Westen am häufigsten vorkommt.

Leider sorgen neue Zuchtmethoden dafür, dass einige Fische weniger Omega-3-Fettsäuren enthalten als früher. Die Hälfte aller weltweit konsumierten Fische stammt heute aus Fischfarmen, und diese Fische haben einen anderen Nährstoffgehalt als wilde Fische. Wildlachs ist zum Beispiel eine vorzügliche Quelle für Omega-3-Fettsäuren, weil er kleinere Fische frisst, die von Algen leben und daher reichlich Omega-3-Fettsäuren enthalten. Zuchtfische bekommen hingegen immer häufiger Pflanzenfutter und sind daher arm an Omega-3-Fettsäuren. Viele Nahrungsmittel werden mit Omega-3-Fettsäuren angereichert, um Verbraucher zu beruhigen, die fürchten, mit ihnen unterversorgt zu sein (und natürlich auch, damit sie mehr Fisch essen). Doch angereicherte Produkte haben offenbar nicht die gleiche Wirkung wie Produkte, die von Natur aus reich an Omega-3-Fettsäuren sind.

Seien Sie auch skeptisch gegenüber Ergänzungsmitteln mit Omega-3-Fettsäuren oder gegenüber Fischölkapseln, die sich eines hohen Gehalts an Omega-3-Fettsäuren rühmen. Neuere Studien deuten darauf hin, dass diese Kapseln im Gegensatz zu echtem Fisch das Risiko für Herzkrankheiten nicht verringern. Mehr über Omega-3-Fettsäuren erfahren Sie auf Seite 103.

Neben ALA ist die chemisch nah verwandte Linolensäure die einzige essenzielle Fettsäure. Sie ist eine Omega-6-Fettsäure, die reichlich in Pflanzenölen enthalten ist. Eine ausreichende Zufuhr ist kein Problem – wir essen eher zu viel Linolensäure. Ein Überschuss an Omega-6-Fettsäuren stört anscheinend die Verstoffwechselung der Omega-3-Fettsäuren und macht ihren gesundheitlichen Nutzen zunichte.

Pikanterweise erhöht der Verzehr von Zuchtfischen, die arm an Omega-3-Fettsäuren sind, zugleich die Aufnahme von Omega-6-Fettsäuren. Das heißt, Sie könnten Ihrer Gesundheit sogar schaden, wenn Sie zu viel Pflanzenöl und Zuchtfisch essen. Diese Warnung werden Sie nicht sehr oft hören. Aber wie bei vielen anderen Themen, die mit Ernährung zu tun haben, ist das letzte Wort der Wissenschaft noch nicht gesprochen und wir bekommen wahrscheinlich Probleme, wenn wir uns auf einzelne Nährstoffe konzentrieren. Am besten ist es, wenn Sie reichlich Gemüse essen, den Konsum aller Fette einschränken – das ist auch aus vielen anderen Gründen ratsam – und versuchen, wilden fetten Fisch anstelle von Zuchtfisch zu essen.

Die Wahrheit über Kohlenhydrate und Zucker

Die Debatte über das gesättigte Fett hat auch etwas mit einer anderen Nahrungsmittelgruppe zu tun, deren Ruf die Wissenschaft im 20. Jahrhundert anscheinend besiegelt hat – wenn auch in der anderen Richtung. Die Einschränkung des Fettverzehrs hat meist eine Kehrseite: Das Fett wird durch stärkehaltige Nahrungsmittel ersetzt. Aber manche Ärzte propagieren heute das genaue Gegenteil: Wer abnehmen will, braucht sich keine Sorgen wegen des Fettes zu machen und soll stattdessen weniger Stärke verzehren. Wenn das stimmt, müssten wir nicht das Fett, sondern die Kohlenhydrate scheuen. Kartoffeln, Brot, Nudeln und Reis – sogar Vollkornprodukte – machen uns dick und verursachen Herzinfarkte und Typ-2-Diabetes. Aber stimmt das wirklich?

Was ist ein Kohlenhydrat?

Stärkereiche Speisen zählen zu einer größeren Gruppe von Nahrungsmitteln, die reichlich Kohlenhydrate enthalten. Dazu gehören ganz unterschiedliche Produkte, vom einfachen Zucker (zum Beispiel Glukose) bis hin zu zähen, unverdaulichen Ballaststoffen. Gemeinsam ist ihnen, dass sie fast gänzlich aus Zuckermolekülen bestehen, die in Ketten angeordnet sind.

Aber es ist äußerst wichtig, welche Art Zucker wir essen. Es gibt im Wesentlichen zwei Gruppen von Kohlenhydraten: einfache und komplexe. Die einfachen enthalten nur ein oder zwei Zuckermoleküle, etwa Glukose oder Fruktose, den Zucker im Obst. Sukrose, auch Saccharose oder Haushaltszucker genannt, ist ein einfacher Zucker, der aus einem Glukose- und einem Fruktosemolekül besteht. Komplexe Kohlenhydrate enthalten hingegen drei bis Hunderte von Zuckereinheiten, die aneinandergebunden sind. Die meisten komplexen Kohlenhydrate in unserem Essen bestehen aus Stärke. Das sind lange Ketten aus Glukosemolekülen, die miteinander in einer verästelten großen Kette verbunden sind.

Die Kohlenhydratkontroverse

Seit Jahrzehnten lautet die gängige Ernährungsempfehlung: Essen Sie reichlich Nahrungsmittel, die komplexe Stärke enthalten, also Brot, Nudeln, Kartoffeln und Reis. Die Richtlinien in Großbritannien, in den USA und in Australien raten den Menschen beispielsweise, etwa ein Drittel ihres Tellers mit diesen Nahrungsmitteln zu füllen. Empfohlen werden sechs bis elf Portionen am Tag, mehr als von jeder anderen Nahrungsmittelgruppe. Dieser Rat gründet auf einer Idee aus dem vorigen Jahrhundert, die wir bereits kennengelernt haben: auf der Lipidhypothese, die behauptet, gesättigte Fette seien eine der Hauptursachen für Herz-Kreislauf-Krankheiten. In den 1950er-Jahren wurde diese Auffassung zur offiziellen Ernährungsempfehlung und die Menschen aßen mageres Fleisch, entrahmte Milch, Margarine aus Pflanzenöl und stärkereiche Speisen.

Doch das durchschnittliche Körpergewicht stieg weiter, ebenso die damit verbundenen Krankheiten, zum Beispiel Diabetes Typ 2. In Großbritannien, in den USA und in Australien sind heute rund zwei Drittel der Bevölkerung übergewichtig oder fettleibig. Anfang der 2000er-Jahre wurde die überkommene Denkweise von populären Diäten ernsthaft herausgefordert, vor allem von der Atkins-Diät, die uns auffordert, Nudeln und Reis beiseitezuschieben und Fleisch, Butter und Sahne zu essen. Ärzte warnten vor diesen Low-Carb-Diäten – sie hielten ihre Versprechen nicht und das viele gesättigte Fett führe zu Herzinfarkten.

Aber Studienergebnisse belegten das Gegenteil. Eine von ihnen verglich 156 Frauen, die sich entweder nach Atkins ernährten oder die fettarme Standardkost aßen.[5] Nach einem Jahr hatten die Atkins-Anhängerinnen stärker abgenommen als die Frauen, die die Standardkost verzehrten, und ihr Blutdruck und ihr Cholesterinspiegel waren niedriger.

Im Zuge einer anderen Studie wurden rund 300 übergewichtige Frauen im Alter von 20 bis 50 Jahren entweder nach Atkins oder nach einer von drei anderen beliebten Diäten verköstigt: nach der Sears-Diät (auch Zone-Diät genannt), die Kohlenhydrate zwar reduziert, aber weniger stark als Atkins; nach LEARN, einer fettarmen, kalorienreichen Diät, und nach Ornish, der eine extrem fettarme Ernährung empfiehlt.

Nach einem Jahr hatten alle Frauen abgenommen. Die Atkins-Gruppe nahm im Durchschnitt mehr als alle anderen Gruppen ab: 4,7 Kilogramm gegenüber 1,6 Kilogramm bei der Sears-Gruppe, 2,6 Kilogramm bei der LEARN-Gruppe und 2,2 Kilogramm bei der Ornish-Gruppe. Aber nur der Unterschied zwischen der Atkins- und der Sears-Gruppe war statistisch signifikant.[6]

Was ging da vor? Eine verbreitete Erklärung lautet: Fett und Eiweiß sättigen besser und länger und daher ist die Atkins-Diät in Wirklichkeit eine paradoxe Methode, Kalorien zu reduzieren. Dieses Argument hat etwas für sich, aber es ist nicht die ganze Wahrheit. Der entscheidende Faktor ist vielleicht nicht der höhere Fett- und Eiweißgehalt, sondern der geringere Stärkegehalt des Essens. Als wohlmeinende Ernährungsexperten den Menschen rieten, weniger Fett zu essen, hatte das vielleicht die unbeabsichtigte Folge, dass sie mehr Zucker aßen.

In einem Punkt sind sich alle einig: Zu viel Zucker ist ungesund (mehr über Zuckerzusätze lesen Sie ab Seite 32). Aber Stärke besteht aus langen Zuckerketten, die im Darm schnell zu Zucker – hauptsächlich zu Glukose – abgebaut werden. Diese Moleküle gelangen dann durch die Darmwand unmittelbar ins Blut. Was Ihren Körper anbelangt, können Sie ebenso gut reinen Zucker essen.

Eine Portion weißer Reis erhöht beispielsweise den Blutzuckerspiegel etwa gleich stark wie zehn Teelöffel weißer Haushaltszucker. Das Gleiche gilt für eine Schale Cornflakes (ohne Zucker) oder ein Stück Baguette. Der jähe Anstieg des Blutzuckers regt die Bauchspeicheldrüse (das Pankreas) an, Insulin auszuschütten, ein Hormon, das die Zellen anweist, Glukose aufzunehmen und in Fett umzuwandeln. Insofern sind Kohlenhydrate sowohl Zucker als auch Fett.

Sogar nicht verfeinerte Kohlenhydrate, zum Beispiel Vollkornbrot, erhöhen den Blutzuckerspiegel, wenn auch langsamer als ihre verfeinerten Äquivalente. Eine Scheibe Vollkornbrot erhöht den Blutzuckerspiegel ebenso stark wie drei Teelöffel reiner Zucker. Eine Pellkartoffel entspricht neun Teelöffeln Zucker; aber wie schnell sie den Blutzucker vermehrt, hängt davon ab, was Sie dazu essen – Fett oder Eiweiß verlangsamen das Tempo.

Die Ausschüttung von Insulin, um den Blutzucker zu regulieren, ist ein völlig normaler Stoffwechselvorgang; aber er hat seine Grenzen. Wenn zu viel Glukose auf einmal ins Blut gelangt, ist der Körper nicht mehr fähig, sie zu verarbeiten. Das rächt sich mit der Zeit. Die Bauchspeicheldrüse arbeitet immer härter, um Insulin ins Blut zu pumpen, doch irgendwann ist sie erschöpft. Eine chronische Insulinausschüttung führt außerdem dazu, dass die Zellen allmählich insulinresistent werden. Nach und nach kann diese Kombination aus einer geschwächten Bauchspeicheldrüse und Insulinresistenz zu einem Typ-2-Diabetes fortschreiten.

Insulinresistenz ist anscheinend eine wichtigere Mitursache für Herzprobleme, als wir gedacht haben. Eine neuere Studie hatte zum Ergebnis, dass sie bei Männern ein größeres Risiko für Herzinfarkte darstellt als Bluthochdruck, ein hoher Cholesterinspiegel oder Übergewicht.[7]

Als Faustregel gilt: Je komplexer ein Kohlenhydrat ist, desto besser ist es für Sie, denn umso langsamer setzt es seinen Zucker frei. Wie finden

Sie heraus, welches Kohlenhydrat das beste ist? Einen Hinweis gibt der glykämische Index (GI). Der GI zeigt, wie schnell Kohlenhydrate den Blutzuckerspiegel beeinflussen. Als Vergleichsmaßstab dient reine Glukose, deren GI gleich 100 gesetzt wird. Nahrungsmittel mit hohem GI (über 70), zum Beispiel geschälte und gekochte Kartoffeln (89) und Baguettes (95), erhöhen den Blutzuckerspiegel schnell und stark. Nahrungsmittel mit niedrigem oder moderatem GI (55 bis 70), etwa Vollkornbrot, geben ihre Glukose langsamer frei. Deshalb werden Vollkornbrot, Vollkornnudeln, brauner Reis, Kleie und ballaststoffreiches Obst und Gemüse als gesund angepriesen.

Der GI kann allerdings irreführend sein, weil er nichts über die Gesamtmenge der Kohlenhydrate in einem Nahrungsmittel aussagt. Einerseits können selbst Nahrungsmittel mit niedrigem GI Blutzuckerspitzen hervorrufen; andererseits hat eine gekochte Möhre einen hohen GI, enthält aber so wenig Zucker, dass sie den Blutzucker fast nicht beeinflusst – sie hat eine niedrige »glykämische Last«. Obst, Gemüse, mageres Fleisch und Getreide haben eine niedrige glykämische Last. Das Gleiche gilt für Fett. Viele Ernährungswissenschaftler halten heute die glykämische Last für den Maßstab, auf den es ankommt. Ist es demnach Zeit, die offiziellen Ernährungsempfehlungen zu überarbeiten? Wahrscheinlich nicht. Die Daten lassen immer noch darauf schließen, dass stärkereiche Nahrungsmittel gesünder sind als Fette, obwohl die Beweislage nicht so eindeutig ist, wie sie einst aussah.

Angesichts dieser nuancierten Befunde kratzen Sie sich vielleicht am Kopf und fragen sich, was Sie essen sollen. Viel bleibt nicht mehr übrig, wenn Sie versuchen, sowohl Fett als auch Kohlenhydrate zu meiden. Eine moderate Lösung besteht darin, auf gesättigtes Fett, Zuckerzusätze und verfeinerte Kohlenhydrate zu verzichten. Übrig bleibt dann im Wesentlichen die ölreiche Mittelmeerkost mit reichlich Getreide, Fisch, Obst, Gemüse und Pflanzenöl.

Eine andere Möglichkeit, für die einige – wenn auch meist anekdotische – Daten sprechen, ist eine einfachere Version der Atkins-Diät: Essen Sie weniger stärkereiche Speisen, reichlich kohlenhydratarmes Gemüse und weniger zuckerreiches Obst wie Heidelbeeren und Himbeeren. Ersetzen Sie die Kohlenhydrate durch Fleisch, Fisch, Vollmilchprodukte, Eier und Nüsse. Menschen, die sich so ernähren, berichten über geringeren Hunger und Gewichtsabnahme. Ihre Bluttests zeigen einen besseren Glukosestoffwechsel, einen niedrigeren Blutdruck und einen niedrigeren Cholesterinspiegel.

Das könnte an einem Kohlenhydrattyp liegen, den wir noch nicht behandelt haben. Ballaststoffe, die größtenteils unverdaulichen Fasern im Obst, im Gemüse und in Vollkornprodukten, verlangsamen die Zuckeraufnahme im Darm und verhindern den jähen Anstieg des Blutzuckers. Deshalb sind gesündere Ernährungsweisen arm an verfeinerten Kohlenhydraten wie Zucker, Weißmehl und Alkohol, aber reich an Ballaststoffen.

Giftige Kartoffeln?

Es gibt noch einen Grund, Kohlenhydrate einzuschränken: Sie könnten krebserregend sein. Vielleicht haben Sie gehört, dass Sie Röstkartoffeln meiden sollten, weil sie Acrylamid enthalten. Diese industrielle Verbindung ist extrem gefährlich. Die International Agency for Research on Cancer (IARC) zählt sie zu den wahrscheinlichen Karzinogenen.

Acrylamid wird Nahrungsmitteln nicht beigesetzt und ist in rohen Produkten nicht enthalten. Es entsteht beim Kochen durch die Maillard-Reaktion, und zwar dann, wenn Eiweiß und Zucker zusammen auf über 120 °C erhitzt werden. Dabei entsteht ein Gemisch aus Tausenden von Chemikalien, die vielen gebräunten Speisen ihren leckeren Geschmack verleihen. Doch Acrylamid ist alles andere als lecker, denn es wird im Körper in eine andere Verbindung namens Glycidamid umgewandelt, die sich an die DNS binden und Mutationen bewirken kann. Tierstudien belegen eindeutig, dass Acrylamid alle Arten von Krebs verursacht.

Wenn Sie stärkereiche Nahrungsmittel bräunen, zum Beispiel Kartoffeln, bildet sich besonders viel Acrylamid; das ist der Grund für die Warnung vor Röstkartoffeln. Brot enthält ebenfalls Acrylamid, vor allem wenn es getoastet wird. Auch in Frühstücksflocken, Keksen und Kaffee kann die Chemikalie enthalten sein.

Es ist schwierig, die Auswirkungen des Acrylamids bei Menschen zu erforschen, aber es gibt keinen Grund zur Annahme, dass es unsere DNS nicht schädigt. Die Größe des Risikos lässt sich schwer abschätzen, doch im Vergleich mit anderen bekannten Karzinogenen wie Rauchen, Übergewicht und Alkohol ist es wahrscheinlich gering. Menschen, die in der Lebensmittelindustrie arbeiten, sind oft hohen Acrylamiddosen ausgesetzt, erkranken aber nicht häufiger an Krebs.

Wenn Sie so wenig Acrylamid wie möglich aufnehmen wollen, verzichten Sie am besten auf Chips, Bratkartoffeln und Kekse. Das sind die Hauptquellen für Acrylamid und sie sind zudem reich an Zucker und Fett. Wenn Sie stärkereiche Nahrungsmittel braten, backen oder rösten, sollten Sie den Rat der britischen Behörde für Lebensmittelsicherheit befolgen und eine goldgelbe Farbe anstreben, keine braune. Falls Sie gerne knusprige braune Bratkartoffeln essen, sollten Sie das selten tun.

Sie können den Acrylamidgehalt von Kartoffeln auch verringern, indem sie rohe Knollen nicht im Kühlschrank lagern. Bei niedrigen Temperaturen baut das Enzym Invertase die Sukrose zu Glukose und Fruktose ab, die beim Erhitzen Acrylamid bilden können. Für tiefgefrorene Nahrungsmittel gilt das nicht, weil Sukrose bei sehr niedrigen Temperaturen nicht abgebaut wird.

Sie können Kartoffeln vor dem Rösten oder Braten auch abbrühen. Dadurch entfernen Sie die Hälfte des Zuckers und der Acrylgehalt sinkt.

Die Wahrheit über Zuckerzusätze

Angenommen, Sie sitzen an einem Tisch, auf dem ein Glas Wasser steht. Neben ihm steht eine Zuckerdose mit einem Teelöffel. Sie öffnen die Dose und geben einen Löffel Zucker ins Wasser. Dann noch einen Löffel, noch einen und noch einen, bis Sie 20 Teelöffel Zucker in der Tasse haben. Würden Sie dieses Wasser trinken? Selbst die größte Naschkatze fände dieses Zuckerwasser ungenießbar. Trotzdem ist das die Zuckermenge, die Sie heute und an jedem anderen Tag wahrscheinlich essen, meist ohne es zu merken.

Was sind Zuckerzusätze?

Als Zuckerzusatz bezeichnen wir Zucker, den Sie oder die Industrie einem Nahrungsmittel oder Getränk beigemengt haben, aber auch den Zucker in Fruchtsäften, Honig, Ahornsirup und so weiter.

Die Industrie verwendet meist Haushaltszucker, also Sukrose, oder Maissirup. Sukrose ist eine Verbindung aus einem Glukosemolekül und einem Fruktosemolekül. Viele halten Maissirup, eine Mischung aus Glukose und Fruktose, für ungesünder als Sukrose; aber die meisten Wissenschaftler stimmen heute darin überein, dass alle im Wesentlichen gleich sind.

Es ist schwer zu bestimmen, wie viel Zuckerzusatz Ihr Essen enthält. Die Etiketten unterscheiden nicht zwischen natürlichem und zugesetztem Zucker – und die Industrie hat es nicht eilig, dieses Schlupfloch zu schließen.

Staatsfeind Nummer eins?

Zucker war einst eine Luxuszutat, reserviert für besondere Anlässe. Doch in den letzten Jahren ist er zu einem großen und immer wachsenden Bestandteil unseres Essens geworden. Wenn Sie irgendein Fabriknahrungsmittel essen, enthält es wahrscheinlich zugesetzten Zucker. Drei Vierteln der abgepackten Produkte, die in amerikanischen Supermärkten verkauft werden, wird während des Herstellungsprozesses Zucker beigefügt. Sie finden ihn selbst an den Orten, an denen man ihn nicht vermuten würde: in geschnittenem Brot, Soßen und Salatsoßen, Suppen und vielen anderen Hauptnahrungsmitteln. Fettarme und somit vermeintlich gesunde Produkte enthalten oft eine Menge beigemengten Zucker.

Kaum jemand bestreitet, dass all dieser Zucker uns zumindest nicht guttut. Allerdings wird der Zucker heute als der wahre Bösewicht hingestellt, ebenso schlimm oder gar schlimmer als Fett, und als treibende Kraft hinter Fettleibigkeit, Herzkrankheiten und Diabetes Typ 2. Manche Wissenschaftler behaupten sogar, Zucker sei giftig oder mache süchtig.

Die WHO fordert uns auf, den Zuckerkonsum drastisch zu verringern. Im Jahr 2017 empfahl sie Erwachsenen und Kindern, weniger als zehn Prozent, am besten weniger als fünf Prozent ihrer Kalorien in Form von Zucker zu konsumieren. Das würde bedeuten, den derzeitigen Zuckerverzehr um zwei Drittel zu reduzieren, auf etwa acht Teelöffel für Männer und sechs für Frauen. Viele Länder, darunter auch Großbritannien, haben eine Zuckersteuer eingeführt, damit die Menschen weniger Zucker essen. Aber ist Zucker wirklich so böse? Oder ist alles ein Sturm im Wasserglas – mit zwei Stück Zucker, bitte?

Wenn Ernährungswissenschaftler über Zucker sprechen, beziehen sie sich meist nicht auf den natürlichen Zucker im Obst und im Gemüse oder über die Laktose in der Milch. Sie sind besorgt über Zuckerzusätze, meist in Form von Sukrose (Haushaltszucker) oder Maissirup.

Unsere frühen Vorfahren kannten diese raffinierten Zuckerarten nicht. Bis vor relativ kurzer Zeit war Zucker eine seltene und kostbare Ware. Erst im 18. Jahrhundert, nachdem Europäer das Zuckerrohr in die Neue Welt gebracht hatten und ihre Sklaven es kultivieren mussten, wurde der Zucker zu einem normalen Bestandteil der westlichen Kost. Im Jahr 1700 verbrauchte ein durchschnittlicher englischer Haushalt weniger als zwei Kilogramm Zucker im Jahr. Ende des Jahrhunderts hatte sich diese Menge vervierfacht und der Aufwärtstrend ging im Wesentlichen ungebrochen weiter bis heute. Von den frühen 1970er-Jahren bis zu den frühen 2000er-Jahren steigerten erwachsene Amerikaner ihre durchschnittliche tägliche Kalorienzufuhr um 13 Prozent, hauptsächlich indem sie mehr Kohlenhydrate einschließlich Zucker aßen. Heute liegt der jährliche Zuckerkonsum in den USA bei beinahe 40 Kilogramm pro Person – mehr als 20 Teelöffel am Tag.

Der Zuckerrausch hat viele Ursachen. Eine der bedeutsamsten war die Erfindung des Maissirups, genauer: des fruktosereichen Maissirups (englisch *high fructose corn syrup* oder HFCS) im Jahr 1957. HFCS ist eine klebrige Lösung aus Glukose und Fruktose, die süß wie Haushaltszucker, aber meist rund 30 Prozent billiger ist. Sobald dieser Süßstoff auf den Markt kam, fügten ihn die Lebensmittelproduzenten ihren Produkten großzügig bei, damit diese besser schmeckten. So wollten die Unternehmen ihre Gewinne steigern.

Leider ist das kein Genuss ohne Reue. Nicht alle Wissenschaftler sind einer Meinung, was die Auswirkungen des Zuckers auf die Gesundheit anbelangt; aber die meisten stimmen in einem Punkt überein: Wir brauchen ihn nicht. Sie können ohne essenzielle Fettsäuren, Aminosäuren und einige Kohlenhydrate nicht leben. Zucker ist jedoch völlig entbehrlich. Der unnötige Zucker macht unser Essen kalorienreicher und deshalb überrascht es nicht, dass der steigende Zuckerkonsum mit zunehmender Fettleibigkeit und den damit verbundenen Problemen, zum Beispiel Diabetes Typ 2, einhergeht. Im Jahr 1960 war etwa einer von acht erwachsenen Amerikanern fettleibig; heute ist es mehr als ein Drittel. Seit 1980 hat sich die Zahl der Fettleibigen in den Entwicklungsländern auf fast eine Milliarde Menschen vervierfacht. Ein Studienergebnis führte zu dem Schluss, dass das Diabetesrisiko um 1,1 Prozent steigt, wenn wir 150 Kalorien zusätzlich in Form von Zucker zu uns nehmen.

Laster oder Gift?

So weit, so einfach. Aber es kommt noch schlimmer: Zucker könnte mehr sein als nur eine Quelle überflüssiger Kalorien – einige Zuckerarten sind möglicherweise unmittelbar schädlich.

Das Objekt dieser Furcht ist Fruktose, ein Einfachzucker, der nicht nur in Früchten enthalten, sondern auch ein Bestandteil des Haushaltszuckers und des HFCS ist.

Die Warnung vor Fruktose basiert auf der Tatsache, dass sie im Gegensatz zur Glukose keine notwendige Rolle im menschlichen Stoffwechsel spielt (das soll nicht heißen, dass wir Glukose essen müssen; komplexe Kohlenhydrate wie Stärke liefern alle Glukose, die unser Stoffwechsel braucht). Unsere Urahnen sind zwar der Fruktose in Früchten begegnet, aber nicht annähernd in der Menge, die wir heute essen. Deshalb ist unser Körper an große Fruktosemengen nicht angepasst. Fruktose wird fast ausschließlich von der Leber verstoffwechselt. Wenn wir eine Menge davon essen, wird ein großer Teil in Fett umgewandelt. Fettablagerungen in der Leber können zu Entzündungen und Narbenbildung und schließlich zur Zirrhose führen. Außerdem wird die Fettleber mit Insulinresistenz, einer Vorstufe des Diabetes, in Verbindung gebracht.

Die Kritiker der Fruktose weisen ferner darauf hin, dass Fruktose, die in Energie umgewandelt wird, eine Menge Sauerstoffradikale produziert, gefährliche reaktive Chemikalien, die Körpergewebe angreifen. Um sie unschädlich zu machen, brauchen wir Antioxidantien; aber wie viele dieser schützenden Substanzen wir aufnehmen, hängt von unserer Ernährung ab. Mehr noch, im Gegensatz zur Glukose wird Fruktose nicht vom Insulin reguliert. Dieses Hormon hält den Blutzuckerspiegel stabil und regt die Produktion des Hormons Leptin an, das ein Sättigungsgefühl auslöst. Fruktose beeinflusst die Leptinproduktion nicht und erhöht vielleicht sogar den Ghrelinspiegel. Ghrelin, der Gegenspieler des Leptins, macht uns hungrig. Mit anderen Worten: Fruktose bewirkt, dass wir zu viel essen. Zudem führt der Verzehr von Fruktose in großen Mengen dazu, dass der Triglyceridspiegel im Blut steigt. Das vergrößert das Risiko für Arterienverhärtung und Herzkrankheiten.

Trotz alledem bleibt die Behauptung, Fruktose sei besonders schädlich, unbewiesen. Vorläufig sollten Sie Fruktose behandeln wie jeden anderen Zucker – mit Zurückhaltung. Es gibt gewiss keinen Grund, Obst zu meiden. Der Nutzen einer Ernährung mit reichlich Obst überwiegt alle Risiken der Fruktose. Allerdings sollten Sie nicht zu viel des Guten tun (siehe »Die Wahrheit über ›Fünf am Tag‹« ab Seite 60).

Eine andere extreme Warnung vor Zucker unterstellt, dass er süchtig macht. Seit mehreren Jahren halten Neurowissenschaftler es für nützlich, energiereiche Nahrungsmittel mit Drogen wie Kokain zu vergleichen – zumindest im übertragenen Sinne –, weil sie dann besser über Abhängigkeit diskutieren können. Aber ist das mehr als eine Metapher?

Mehrere Studien mit Ratten belegen, dass eine große Portion süßes Futter das Belohnungssystem im Gehirn auf ähnliche Weise stimuliert wie Kokain.[8] Das hört sich schlimm an, aber gilt es auch für Menschen? Nahrungsmittel, die viel Fett und Zucker enthalten – neuerdings *hyperpalatable* genannt, also übermäßig schmackhaft –, regen unser Belohnungssystem an, indem sie den Dopaminspiegel fast so wie Drogen erhöhen. Einige Studien bestätigen, dass die meisten Menschen, die an Erkrankungen wie Essstörungen leiden, ähnliche psychologische Merkmale aufweisen wie Menschen mit Drogenproblemen. Aber reicht das, um Zucker als Suchtmittel zu verdammen?

Die wissenschaftlichen Indizien für süchtig machende Nahrungsmittel sind bei Weitem nicht hieb- und stichfest. NeuroFAST, ein von der EU finanziertes unabhängiges Gemeinschaftsprojekt von 13 Universitäten, das Konsenserklärungen zu umstrittenen Themen in der Ernährungswissenschaft veröffentlicht, analysierte vor Kurzem alle relevanten Befunde von Studien mit Menschen. Das Fazit lautete: Es gibt »keine Beweise« dafür, dass Nahrungsmittel süchtig machen können.

Wenn Fruktose also unschuldig ist und Zucker nicht süchtig macht, was bedeutet das für uns? Genügt die Feststellung, dass zu viel Zucker zu viele Kalorien enthält?

Mit einem Wort: ja. Die Beziehung zwischen Zucker und Körpergewicht ist ziemlich einfach. Wenn Sie mehr Kalorien konsumieren, setzen Sie mehr Fett an. Freier Zucker ist eine bedeutende – und vermeidbare – Kalorienquelle und die ergiebigste Quelle sind gezuckerte Getränke. Warum spielt es eine Rolle, ob Sie Kalorien in flüssiger oder in fester Form zu sich nehmen? Sie brauchen etwa zweieinhalb Orangen, um ein Glas Saft zu erhalten. Aber wenn Sie das Glas austrinken, sind Sie nicht so satt, als wenn Sie zweieinhalb Orangen gegessen hätten; denn die Ballaststoffe in der Frucht sättigen länger. Darum liefert der Zucker in Getränken »leere Kalorien«. Da gezuckerte Getränke nicht sättigen, können Sie viel mehr Kalorien auf einmal zu sich nehmen. Wenn Sie beispielsweise zu einer Mahlzeit ein gezuckertes Getränk genießen, essen Sie deshalb nicht weniger. Das hat offenbar langfristige Folgen. In mehreren Studien wurde ein Zusammenhang zwischen dem Konsum gezuckerter Getränke und einem erhöhten Risiko für Fettleibigkeit, Typ-2-Diabetes und Herzkrankheiten hergestellt.[9] Deshalb warnen Gesundheitsexperten besonders vor Limonade.

Am besten befolgen Sie den Rat der WHO und nehmen weniger als fünf Prozent Ihrer Kalorien in Form von freiem Zucker zu sich. Das heißt, Sie sollten den Konsum von gezuckerten Produkten aller Art, vor allem von gezuckerten Getränken, einschränken (mehr über künstliche Süßstoffe erfahren Sie auf Seite 161). Das hat eine erfreuliche Nebenwirkung: Wie Sie wissen, schadet Zucker den Zähnen und es gibt einige Hinweise darauf, dass die Reduzierung des freien Zuckers auf fünf Prozent das Risiko für Karies deutlich verringert. Sie dürfen also zwar keinen Kuchen essen, aber Sie können wenigstens darüber lächeln. Natürlich werden Skeptiker einwenden, dass gezuckerte Getränke und Snacks eine vernünftige Schwelgerei sein können, wenn wir uns gesund ernähren und ausreichend bewegen. Das mag sein; aber wahr ist auch, dass Sie keinen Zucker brauchen, egal, wie sehr Sie ihn mögen.

Die Wahrheit über Salz

Zucker ist nicht die einzige kristalline Substanz, die Ernährungswissenschaftler zum Schaudern bringt. Sie halten Salz für eine noch größere Bedrohung für die Gesundheit, und das aus gutem Grund.

Für die meisten Menschen ist Salz ein normaler Bestandteil des Essens. Sie streuen es sogar auf Speisen, die bereits stark gesalzen sind. Aber dieses Mineral, das wir so begeistert mahlen und aufs Essen streuen, bringt uns um. Nicht sofort, aber mit der Zeit. Die WHO sagt, die Welt befinde sich im Griff einer »Krise« und meint damit nicht infektiöse Krankheiten. Salz ist einer der Hauptschuldigen, weil es den Blutdruck erhöht und deshalb Herz-Kreislauf-Krankheiten begünstigt, zum Beispiel Herzinfarkte und Schlaganfälle. Es gibt nur eine Substanz, die der WHO noch größere Sorgen bereitet, nämlich Tabak.

Was ist Salz?

Salz ist ein wichtiger Nährstoff. Seine Bestandteile, Natrium- und Chloridionen, helfen, den Wasserhaushalt zu regulieren. Natrium ist eines der Ionen, die unsere Nervenzellen brauchen, um elektrische Impulse zu erzeugen.

Die meisten Nahrungsmittel, die unseren Urahnen, den Jägern und Sammlern, zur Verfügung standen, enthielten wenig Salz; deshalb haben wir ein ausgeklügeltes System entwickelt, um es in unserem Essen aufzuspüren. Wir besitzen fünf Arten von Geschmacksknospen, und eine davon ist allein für Salz zuständig. Nur dieser Geschmacksknospentyp spricht auf eine einzige Substanz an. Im Gegensatz zur Energie kann der Körper Salz nicht gut speichern; deshalb ist er geschickt darin, es zu recyceln, hauptsächlich mithilfe der Nieren. Wir können mit sehr wenig Salz sehr gut leben.

Bis vor Kurzem nahmen die Menschen nur das Salz zu sich, das von Natur aus in ihren Nahrungsmitteln enthalten war – weniger als ein halbes Gramm am Tag. Reines Salz hielt erst vor rund 5000 Jahren Einzug in die Ernährung der Menschen, als die Chinesen entdeckten, dass man damit Nahrung konservieren kann. Seither spielt Salz eine führende Rolle in der Geschichte. Es erleichterte den Übergang zur Sesshaftigkeit und wurde eine der kostbarsten Waren der Welt.

Die steigende Flut

Heute sind wir zwar nicht mehr auf Salz angewiesen, um Nahrung vor dem Verderb zu schützen, aber unser Appetit auf Salz ist ungebrochen. Die meisten Menschen essen viel mehr Salz, als sie brauchen. Die amerikanischen Ernährungsempfehlungen halten 3,75 Gramm am Tag für ausreichend; aber der durchschnittliche Westler nimmt etwa acht Gramm zu sich und in Teilen Asiens sind zwölf Gramm die Norm.

Viele glauben, wir hätten ein angeborenes Verlangen nach Salz, aber es sieht eher danach aus, dass unser Appetit auf Salz erlernt ist. Menschen in traditionellen Gesellschaften, zum Beispiel die Hochlandbewohner in Papua-Neuguinea, haben keinen Zugang zu reinem Salz und finden es eklig. Aber wenn sie in die Stadt ziehen, gewöhnen sie sich schnell daran. Wie beim Chili und beim Koffein können wir offenbar lernen, den eigentlich unangenehmen Geschmack zu mögen. Und wie bei einer Droge gilt: Je mehr wir davon essen, desto mehr wollen wir haben, weil die Salzrezeptoren auf der Zunge bei übermäßigem Verzehr abstumpfen. Dann schmeckt ungesalzenes Essen fade. Es kann mehrere salzlose Wochen dauern, bis das Geschmacksempfinden sich normalisiert.

Zudem sind industriell verarbeitete Lebensmittel mit Salz überladen. Etwa drei Viertel des Salzes, das wir konsumieren, wird den Produkten beigefügt, noch bevor sie auf unserem Teller landen. Es ist nicht nur in Chips und im Pökelfleisch enthalten, sondern auch in Frühstücksflocken, Keksen, Käse, Joghurt, Kuchen, Suppen und Soßen. Sogar Brot ist überraschend salzig. Es gibt viele Gründe dafür, dass verarbeitete Lebensmittel so viel Salz enthalten. Es macht die Produkte haltbarer, verbessert den Geschmack billiger Zutaten und überdeckt den bitteren Geschmack, der nach der industriellen Zubereitung oft zurückbleibt. Man kann es in Fleisch injizieren, damit es mehr Wasser speichert, und auf diese Weise Wasser zum Preis von Fleisch verkaufen. Es verbessert das Aussehen, die Konsistenz und sogar den Geruch der Endprodukte. Und es macht durstig und kurbelt dadurch den Verkauf von Getränken an.

Dieser hohe Salzkonsum entsetzt die Ärzte. Unsere Nieren können zwar einen Teil des überschüssigen Salzes ausscheiden, aber bei Menschen, die ständig mehr als ein halbes Gramm Salz am Tag essen – das heißt, bei fast allen –, lagert sich trotzdem Natrium im Körper an. Dann muss der Körper auch Wasser speichern, um nicht zu dehydrieren. Die Folge ist, dass wir rund 1,5 Liter (1,5 Kilogramm) Wasser mit uns herumtragen, auf das wir verzichten könnten, wenn wir natürliche Nahrung essen würden. Eine unvermeidliche Folge dieser Wasseransammlung ist der Anstieg des Blutdrucks. Warum, ist unklar. Wir wissen auch nicht, warum manche Menschen empfindlicher sind als andere. Unbestritten ist jedoch, dass Salz den Blutdruck erhöht.

Diese Wirkung auf den Blutdruck schadet der Gesundheit. Bluthochdruck ist einer der wichtigsten Risikofaktoren für Herz-Kreislauf-Krankheiten. Schon ein kleiner Anstieg vergrößert das Risiko für Schlaganfälle und alles, was den Blutdruck senkt, verringert es. Deshalb betrachten es Gesundheitsbehörden auf der ganzen Welt als eines ihrer wichtigsten Ziele, den Salzkonsum zu reduzieren. Die Richtlinien sind unterschiedlich, aber sie empfehlen meist, nicht mehr als fünf bis sechs Gramm Salz am Tag zu essen. Diese Menge ist bei Weitem nicht ideal – sie zeigt nur, was in einer Welt, die mit Salz überschwemmt wird, als realistisch gilt. Versuchen Sie, Ihren Salzkonsum zu berechnen, und Sie werden bald merken, wie schwer es ist, auch nur dieses bescheidene Ziel zu erreichen.

Theoretisch ist Salz ein einfaches Angriffsziel. Die Lebensmittelindustrie bräuchte nur den Salzgehalt ihrer Produkte zu verringern, dann würden wir alle weniger Salz konsumieren und niemand würde es merken, weil die Geschmacksknospen ihre Sensitivität allmählich zurückgewinnen würden. In Großbritannien erwogen die Politiker im Jahr 1994 zum ersten Mal, den Salzkonsum der Lebensmittel zu verringern, aber nach Protesten der Industrie gaben sie die Pläne hastig auf. Danach gelang es Wissenschaftlern, Gesundheitsaktivisten und Behörden wie Food Standards Agency, das Blatt allmählich zu wenden, nicht zuletzt durch Aufklärung der Öffentlichkeit, und heute sind die meisten Lebensmittelhersteller bereit, den Salzgehalt ihrer Produkte moderat zu reduzieren. In anderen Ländern ist das Bild gemischt; die amerikanische Industrie ist besonders widerspenstig.

Am hartnäckigsten verteidigt das Salzinstitut den Status quo, ein Branchenverband mit Sitz in Alexandria, Virginia, der 48 Hersteller und Verkäufer von Natriumchlorid vertritt. Seit Jahren verkündet dieses Institut lauthals jedes Forschungsergebnis, das der herrschenden Meinung widerspricht, und versucht, die Befunde zu untergraben, die gegen das Salz sprechen. Wie sehen diese Befunde aus? Im Laufe der Jahre wurden Dutzende von Studien durchgeführt und die Ergebnisse sind zwar bei Weitem nicht einheitlich, zeigen aber eindeutig in die gleiche Richtung.

Einige Studien untersuchten den Zusammenhang zwischen dem Salzkonsum und der Häufigkeit von Herz- und Schlaganfällen bei Menschen, die man sich selbst überlässt. Es gibt inzwischen viele Studien dieser Art und in der Regel finden sie eine eindeutige Beziehung zwischen einer salzreichen Kost und Herz-Kreislauf-Krankheiten.[10]

Eine weitere Möglichkeit ist der direkte Eingriff in die Ernährung der Versuchsteilnehmer. Man teilt sie in zwei Gruppen ein, zwingt eine von ihnen, einige Zeit weniger Salz zu essen, und schaut, welche Folgen das hat. Solche Studien sind aufwendiger als Beobachtungsstudien; trotzdem gibt es mehrere davon. Die größte von ihnen brachte Tausende von Menschen dazu, ihren Salzkonsum bis zu vier Jahre lang um etwa zwei Gramm täglich zu senken. Die Forscher stellten fest, dass die Zahl der Herz-Kreislauf-Krankheiten um 25 Prozent sank.[11]

Man kann auch einen Blick auf ganze Länder werfen und die Vorher-nachher-Methode anwenden. Vor 60 Jahren gehörten die Nordjapaner zu den Menschen auf der Welt, die den größten Appetit auf Salz – durchschnittlich 18 Gramm pro Tag pro Person – und eine erschreckend hohe Rate an Schlaganfällen hatten. Die Regierung startete eine Kampagne zur Reduzierung des Salzkonsums und Ende der 1960er-Jahre war der Konsum durchschnittlich um vier Gramm am Tag und die Zahl der Schlaganfalltodesfälle um 80 Prozent gesunken. Ende der 1970er-Jahre erzielte Finnland, ebenfalls eine Nation, die nach Salz giert, ähnliche Erfolge.

Eine Prise Salz?

Aber es gibt noch einige Unklarheiten. Eine oft geäußerte Sorge ist, dass nicht nur Natrium, sondern auch andere Mineralien, vor allem Kalium, beim Bluthochdruck eine Rolle spielen. Das stimmt. Kalium dämpft die Wirkung des Natriums auf den Blutdruck, wobei das Kalium-Natrium-Verhältnis und nicht die absoluten Mengen entscheidend sind.

Allerdings ist die moderne Kost nicht nur mit Natrium überladen, sondern auch arm an Kalium. Eine wirksame Methode, die gesundheitlichen Vorteile eines geringeren Salzkonsums zu steigern, besteht deshalb darin, sich auf Tafelsalz mit hohem Kaliumgehalt umzustellen oder mehr kaliumreiche Nahrungsmittel zu essen, zum Beispiel Bananen, Orangen und Schwarze Bohnen. Falls Sie an einer Nierenkrankheit, an einer Herzkrankheit oder an Diabetes leiden, brauchen Sie jedoch medizinischen Rat, weil mehr Kalium in diesen Fällen schaden kann.

Vielleicht noch bedenklicher ist die Möglichkeit, dass ein geringerer Salzkonsum unbeabsichtigte Folgen haben kann. Eine starke Einschränkung kann zu hormonellen Veränderungen führen, die das Risiko für Herz-Kreislauf-Krankheiten ebenfalls erhöhen. Es handelt sich um eine »J-förmige Kurve«, weil beide Extreme des Salzkonsums, auf Papier gezeichnet, mit höherer Sterblichkeit zusammenhängen.

Die Belege dafür sind noch ziemlich dürftig, doch eine neuere Studie in den Niederlanden zeigt, dass eine Salzzufuhr von weniger als drei Gramm am Tag mit einem erhöhten Schlaganfallrisiko einhergeht.[12] Die Forscher stellen jedoch klar, dass weitere Studien notwendig sind. Doch selbst wenn ein geringer Natriumspiegel gefährlich ist, dürfte es Ihnen schwerfallen, ihn ohne eine Einschränkung des Salzkonsums zu erreichen. Das sollten Sie auf jeden Fall versuchen.

Eine würzige Lösung

Eine Möglichkeit, weniger Salz zu essen, ist die Verwendung von Gewürzen als Salzersatz. Gewürze wurden den Ernährungsempfehlungen in den

USA und in Australien hinzugefügt, weil sie es leichter machen, den Salzkonsum zu reduzieren.
Gewürze haben sogar gesundheitliche Vorteile. Sie sind – sofern von guter Qualität – rein pflanzliche Produkte und sind daher oft reich an Polyphenolen, einer Gruppe von pflanzlichen Verbindungen, die eine antioxidative Wirkung haben und daher als eine Art Superfood angepriesen werden (siehe ab Seite 62). Das bekannteste Supergewürz ist die Gelbwurz oder Kurkuma. Ihr magischer Bestandteil ist das Curcumin, das Entzündungen hemmt. Mehr als 120 Studien haben seine Wirksamkeit bei Alzheimer, erektiler Dysfunktion und anderen Erkrankungen geprüft und jeden Monat werden Dutzende von neuen Artikeln über Curcumin und seine Wirkung veröffentlicht. Doch trotz aller wissenschaftlichen Studien ist das endgültige Urteil bei Weitem nicht klar. Ein Warnsignal ist die Tatsache, dass Curcumin und seine Wirkung nicht ins Blut gelangt, einerlei, wie viel Sie davon essen. Vielleicht ist seine Wirkung also nur ein Placeboeffekt.
Mit anderen Gewürzen verhält es sich ähnlich. Einige Studien deuten zum Beispiel darauf hin, dass Zimt die Insulinresistenz dämpfen kann, aber eine Metaanalyse kam zu dem Schluss, dass es keine klaren Beweise für irgendeine gesundheitliche Wirkung gibt. Das bedeutet nicht, dass Gewürze nicht gut für Sie wären; aber wir brauchen viel mehr Belege dafür. Wenn sie damit allerdings Ihren Appetit auf Salz dämpfen, ist das mit Sicherheit gut.

Die Wahrheit über Fleisch

Steaks verstopfen die Arterien, Speck verursacht Krebs. Fleisch galt einst als Krönung einer ausgewogenen, gesunden Ernährung; heute rät man uns oft, es zu meiden. Neben den ethischen und ökologischen Erwägungen, die Ihre Entscheidung vielleicht beeinflussen, wird Fleisch mit Fettleibigkeit, Herzkrankheiten und Krebs in Verbindung gebracht. Sind das ausreichende Gründe, um den Speiseplan zu ändern?

Die Einstellung zum Fleisch ändert sich

Die ersten Anzeichen dafür, dass Fleisch nicht alles hält, was die Werbung verspricht, kamen in den 1970er-Jahren ans Licht, als immer mehr Umfragen belegten, dass Darmkrebs in Ländern, deren Einwohner viel Fleisch essen, am häufigsten vorkommt. Der World Cancer Research Fund bestätigte 2007 diesen Zusammenhang. Er fasste die Ergebnisse zahlreicher Studien zusammen und kam zu dem Schluss, dass rotes und verarbeitetes Fleisch (zum Beispiel Speck, Schinken und Wurst) »eindeutig Darmkrebs verursacht«.[13] Die Organisation empfahl, ganz auf industriell verarbeitetes Fleisch zu verzichten und nicht mehr als 500 Gramm rotes Fleisch pro Woche zu essen. Das entspricht etwa vier Frikadellen.

Vor Kurzem prüfte die WHO die Beweise und kam ebenfalls zu dem Ergebnis, dass rotes Fleisch – jedes Fleisch von Säugetieren, auch vom Schwein – wahrscheinlich krebserregend wirkt und dass verarbeitetes Fleisch eindeutig ein Karzinogen ist.[14] »Verarbeitet« bedeutet gesalzen, gepökelt, geräuchert, getrocknet oder fermentiert. In diese Kategorie fallen auch Dörrfleisch, Biltong (südafrikanisches getrocknetes Wildfleisch) und Dosenfleisch. Geflügel und Fisch untersuchte die WHO nicht, aber es gibt Hinweise darauf, dass es zwischen diesen Fleischsorten und Krebs keinen Zusammenhang gibt.[15]

Der Grund für die krebserregende Wirkung von verarbeitetem Fleisch scheinen Zusätze wie Nitrite und Nitrate zu sein, die im Darm in Karzinogene namens N-Nitroso-Verbindungen (zum Beispiel Nitrosamine) umgewandelt werden. Dieses Krebsrisiko muss man jedoch relativieren. Vor Kurzem kamen Wissenschaftler in einer Studie zu dem Ergebnis, dass täglicher Speckverzehr das Darmkrebsrisiko um 20 Prozent erhöht. Es wäre verzeihlich, wenn Sie nun annähmen, dass Ihr Risiko, an Darmkrebs zu erkranken, eins zu fünf beträgt, falls Sie ein Specksandwich pro Tag verspeisen. Aber denken Sie daran, dass diese Zahl das relative Risiko angibt: Wie viel wahrscheinlicher wird eine Darmkrebserkrankung, wenn Sie regelmäßig Specksandwiches essen, verglichen mit dem Verzicht auf Speck? Bei einem Durchschnittsmenschen beträgt das Risiko, irgendwann im Leben Darmkrebs zu bekommen, rund fünf Prozent. Eine Steigerung um 20 Prozent bedeutet demnach, dass das absolute Risiko von fünf auf sechs Prozent steigt. Das genügt, um die Gefahr nicht zu missachten, aber nicht, um Speck vollständig zu meiden.

Krebs ist nicht die einzige Sorge. Die Wissenschaftler sind sich noch nicht ganz einig; aber eine Kost, die viel gesättigtes Fett und Cholesterin enthält – die im Fleisch reichlich enthalten sind –, vergrößert, wie wir gesehen haben, nachweislich das Risiko für Herzkrankheiten.

Zwei große Studien, die 2012 veröffentlicht wurden, belegen sogar, dass das Sterberisiko – wenn man sämtliche Ursachen berücksichtigt, einschließlich der Herzkrankheiten – bei Menschen, die täglich 85 Gramm Fleisch essen, um 13 Prozent höher und bei Menschen, die 85 Gramm verarbeitetes Fleisch am Tag essen, um 20 Prozent erhöht ist.[16] Das Letztere dürfte besonders gefährlich sein, weil es auch viel Salz und Zucker enthält. Das kostet einen 40-jährigen Mann, der täglich eine Frikadelle verspeist, etwa ein Lebensjahr. Insgesamt sind das viele Menschen, deren Leben verkürzt wird. In Großbritannien essen 40 Prozent der Männer und zehn Prozent der Frauen täglich mehr als 90 Gramm rotes und verarbeitetes Fleisch.

Die Bewertung dieser Aussagen wird jedoch dadurch erschwert, dass es bekanntermaßen schwierig ist, genau zu verfolgen, was die Menschen essen. Meist müssen sich die Wissenschaftler auf Selbstauskünfte verlassen, die nicht immer zuverlässig sind. Die Menschen vergessen beziehungsweise verschweigen ihren Konsum ungesunder Nahrungsmittel oder übertreiben den Konsum gesunder Produkte. Und wir wissen nun, dass die Ernährung eng mit anderen Aspekten der Lebensweise verbunden ist, die unsere Gesundheit beeinflussen, etwa mit dem sozioökonomischen Hintergrund oder dem Alkoholkonsum. Mehr noch, der Aufbau der Studien ist unterschiedlich: Viele unterscheiden zum Beispiel nicht zwischen verschiedenen Arten von Fleisch.

Einige umfangreiche Studien, die diese Faktoren berücksichtigen, finden nur einen geringen oder gar keinen Zusammenhang zwischen Fleischverzehr und Krebs oder Herzkrankheiten. Eine Studie mit beinahe 18 000 Teilnehmern war Teil des amerikanischen National Health and Nutrition Examination Survey (NHANES).[17] Sie hatte zum Ergebnis, dass der Konsum von Fleisch jeder Art nicht mit Todesfällen durch Krebs oder Herz-Kreislauf-Krankheiten zusammenhängt – nicht einmal der Verzehr von verarbeitetem Fleisch.

Im Rahmen einer weiteren Studie, EPIC genannt, wurden eine halbe Million Menschen in 10 europäischen Ländern 12 Jahre lang beobachtet.[18] Hier wurde zwischen dem Konsum von rotem, weißem und verarbeitetem Fleisch unterschieden und Faktoren wie Rauchen, Fitness, der BMI und das Bildungsniveau mit berücksichtigt. In dieser Studie wurde kein Zusammenhang zwischen dem Verzehr von frischem Fleisch und Krankheiten festgestellt, aber der Verzehr von verarbeitetem Fleisch erhöhte das Krankheitsrisiko. Jeweils 50 Gramm verarbeitetes Fleisch, das die Teilnehmer aßen, erhöhten das Risiko eines vorzeitigen Todes aus sämtlichen Ursachen um 18 Prozent. Dass es keinen Zusammenhang zwischen unverarbeitetem Fleisch und Herzkrankheiten gab, war etwas überraschend. In den 1970er-Jahren galt Fleisch als gesundheitlich bedenklich und die Konsumenten wurden aufgefordert, den Fleischkonsum einzuschränken. Doch neuere Studien deuten darauf hin, dass gesättigtes Fett für das Herz nicht so gefährlich ist, wie man früher glaubte (siehe ab Seite 18).

Fleisch unter dem Mikroskop

Wenn wir das Fett einmal beiseitelassen, ist der Nährwert ein Argument für das Fleisch. Es ist eine sehr gute Quelle für Eiweiß, den dritten wichtigen Makronährstoff neben Fett und Kohlenhydraten. Erwachsene brauchen rund 50 Gramm Eiweiß (Protein) am Tag. Diese Menge ist in nur 200 Gramm Fleisch enthalten, das etwa 400 Kalorien liefert. Um fleischlos auf die gleiche Menge an Eiweiß zu kommen, müssten Sie 560 Kalorien Eier (neun mittelgroße), etwa 750 Kalorien Bohnen oder fast 1400 Kalorien Nüsse essen.

Fleisch liefert zudem alle essenziellen Aminosäuren, die der Körper braucht, um Eiweiß aufzubauen, die er aber nicht selbst herstellen kann. Es ist auch eine gute Quelle für B-Vitamine, Eisen, Zink und andere Mineralien und Mikronährstoffe. Wir können diese Nährstoffe auch mit anderen Nahrungsmitteln aufnehmen, aber das kann schwierig sein. Essenzielle Aminosäuren sind beispielsweise in Erbsen und Reis enthalten, aber nur in geringen Mengen.

Ein weiterer Vorzug von frischem Fleisch ist sein Gehalt an leicht verfügbarem Eisen. Allerdings ist gerade das Eisen, nicht das Fett, im verarbeiteten Fleisch neuerdings ein Grund zur Besorgnis. Studien bestätigen immer wieder, dass zwischen rotem Fleisch und Krebs eine Verbindung besteht, während Fisch offenbar vor Krebs schützt. Was rotes Fleisch vom Fisch unterscheidet, ist das Häm. Häm ist der eisenreiche Bestandteil des Hämoglobins, das im Blut Sauerstoff transportiert, und des Myoglobins, des Sauerstoffträgers im Muskelgewebe. Studien belegen, dass Häm bei Versuchstieren das Tumorwachstum fördert. Häm erzeugt anscheinend krebserregende Moleküle, weil es das Fett oxidiert, sowohl das Fett im Fleisch als auch das in Pflanzenölen.

Andere Probleme verursacht vielleicht nicht das Fleisch selbst, sondern seine Zubereitung. Sehr hohe Temperaturen und der Kontakt mit Flammen lösen eine Reaktion zwischen Aminosäuren, Zucker und dem im Fleisch enthaltenen Kreatin aus. Dabei entstehen Karzinogene, die man heterozyklische Amine (*heterocyclic amines* oder HCA) nennt. Fett und andere Säfte, die auf heiße Kohle tropfen, bilden eine andere Form von Karzinogenen, polyzyklische aromatische Kohlenwasserstoffe (*polycyclic aromatic hydrocarbons* oder PAH) genannt. Diese steigen mit dem Rauch auf und haften an der Oberfläche des Fleisches. Es ist daher ratsam, Fleisch nicht am offenen Feuer und nicht in der Pfanne zu braten.

Dennoch sprechen die Vorzüge des Fleisches dagegen, ganz darauf zu verzichten, zumindest was die Gesundheit anbelangt. Es gibt kaum Hinweise darauf, dass Geflügel und Fisch der Gesundheit schaden, sofern sie nicht stark verarbeitet, in der Pfanne gebraten oder über Kohle gegart wurden.

Und selbst die Gesundheitsrisiken des roten Fleisches werden offenbar von seinen Vorteilen mehr als wettgemacht. Der wohl überraschendste Befund der EPIC-Studie war, dass Menschen, die gar kein Fleisch aßen, insgesamt ein höheres Sterberisiko hatten als jene, die eine kleine Menge rotes Fleisch verzehrten.[19] Mit anderen Worten: Menschen, die ein wenig rotes Fleisch essen, sind im Durchschnitt ebenso gesund wie Vegetarier, vielleicht sogar gesünder. Woran liegt das? Eine rein vegetarische Kost muss nicht gesund sein. Wer auf Fleisch verzichtet, isst womöglich trotzdem fetthaltige, gesalzene und gezuckerte Fertiggerichte, und Fleischersatz ist oft stark mit Salz, Zucker und Geschmacksstoffen versetzt.

Fleisch kann zur Gewichtsabnahme beitragen, weil sein hoher Eiweißgehalt uns besser sättigt, sodass wir insgesamt weniger Kalorien zu uns nehmen. Jedoch kommt es hier wieder auf die Fleischart an. Können wir die Risiken verringern, die der Verzehr von rotem und verarbeitetem Fleisch mit sich bringt? Und wenn ja, wie? Eine Antwort könnten Ballaststoffe sein. Das Ergebnis der EPIC-Studie zeigte, dass das Risiko, vorzeitig zu sterben, bei Fleischessern, die eine Menge Ballaststoffe verzehrten, niedriger war als bei Menschen, die sehr wenig Fleisch und wenig Ballaststoffe aßen. Und bei Menschen, die zum Fleisch kalte Kartoffeln aßen, schützte eine Stärkeart, die man butyrilierte resistente Stärke nennt, anscheinend die Darmzellen vor den DNS-Schäden, die mit Darmkrebs zusammenhängen.

Möglicherweise verringern auch Milchprodukte, die mit dem Fleisch gegessen werden, den Schaden. In kaum einem anderen Land der Welt wird so viel Käse verspeist wie in Frankreich und doch ist das Risiko für Erkrankungen der Herzkranzgefäße in diesem Land niedriger als in den meisten anderen Ländern. Manche Leute führen das darauf zurück, dass die Franzosen auch viel Gemüse essen; aber mehrere Studien lassen darauf schließen, dass der Konsum von Käse oder Milch die Menge des schlechten LDS-Cholesterins im Blut senkt. Eine plausible Erklärung ist, dass das Kalzium im Käse sich im Darm mit Fettsäuren und Cholesterin verbindet und bewirkt, dass ein Teil davon ausgeschieden wird.

Kalzium könnte eine weitere Methode sein, den vom Häm angerichteten Schaden zu verringern. Es absorbiert offenbar Häm und macht es harmlos. Ratten, denen man hämreiches Futter gab, sind anscheinend vor dessen krebserregenden Wirkung geschützt, wenn man dem Futter Kalzium beimischt.

Wenn Sie nicht auf verarbeitetes Fleisch verzichten können, helfen Ihnen die im Obst und Gemüse enthaltenen Flavonoide vielleicht, Krebs zu verhindern. Zurzeit wird untersucht, ob konzentrierte Flavonoide anstelle von Nitriten Fleisch konservieren können. Bisher sieht es danach aus, dass sie Mikroben an der Vermehrung hindern und die Haltbarkeit verlängern.

Eine gute Regel, nach der Sie sich richten können, lautet: Essen Sie nicht mehr als 70 Gramm rotes Fleisch pro Tag. Das sind ungefähr zwei oder drei Portionen pro Woche. Ob es besser ist, täglich ein bisschen oder einmal in der Woche alles zu verspeisen, ist unklar.

Um dieses Ziel zu erreichen, können Sie montags auf Fleisch verzichten oder es nur gelegentlich wegen des Geschmacks essen, nicht als Hauptgericht. Und wie essen Sie es am besten? Es sieht danach aus, dass wir immer recht hatten: Bevorzugen Sie frisches Fleisch mit zwei Gemüsesorten und meiden Sie in der Pfanne gebratenes Fleisch und Fleisch vom Holzkohlegrill. Und vergessen Sie nicht, dass Kartoffeln am besten kalt serviert werden.

Die Wahrheit über Milchprodukte

Milch ist das erste Nahrungsmittel, das wir Säugetiere schmecken. Muttermilch – oder eine synthetische Form – gewährleistet eine ausgewogene Versorgung des Babys in seinem ersten Jahr.

Die meisten Säugetiere (auch Menschen) trinken allerdings nach der Entwöhnung keine Milch mehr. Für einige Kinder und Erwachsene bleibt Milch, meist von Kühen, Ziegen oder Schafen, jedoch ein wichtiger Teil der Ernährung.

Viele Menschen verzichten dagegen bewusst auf Milch. Etwa 15 Prozent der Europäer meiden aus unterschiedlichen Gründen Milch und Milchprodukte und der Markt für milchfreie Ersatzprodukte boomt. Viele fürchten sich vor einer Laktoseintoleranz (mehr dazu auf den Seiten 110 und 111) oder sie sorgen sich um das Wohl der Tiere. Zudem wächst die Überzeugung, dass Milch nicht das bekömmliche und gesunde Getränk ist, das die Werbung anpreist. In den letzten Jahren wurde der Milchkonsum mit Krebs, Diabetes, Asthma, Akne und sogar schwachen und brüchigen Knochen in Verbindung gebracht. Pflanzliche Alternativen werden oft als gesünder sowie kalorien- und fettärmer beworben.

In vielen westlichen Ländern sinkt der Milchkonsum seit den 1970er-Jahren und der Verzehr von Milchprodukten liegt klar unter dem empfohlenen Niveau. Im Jahr 2010 empfahlen die offiziellen amerikanischen Ernährungsrichtlinien 2,5 Tassen (etwa 0,6 Liter) Milchprodukte am Tag für Kinder im Alter von vier bis acht Jahren und drei Tassen für alle über acht Jahren. Erwachsene Amerikaner konsumieren durchschnittlich die Hälfte der empfohlenen Menge.

Was also ist die Wahrheit über Milch? Sollten Sie versuchen, die empfohlene Menge zu trinken, oder ganz auf Milch verzichten? Und für welche Ersatzprodukte sollten Sie sich entscheiden, wenn Sie Milch meiden wollen?

Wissenswertes über Milch

Milch besteht überwiegend aus Wasser, aber sie enthält auch eine komplexe Mischung aus Fetten, Proteinen und anderen Nährstoffen, sodass es schwierig ist, ihre Vorteile und Nachteile zu bestimmen.

Ein wichtiger Nährstoff in der Milch ist Kalzium. Es trägt zur Bildung gesunder Zähne und Knochen bei und spielt eine wichtige Rolle bei der Blutgerinnung, bei der Weiterleitung von Nervensignalen und bei der Muskelkontraktion. Milch und Milchprodukte gehören zu den besten Kalziumquellen. Ohne ausreichende Versorgung mit Kalzium ist die Knochenbildung bei Kindern gestört und auch bei manchen Erwachsenen

steigt das Risiko für Osteoporose und Knochenbrüche. Das kann sich entweder sofort bemerkbar machen oder in der Zukunft. Deshalb weckt der Rückgang des Milchkonsums Sorgen um die Knochenbildung bei Kindern und Jugendlichen und um seine langfristigen Auswirkungen auf die Knochenstärke bei Frauen nach den Wechseljahren. Vor allem Teenagerinnen nehmen mit dem Essen häufig nicht genügend Kalzium auf. Das kann die Knochenbildung in der Wachstumsphase stören und somit das Risiko vergrößern, später im Leben an Osteoporose zu erkranken.
Aber Milch ist nicht unentbehrlich. Kalzium ist auch in Bohnen und Grüngemüse – in Blattgemüse und Hülsenfrüchten – sowie in Nüssen enthalten. Es gibt auch Kalziumtabletten zu kaufen, aber das sollten Sie nicht tun, sie sind meist nicht empfehlenswert (siehe Seite 146). Auf jeden Fall wird heute bestritten, dass Milch gut für die Gesundheit der Knochen ist. Neuere Studien lassen darauf schließen, dass Erwachsene sogar ihre Knochen schwächen, wenn sie zu viel Milch trinken.
Vor einigen Jahren beobachteten schwedische Wissenschaftler fast 100 000 Menschen viele Jahre lang und stellten fest, dass ihr Risiko für Knochenbrüche umso höher war, je mehr Kuhmilch sie nach eigenen Angaben tranken. Am größten war das Risiko bei Frauen. Mehr noch: Bei denjenigen, die mehr Milch tranken, war auch das Sterberisiko während der Studie größer. Bei Frauen, die drei oder mehr Gläser Milch am Tag tranken, war die Sterberate doppelt so groß wie bei jenen, die ein Glas tranken.[20]
Das könnte an der Galaktose liegen, einem Bestandteil des Milchzuckers (Laktose). Wenn man Labortiere mit einer moderaten Menge Galaktose füttert, die einem bis zwei Gläsern Milch pro Tag bei Menschen entspricht, altern sie vorzeitig und leben kürzer.[21] Theoretisch kann das zu einem Verlust an Knochenmasse und zu Muskelschäden führen, was das Risiko für Knochenbrüche vergrößern und zu anderen Alterskrankheiten beitragen würde. Das könnte die höhere Sterblichkeit erklären.
Andere Bedenken betreffen den Hormongehalt der Milch, zum Beispiel den insulinähnlichen Wachstumsfaktor (englisch *insulin-like growth fac-*

tor oder IGF-1). Manche behaupten, dass diese Hormone das Krebs- und Diabetesrisiko vergrößern und zu Akne und vorzeitiger Geschlechtsreife führen. Es könnte sein, dass IGF-1 und einige der Aminosäuren und Genfragmente in der Milch die Zellkommunikation verstärken, die das Zellwachstum fördert, und dadurch das Risiko für Krebs und andere Krankheiten vergrößern. Ein ständig hoher IGF-1-Spiegel könnte zudem die Insulin produzierenden Betazellen der Bauchspeicheldrüse erschöpfen und dadurch Diabetes Typ 2 verursachen. Doch diese Ideen sind umstritten.

In Metaanalysen des World Cancer Research Fund und des American Institute for Cancer Research wurde herausgearbeitet, dass es wahrscheinlich einen Zusammenhang zwischen dem Verzehr von Milchprodukten und Prostatakrebs gibt, dass Milch und Milchprodukte aber wahrscheinlich vor Darmkrebs schützen und vielleicht das Blasenkrebsrisiko senken. Die Belege für diese schützende Wirkung sind stärker als die Belege für die Verursachung von Prostatakrebs.[22]

Warum ist es dann so schwierig, die Frage nach den Vorteilen und Nachteilen der Milch klar zu beantworten? Ein Grund könnte sein, dass die Milch selbst so komplex ist. Sie regt die IGF-1-Produktion an und enthält Molkeprotein und Proteinfragmente, die man Peptide nennt und die alle wie das Kalzium die Nervensignale beeinflussen und Botschaften zwischen Zellen versenden, die den Stoffwechsel regulieren. Ein Protein namens Lactoferrin spielt zum Beispiel eine wichtige Rolle bei der Eisenresorption; es ist ein Antioxidans und schützt vor Krebs. Peptide, die sich aus einem Milchprotein namens Kasein herleiten, beeinflussen möglicherweise Immunzellen und hindern schädliche Bakterien daran, sich an den Darm anzuheften.

Wichtig ist auch, was wir im Rahmen unserer komplexen Ernährung neben der Milch sonst noch essen. Ein Grund dafür, dass Milch und Milchprodukte möglicherweise vor Darmkrebs schützen, liegt darin, dass Kalzium sich offenbar mit krebserregenden Substanzen im Fleisch verbindet und sie neutralisiert.

Dieses Zusammenspiel mit anderen Nahrungsmitteln könnte auch dem Herzen nützen. Wer viel Milch trinkt und Milchprodukte isst, senkt sein Risiko für Herzkrankheiten und Schlaganfälle um 16 Prozent, verglichen mit Menschen, die wenig Milch und Milchprodukte konsumieren.[23] Auch hier könnte Kalzium der Grund sein, denn es bindet sich an Fett im Darm und an einen Teil der Gallensäure, die zur Fettverdauung beiträgt, und verhindert so die Verwertung des Fettes.

Ein häufiges Problem ist, dass Studien selten zwischen Milch, Sahne und Butter einerseits und fermentierten Produkten wie Joghurt, Sauerrahm und Käse andererseits unterscheiden. Aus ernährungsphysiologischer Sicht sind Butter und Sahne im Wesentlichen konzentrierte Milch und enthalten die gleichen Grundbestandteile, darunter Laktose und daher auch Galaktose. Fermentierte Produkte sind etwas anders, weil die Laktose abgebaut wurde; aber in anderer Hinsicht kann man auch sie als konzentrierte Milch betrachten. Allerdings enthalten viele Käsesorten eine Menge Salz.

Käse enthält etwa sechsmal so viel Kalzium wie Vollmilch (man benötigt ungefähr 10 Liter Milch, um ein Kilogramm Käse herzustellen). Das höhere Knochenbruch- und Sterberisiko, das mit dem Milchkonsum einhergeht, wird bei Menschen, die reichlich fermentierte Milchprodukte verzehren, nicht beobachtet – eher trifft das Gegenteil zu. Zwar reichen die Belege bisher nicht aus, um die offiziellen Ernährungsempfehlungen zu ändern, aber es gibt Anzeichen dafür, dass es klug wäre, einen Teil des Eiweißes, der Vitamine und der Mineralien, die die Milch liefert, aus anderen gesunden Quellen zu schöpfen, zum Beispiel aus Joghurt, Nüssen und Kernen.

Diese sind allerdings nicht besonders flüssig. Was also können Sie tun, wenn sie einen Milchkaffee oder eine Schale Frühstücksflocken haben möchten?

Die Qual der Wahl

Das Angebot der Milchprodukte in den Kühlregalen unserer Supermärkte wird immer größer. Aber lohnt es sich, sie zu kaufen?

- **Fettarme Milch**, entrahmt oder teilentrahmt, ist beliebt, doch es gibt wenig Erkenntnisse darüber, ob sie im Vergleich mit Vollmilch gesundheitliche Vorteile hat. Neuere Studien deuten darauf hin, dass einige gesättigte Fettsäuren nützlich sein können und dass Vollmilch bei der Gewichtsabnahme hilft.
- **Laktosefreie Milch** ist normale Milch, der das Enzym Laktase beigefügt wurde, um den Milchzucker (Laktose) abzubauen. Diese Milch können auch Menschen trinken, die Laktose nicht vertragen. Ansonsten ist sie das Gleiche wie normale Milch.
- **Biomilch** stammt von Kühen, die weiden dürfen, wann immer es möglich ist. Sie enthält mehr Omega-3-Fettsäuren, deren Quelle das Gras ist. Aber das ist nur eine kleine Menge im Verhältnis zur gesamten Kost.

Ein weiterer häufiger Grund, Biomilch zu kaufen, ist die Furcht vor Hormonen in der konventionellen Milch. Jede Milch enthält von Natur aus Hormone, aber in Gegenden, wo Kühe mit Wachstumshormonen behandelt werden – etwa in den USA, nicht aber in der EU, in Kanada, in Australien und in Neuseeland –, kann konventionelle Milch mehr IGF-1 enthalten, was mit einem größeren Gesundheitsrisiko in Verbindung gebracht wird. Die amerikanische Behörde für Lebensmittelsicherheit ist jedoch der Meinung, dass er in den Mengen, die im Massenprodukt Milch enthalten sind, ungefährlich ist.

- **A2-Milch** enthält kein Protein namens A1, eine Form von Beta-Kasein, das in Kuhmilch mit am häufigsten vorkommt. Beta-Kasein gibt es in zwei Varianten, A1 und A2. Sie unterscheiden sich nur in einer einzigen Aminosäure, aber das beeinflusst die Verdauung.

Beim Abbau des A1-Typs kann ein Peptid namens Beta-Casomorphin-7 entstehen, das möglicherweise das Risiko für Diabetes und Herzkrankheiten vergrößert. Eine Metaanalyse der europäischen Verbraucherschutzbehörde kam jedoch zu dem Ergebnis, dass es derzeit keine Belege für gesundheitliche Vorteile der A2-Milch gibt.

- **Rohmilch** (nicht pasteurisierte Milch) kann man direkt bei Bauern, auf Märkten und in manchen Ländern bei einem Lieferservice kaufen; in anderen Ländern ist sie verboten, weil man Lebensmittelvergiftungen befürchtet. Befürworter der Rohmilch behaupten, sie schmecke besser, schütze vor einigen Krankheiten und werde von Menschen mit Laktoseintoleranz besser vertragen. Beweise dafür fehlen jedoch. Mit einer neueren Metaanalyse stellte man fest, dass Salmonellen und *Escherichia coli* für Konsumenten der Rohmilch eine echte Bedrohung darstellen. Vor der Pasteurisierung hingen etwa 25 Prozent aller Krankheiten, deren Ursache Nahrungsmittel oder Wasser waren, mit Milch zusammen, die ein idealer Nährboden für Mikroben ist.

Kein Grund zur Aufregung

Wenn Sie echte Milch nicht mögen, gibt es immer mehr pflanzliche Alternativen. Sie gelten im Vergleich zur Kuhmilch oft als gesünder, aber in Wahrheit variiert ihr Nährwert sehr stark. Man stellt sie her, indem man Pflanzen mahlt, Wasser dazugibt, um eine Suspension zu bekommen, und die Mischung dann abseiht. Daher ist es keine Überraschung, dass ihr Nährwert stark vom Ausgangsmaterial abhängt. Fast jede Pflanzenmilch wird mit Vitamin D, Vitamin B_{12} und Kalzium angereichert.

Auf dem Markt dominieren Mandel-, Soja- und Kokosmilch, aber Sie können auch Milch kaufen, die aus Macadamianüssen, Cashewnüssen, Erdnüssen, Reis, Hafer, Erbsen, Flachs, Hanf, Bananen und sogar Kartoffeln hergestellt wurde. Außer der Sojamilch sind fast alle arm an Eiweiß, manche sogar extrem arm: Reismilch enthält beispielsweise nur

0,1 Prozent Eiweiß, während der Eiweißgehalt von Kuhmilch etwas mehr als drei Prozent beträgt. Sojamilch ist ihr ebenbürtig, enthält aber auch Omega-3-Fettsäuren in ähnlicher Menge, die wichtig für ein gesundes Herz sind.

Pflanzenmilch ist meist auch arm an Kalzium, es sei denn, sie wurde damit angereichert. Selbst dann hat sie Studien zufolge nicht den gleichen gesundheitlichen Nutzen wie das Kalzium in der Kuhmilch. Das Kalzium in Milchprodukten ist den Kalziumverbindungen im Körper ähnlich, daher können es die Knochen leichter aufnehmen.

Milchgetränke aus Pflanzen können jedoch andere Vorzüge haben. Einige sind kalorienarm, was hilfreich ist, wenn Sie abnehmen wollen. Cashew- und Mandelmilch enthalten beispielsweise knapp halb so viele Kalorien wie Kuhmilch. Kokos- und Hanfmilch haben einen hohen Fettgehalt, doch im Gegensatz zur Kuhmilch enthalten sie auch eine kleine Menge Ballaststoffe. Hafer- und Reismilch enthalten mehr Kohlenhydrate als Kuhmilch und andere Alternativen. Der Reismilch wird oft eine Menge Süßstoff beigegeben, damit sie besser schmeckt.

Jede Pflanzenmilch kann im Rahmen einer ausgewogenen Ernährung als gesund gelten; aber das Gleiche gilt für Kuhmilch. Im Großen und Ganzen ist es einerlei, welche Milch Sie trinken.

Die Wahrheit über Brot

Weizen war eine der ersten Nutzpflanzen, die der Mensch anbaute, und er ist seit Tausenden von Jahren ein Grundnahrungsmittel in einem großen Teil der Welt. Brot ist in vielen Kulturen tief verwurzelt und verstärkt den Eindruck der Gemütlichkeit und der Gastfreundschaft. Deshalb wird uns oft geraten, einen Laib Brot zu backen, bevor wir Kaufinteressenten empfangen, die das Haus besichtigen wollen.

In letzter Zeit ist der Weizen jedoch in Verruf geraten. Manche Leute machen ihn für allerlei unangenehme Symptome verantwortlich, von Blähungen bis zu Kopf- und Gelenkschmerzen, Müdigkeit und Fettleibigkeit. Stars und Spitzensportler treten für die weizenfreie Lebensweise ein, vor allem der Tennisspieler Novak Đoković, der es dem Verzicht auf Weizen zuschreibt, dass er von einem guten, aber anfälligen Spieler zu einer gnadenlosen, siegreichen Kampfmaschine wurde. Dank solcher Aussagen setzte sich die Vorstellung durch, es sei falsch, Weizen zu essen, und der Verzicht darauf habe fast wundersame Folgen.

Für vage, weitverbreitete Symptome wird also ein einziger Schuldiger verantwortlich gemacht. Dadurch ist die selbst diagnostizierte »Glutenintoleranz« zu einer wahren Epidemie geworden. Wir hören immer wieder, etwa einer von fünf Menschen profitiere in gewissem Umfang davon, keinen Weizen mehr zu essen. Etwa ein Drittel der Amerikaner denkt angeblich darüber nach. Die Nachfrage nach glutenfreien Nudeln und sogar nach glutenfreiem Bier steigt rasch.

Im nächsten Kapitel werden wir auf Nahrungsmittelunverträglichkeiten genauer eingehen; aber es lohnt sich, schon hier den Nährstoff zu besprechen, dem die Vorwürfe gelten: das Protein Gluten.

Gluten ist eigentlich ein Komplex aus zwei Proteinen namens Glutenin und Gliadin, die von Natur aus im Weizen vorkommen. Wenn sie nass werden, bilden sie ein Netz aus feinen, dehnbaren Strängen. Deshalb ist Teig elastisch und Weizen so vielseitig verwendbar. Er lässt sich in Brot, Gebäck und Nudeln verwandeln. Gluten ist auch in anderen Getreidesorten enthalten, unter anderem in Gerste, Roggen, Hafer und einigen selteneren Arten wie Dinkel und Emmer.

Zweifellos müssen manche Menschen – aber nur eine winzige Minderheit – Gluten meiden, wenn sie nicht schwere Gesundheitsstörungen riskieren wollen. Außerdem gibt es einige Anzeichen dafür, dass einige Menschen in der Tat an »Glutenintoleranz« leiden (mehr dazu ab Seite 106). Aber die große Mehrheit der Menschen verträgt Gluten und hat kein Problem damit. Was die Verdauung anbelangt, ist es nur ein Protein unter vielen.

Trotzdem hauen immer mehr Leute in die gleiche Kerbe. Menschen mit Darmstörungen sind bei Weitem nicht die Einzigen, die sich glutenfrei ernähren. Etwa ein Drittel der amerikanischen Bevölkerung würde gerne weniger Gluten zu sich nehmen oder es ganz verbannen. Umfragen zeigen, dass viele Menschen Gluten meiden, weil sie glauben, dass sie dadurch leichter abnehmen oder ihre allgemeine Gesundheit verbessern.

Die Beweise für solche Behauptungen sind jedoch mager oder sie fehlen ganz und viele Ernährungswissenschaftler halten den Rummel um die glutenfreie Diät für den Triumph des Marketings über die Wissenschaft. Zweifellos macht Weizen dick, wenn Sie zu viel davon essen; aber das gilt für die meisten Nahrungsmittel. Es überrascht nicht, dass Menschen, die auf Gluten verzichten, anfangs abnehmen, denn eine Ernährung ohne Weizen schließt viele kalorienreiche Nahrungsmittel aus, zum Beispiel Kuchen und Kekse, aber auch Bier. Es zahlt sich immer aus, auf die Ernährung zu achten, einerlei, was Sie essen.

Denken Sie jedoch daran, dass der Verzicht auf Weizen Nachteile haben kann. Wahrscheinlich ist es gut, Kuchen und Kekse vom Speiseplan zu streichen, doch Vollkornweizenbrot durch ein verarbeitetes, glutenfreies Produkt zu ersetzen, ist wahrscheinlich eher von Nachteil. Menschen, die an Zöliakie erkrankt sind, werden beispielsweise vor einem Mangel an wichtigen Nährstoffen gewarnt, wenn sie mehr Fett und weniger Ballaststoffe essen als Leute, die Gluten zu sich nehmen. Eine ballaststoffreiche Kost verringert auch das Risiko, an bestimmten Krebsarten zu erkranken. Zudem ist Weizen, vor allem Vollkornbrot, eine gute Quelle für Ballaststoffe.

Glutenfreie Produkte sind also nicht unbedingt gesünder, und auch sie können dick machen. Sie sind meist arm an Ballaststoffen und haben einen hohen glykämischen Index. Das bedeutet, dass sie schnell verdaut werden und ungesunde Blutzuckerspitzen hervorrufen.

Besser ist es, nährstoffhaltiges Brot zu essen. Menschen backen seit 10 000 Jahren Brot, aber die Methode hat sich im vergangenen halben Jahrhundert drastisch geändert. Im Jahr 1961 entwickelte die Forschungsanstalt der britischen Backindustrie in Chorleywood in der Nähe von London ein neues Verfahren der Massenproduktion. Dafür benötigte man mehr Hefe, Zusatzstoffe und industrielle Mischmaschinen, um die Fermentation zu beschleunigen. So entstand ein Laib innerhalb weniger Stunden anstatt Tagen. Zudem konnte man für das Brot minderwertiges Mehl verwenden. Etwa 80 Prozent des Brotes in Großbritannien werden heute so hergestellt und der Chorleywood-Prozess wird in vielen anderen Ländern in gewissem Umfang angewandt.

Es gibt jedoch Bedenken gegen diese Abkürzung: Sie ändert womöglich die Verdaulichkeit des Brotes, was erklären würde, warum viele Menschen, die über Völlegefühl und Blähungen klagen, Brot als Ursache ihrer Verdauungsbeschwerden nennen. Wissenschaftler haben die Auswirkungen von schnell und langsam fermentiertem Brot auf die Darmflora untersucht und festgestellt, dass schnell fermentiertes Brot mehr Gas erzeugt als Sauerteig, für den man natürliche Hefe verwendet und den man mehrere Stunden lang stehen lässt, damit er geht. Wenn Brot länger fermentiert, erreichen seine Kohlenhydrate den Darm in vorverdautem Zustand und die Darmbakterien haben weniger Arbeit mit ihm. Bevor Sie also ganz auf Brot verzichten, sollten Sie zuerst nahrhafteres Brot probieren.

Die Wahrheit über »Fünf am Tag«

Wissenschaftler wissen schon lange, dass Menschen, die reichlich Obst und Gemüse essen, seltener an Herzerkrankungen, Diabetes, Demenz, Schlaganfällen und bestimmten Krebsarten leiden und (nicht überraschend) in der Regel länger leben. Die Gründe dafür sind kein Rätsel: Obst und Gemüse enthalten Vitamine, Mineralien, Antioxidantien, Ballaststoffe und andere gesunde Bestandteile in großen Mengen, aber nur wenig Fett und Salz. Es wird daher empfohlen, fünfmal am Tag eine Portion Obst oder Gemüse zu essen.

Dieser Rat hat eine solide wissenschaftliche Grundlage. Der Weltgesundheitsorganisation zufolge gibt es überzeugende Beweise dafür, dass eine Ernährung mit reichlich Obst und Gemüse das Risiko für Herzkrankheiten und wahrscheinlich auch für Krebs senkt und dabei offensichtlich auch die geistige Gesundheit fördert.

Doch aus irgendeinem Grund werden »Fünf am Tag« häufig als schwer erreichbar dargestellt, als ob Obst und Gemüse eine unwillkommene Beilage zum Essen und nicht dessen wichtigster Teil wären. Gewiss, manche Menschen mögen Obst und Gemüse nicht sonderlich – doch das Angebot an Früchten und Gemüsesorten ist so bunt und vielseitig, dass beispielsweise eine Abneigung gegen Grüngemüse kein Grund sein sollte, dieses leichte und segensreiche Ziel zu erreichen.

Was aber ist eine Portion? Ganz einfach: Eine Portion frisches Obst oder Gemüse wiegt 80 Gramm. Das entspricht etwa einem Apfel, zwei Mandarinen oder sieben Kirschtomaten. Auch Trockenfrüchte zählen: In dem Fall wiegt eine Portion 30 Gramm, was etwa einer Handvoll Bananenchips entspricht (achten Sie aber darauf, dass sie keinen Zuckermantel haben). Kartoffeln zählen nicht, wohl aber gebackene Bohnen, jedoch nur bis zu einer Portion am Tag, wie auch alle anderen Hülsenfrüchte.

Wichtig ist auch, dass nicht verarbeitetes Obst und Gemüse aus der Gefriertruhe ernährungswissenschaftlich betrachtet fast so gut ist wie frische Ware. Das gilt allerdings weniger für verarbeitete Produkte wie Fruchtsaft, Trockenfrüchte und Joghurt mit Obststücken. Ein Glas Fruchtsaft zählt, aber wieder nur bis zu einer Portion am Tag wegen des Zuckergehalts. In der Regel gilt: Je mehr verarbeitet das Obst ist, desto weniger zählt es mit.

In einigen anderen Ländern ist das Ziel höher. Die amerikanische Regierung empfiehlt zum Beispiel acht bis zehn Portionen am Tag und hat die Wissenschaft auf ihrer Seite. Vor Kurzem kam eine Analyse von 95 Studien über die Beziehung zwischen Ernährung und Gesundheit zu dem Ergebnis, dass die ideale Menge bei zehn Portionen am Tag liegt.[24] Bei Menschen, die diese Menge verzehrten, war das Sterberisiko fast um ein Drittel geringer als bei denjenigen, die während der Studien kein Obst und Gemüse aßen. Die Studien hatten die Teilnehmer drei bis 30 Jahre lang beobachtet. Der häufigste Befund war ein geringeres Risiko für Herzkrankheiten und Krebs, die häufigsten Todesursachen in den westlichen Ländern.

Wenn es Ihnen bereits schwerfällt, fünf Portionen täglich zu essen, brauchen Sie nicht zu verzweifeln. Der gesundheitliche Nutzen ist größer, wenn Sie sich von null auf fünf verbessern, als wenn Sie sich von fünf auf zehn steigern.

Aber wenn es Ihnen gelingt, mehr als fünf Portionen zu essen, sollten Sie aufpassen: Zehn Portionen Obst enthalten eine Menge Zucker und Fruchtzucker ist nicht gesünder als der Zucker in Süßigkeiten. Der beste Rat lautet: Essen Sie viele verschiedene Früchte und Gemüsearten, um den gesundheitlichen Nutzen zu optimieren. Beispielsweise sinkt das Krebsrisiko, wenn Sie mehr Kreuzblütler (zum Beispiel Kohl, Sprossen, Brokkoli) und Grüngemüse essen. Der alte Spruch stimmt: »Iss dein Gemüse auf!«

Die Wahrheit über Superfoods

Sie brauchen nicht in einem Bioladen einzukaufen, um Gerüchte über exotische Samen zu hören, die Ihnen Energie schenken, oder über Beeren von der anderen Seite der Welt, die Ihre Organe vor Krankheiten schützen. Das versprechen die sogenannten Superfoods, die immer zahlreicher werden und denen man allerlei magische Eigenschaften zuschreibt – oft mit einem dazu passenden Preisschild.

Selbst wenn alles nur heiße Luft ist – wir schlucken das Zeug. Bei einer Umfrage unter mehr als tausend Briten räumten 61 Prozent ein, ein Nahrungsmittel gekauft zu haben, weil es als Superfood gilt; 30 Prozent stimmten der Aussage zu: »Es ist wissenschaftlich erwiesen, dass Superfoods gut für die Gesundheit sind«; und 14 Prozent erklärten, sie seien bereit, dafür mehr zu bezahlen. Werden wir abgezockt?

Was ist ein Superfood?

Das Wichtigste ist: Der Begriff »Superfood« hat keine wissenschaftliche Bedeutung. Das Oxford English Dictionary definiert es als »nährstoffreiches Nahrungsmittel, das als besonders nützlich für die Gesundheit und das Wohlbefinden gilt«. Aber das Wort wurde geprägt, um Produkte zu verkaufen. Ja, Superfoods sind tatsächlich ein Marketingtrick.

Im Jahr 2007 verbot die Europäische Union das Wort auf Verpackungen. In den USA gibt es solche Verbote nicht, aber die Food and Drug Administration kann handeln, wenn sie der Meinung ist, dass eine Behauptung falsch oder irreführend ist. Selbst wenn Behauptungen nicht unmittelbar irreführend sind, ist der wissenschaftliche Jargon, der gesundheitsbewusste Verbraucher anlocken soll, unklar. Oft belegen Studien, dass konzentrierte Extrakte oder isolierte Verbindungen, die in bestimmten Nahrungsmitteln enthalten sind, in einer Petrischale oder im Organismus einer Maus bestimmte Wirkungen entfalten. Das heißt jedoch nicht, dass sie genauso wirken, wenn wir sie essen. Zuverlässige Langzeitstudien, die die Werbesprüche bestätigen könnten, sind in Wahrheit dünn gesät.

Die auffälligsten Versprechungen hängen meist mit bestimmten Verbindungen zusammen, zum Beispiel mit den Glucosinolaten im Kohl oder mit den Anthocyanen in Heidelbeeren. Das Problem liegt darin, dass Wissenschaftler zwar untersuchen können, welche Wirkung isolierte Verbindungen auf Zellen in einer Schale oder bei einer Maus ausüben, dass es aber viel schwieriger ist herauszufinden, was Nahrungsmittel, in denen diese Substanzen enthalten sind, im menschlichen Körper bewirken.

Experimente laufen fast wie ein Arzneimitteltest ab. Man vergleicht einen Nährstoff mit einer Verbindung, die diesen Nährstoff nicht enthält. Aber wir essen keine isolierten Nährstoffe und wir wissen auch nicht viel darüber, wie unsere Nahrung in ihre molekularen Bausteine zerlegt wird, wie diese zusammenspielen und was mit ihnen geschieht, wenn sie in verschiedene Gewebe gelangen. Zudem hat jeder Mensch eine andere Darmflora, und diese Mikroben beeinflussen den gesamten Prozess. Manchmal beeinflusst auch die Zubereitung den Gehalt an aktiven Bestandteilen.

Selbst wenn Wissenschaftler Superfoods bei Menschen testen, ist es schwer herauszufinden, was sie bewirken. Daher stützen sich die meisten Behauptungen, die Sie hören, auf Studien mit Zellkulturen und Mäusen und sollten deshalb mit Vorsicht genossen werden.

Super oder weniger super?

Das alles mag für den durchschnittlichen Verbraucher ein wenig verwirrend klingen. Welche Nahrungsmittel sind also wirklich super, falls es überhaupt welche gibt?

Grünkohl

Grünkohl wurde früher gegessen, wenn es nicht genug Weißkohl gab. Heute ist er einer der hellsten Sterne am Superfood-Himmel. Man mixt ihn in Smoothies, backt daraus Chips, blanchiert ihn und beträufelt ihn mit Olivenöl oder serviert ihn roh im Salat. Das wichtigste Verkaufsargument ist die Familie aus schwefelhaltigen Pflanzenchemikalien, Glucosinolate genannt, die in allen dunkelgrünen Gemüsesorten, vor allem in Kreuzblütlern, reichlich enthalten sind und einen bitteren Geschmack haben.
Glucosinolate werden im Darm in Glukose und eine andere Gruppe von Verbindungen namens Isothiocyanate abgebaut, die nachweislich Enzyme anregen, deren Auftrag es ist, krebserregende Substanzen zu beseitigen. Tierversuche und Studien mit Menschen belegen, dass der Verzehr von Gemüse, das reichlich Glucosinolate enthält, das Krebsrisiko senkt, vor allem das Risiko für Darm- und Lungenkrebs.[25] Allerdings enthalten alle Kreuzblütler ähnliche Verbindungen in ähnlichen Mengen. Deshalb ist Grünkohl nicht besser als beispielsweise Brokkoli oder Weißkohl.
Mehr noch, es gibt über hundert Glucosinolate und jedes wird in ein anderes Isothiocyanat zerlegt. Daher ist es wahrscheinlich am besten, viele verschiedene Kreuzblütler zu essen, nicht nur Grünkohl. Denken Sie aber daran, dass Kochen den Glucosinolatgehalt verringert; al dente ist also besser.

Kreuzblütler enthalten auch andere nützliche Verbindungen, zum Beispiel Polyphenole, Antioxidantien und Vitamin C. Das könnte der Grund dafür sein, dass ihr Verzehr das Risiko für chronische Krankheiten senkt. Diese Substanzen sind in traditionellen Sorten wie Palmkohl (Cavolo nero) und Rübstiel (also Stiele und Blätter verschiedener Rübensorten) besonders reichlich enthalten.
Fazit: super, aber nicht unbedingt besser als andere Kreuzblütler.

Quinoa

Quinoa stammt ursprünglich aus den Anden und hat den Ruf, der Inbegriff des Superfoods zu sein. Die Samen sind reich an Eiweiß, Ballaststoffen, Vitaminen und Mineralien – und sie sind teuer. Die Tatsache, dass sie kein Gluten enthalten, verstärkt ihren Heiligenschein. Einige Studien belegen, dass Quinoa, anstelle von Getreide verzehrt, den Cholesterinspiegel senken und beim Abnehmen helfen kann.[26] Aber die Stichprobengrößen sind so klein, dass es schwerfällt, sichere Schlüsse zu ziehen.
Diese angeblichen Vorzüge werden meist Substanzen namens Saponinen zugeschrieben, von denen man annimmt, dass sie die Durchlässigkeit des Darms beeinflussen. Zudem schmecken sie so bitter, dass niemand zu viel Quinoa isst. Viele Leute waschen Quinoa vor dem Verzehr, somit werden jedoch die Saponine und somit auch der Nutzen, den sie vielleicht haben, entfernt.
Trotz des Rummels wissen wir nichts Genaues. Obwohl Quinoa durchaus eine gesunde Bereicherung Ihrer täglichen Kost ist, gibt es keine zwingenden gesundheitlichen Gründe, Grundnahrungsmittel wie Reis oder Weizen durch Quinoa zu ersetzen.
Fazit: Essen Sie Quinoa, wenn sie Ihnen schmeckt, aber nicht aus gesundheitlichen Gründen.

Beeren

Beeren, vor allem Heidelbeeren, werden wegen ihrer Fähigkeit angepriesen, das Risiko für Herz-Kreislauf-Krankheiten zu senken. Eine Studie mit

93 000 Frauen hatte beispielsweise zum Ergebnis, dass das Herzinfarktrisiko bei Teilnehmerinnen, die wöchentlich drei oder mehr Portionen Heidelbeeren aßen, um 32 Prozent geringer war als bei denjenigen, die nur einmal im Monat oder seltener Beeren verzehrten.[27]

Solche Wirkungen werden meist einer Verbindung namens Anthocyanin zugeschrieben, die zur Familie der Flavonoide gehört. Diese sind in Heidelbeeren und in roten Beeren, zum Beispiel in Erdbeeren und Himbeeren, reichlich enthalten. Das hört sich großartig an, aber die Sache hat einen Haken: Kaum eines der Anthocyanine in den Beeren gelangt ins Blut. Es kann aber sein, dass nicht die Anthocyanine das Herz schützen, sondern die Substanzen, in die sie zerlegt werden. Diese gelangen in viel größeren Mengen ins Blut als die ursprünglichen Verbindungen. Es gibt aber noch andere Erklärungen. Vielleicht regen einige andere Bestandteile die Immunabwehr an. Oder die Anthocyanine sind hilfreiche Gärtner für die Darmflora und sorgen für eine gesündere Mischung.

Die Beere, der am häufigsten Superkräfte zugeschrieben werden, ist die Gojibeere. In der chinesischen Medizin werden Gojibeeren (*Lycium barbarum und Lycium chinense*) seit Langem verehrt. Man sagt ihnen nach, dass sie das Immunsystem ankurbeln und vor Herzkrankheiten und Krebs schützen. Aber es gibt kaum wissenschaftliche Belege für diese Behauptungen. Außerdem werden Gojibeeren wegen ihres hohen Gehalts an Zeaxanthin angepriesen, eine Verbindung, die die altersbedingte Degeneration der Augenzellen verhindern soll. Das stimmt, aber viele andere Nahrungsmittel enthalten ebenfalls Zeaxanthin und sind billiger. Wenn Sie Zeaxanthin zu sich nehmen wollen, können Sie es in Spinat, Weißkohl und gelben Paprikaschoten finden. Gojibeeren enthalten zwar mehr Vitamin C als Heidelbeeren, aber Sie bekommen etwa die gleiche Menge, wenn Sie Erdbeeren oder Zitronen essen.

Fazit: einigermaßen super.

Schokolade

Es wäre großartig, wenn Schokolade ein Superfood wäre; aber die Indizien dafür sind leider dürftig. Die am häufigsten genannten gesundheitlichen Wirkungen betreffen Verbindungen namens Flavanole, die dunklen, bitteren Substanzen in Kakaobohnen. Aber es gibt keine Langzeitstudien dazu und Sie müssten enorme Mengen Schokolade essen, um davon zu profitieren. Eine Studie über die gedächtnisfördernde Wirkung der Flavanole fand einen positiven Zusammenhang, jedoch erst nach dem Genuss eines halben Kilos dunkler Schokolade am Tag. Außerdem werden viele Studien von der Schokoladenindustrie bezahlt.

Mehr noch, den möglichen Vorteilen der Kakaoflavanole steht der hohe Zucker- und Fettgehalt der meisten Schokoladensorten gegenüber. Das bedeutet nicht, dass Sie Schokolade, vor allem die teuren, kakaoreichen Sorten, meiden sollten – aber reden Sie sich nicht ein, dass Sie etwas Gesundes essen.

Fazit: Gelegentlicher Verzehr ist unbedenklich, aber es gibt keine Rechtfertigung für Schlemmerei.

Chiasamen

Die alten Mayas verwendeten Chiasamen Tausende von Jahren lang, um alles Mögliche vom Mehl bis zum Tee zuzubereiten. Aber halten Sie das nicht für eine uralte Weisheit. Sie taten es, weil es notwendig war. Heute gehören Chiasamen zu den trendigsten Superfoods und werden oft als sehr gute Quelle für Omega-3-Fettsäuren gerühmt.

Chiasamen enthalten etwa 17 Gramm Omega-3-Fettsäuren je 100 Gramm. Verglichen mit fettem Fisch, der bewährten Quelle für Omega-3-Fettsäuren, sieht das eindrucksvoll aus: 100 Gramm Atlantischer Lachs aus einer Fischfarm liefert nur 2,2 Gramm Omega-3-Fettsäuren. Im Gegensatz zum Lachs enthalten Chiasamen jedoch Alpha-Linolensäure (englisch *alpha-linolenic acid* oder ALA, siehe auch Seite 24), die der Körper in Eicosapentaensäure (englisch *eicosapentaenoic acid* oder EPA, siehe auch Seite 24) und Docosahexaensäure (englisch *docosahexaenoic acid* oder DHA, siehe auch Seite 24) umwandeln muss, um sich die volle gesundheitliche Wirkung zu sichern.

Der menschliche Stoffwechsel ist darin nicht sehr gut. Es ist bei jedem Menschen anders, aber die durchschnittliche Umwandlungsquote liegt unter zehn Prozent, sodass die Menge an nützlichen Omega-3-Fettsäuren, die 100 Gramm Chiasamen Ihnen liefern, nur 1,7 Gramm beträgt, weniger, als im Lachs enthalten ist. Außerdem ist zu berücksichtigen, dass der Körper, um ALA umzuwandeln, die Samen verdauen und die Fettsäuren extrahieren muss – aber ein Teil der Samen wandert geradewegs durch Sie hindurch.

Fazit: gut, aber fetter Fisch enthält mehr Omega-3-Fettsäuren.

Kimchi und Kefir

Falls Sie die beiden noch nicht kennen: Kimchi ist ein koreanisches Nationalgericht aus fermentiertem Kohl und Kefir ist ein fermentiertes Milchgetränk aus dem Kaukasus in Osteuropa. Diese und andere fermentierte Nahrungsmittel gibt es seit Jahrhunderten, doch heute werden sie als Musterbeispiele für Superfoods angepriesen, die die Darmflora harmonisieren.

Einige ihrer Wirkungen werden auf den Fermentationsprozess zurückgeführt, bei dem Bakterien das Nahrungsmittel teilweise verdauen und dabei den Nährstoffgehalt vergrößern. In der Tat verbessert die Fermentation offenbar die Verfügbarkeit von Eisen. Eine neuere Studie mit Menschen belegt, dass das Eisen in fermentiertem gemischtem Gemüse besser resorbiert wird als das Eisen in frischem Gemüse.[28]

Die kühnste gesundheitsbezogene Behauptung ist jedoch die Wirkung auf die Darmflora, also die Milliarden von Bakterien, die den Darm besiedeln und an vielen Stoffwechselfunktionen beteiligt sind. Der Fermentationsprozess vergrößert angeblich die Zahl der nützlichen Bakterien, die von Natur aus im Essen und somit auch im Darm enthalten sind.

Tierstudien lassen darauf schließen, dass fermentierte Nahrungsmittel eine gesunde Mikrobenmischung im Darm fördern.[29] Wenn man zum

Beispiel dem Futter von Mäusen Kefir beigibt, nimmt die Zahl der nützlichen Bakterien, unter anderem der Milchsäure- und Bifidobakterien, zu und die Zahl der potenziell schädlichen Mikroben geht zurück. Wir müssen jedoch vorsichtig sein, was den Nutzen für Menschen anbelangt. Die Darmflora profitiert offenbar von fermentierten Nahrungsmitteln, aber es ist unklar, was das für unsere Gesundheit bedeutet.
Fazit: möglicherweise gut für die Darmflora.

Weizengras

Fans des Weizengrassaftes, der dunkelgrünen Brühe aus jungen Weizensprossen, sind davon überzeugt, dass er die Gewebe mit Sauerstoff durchflutet. Sie behaupten, Chlorophyll, die Verbindung, die Pflanzen nutzen, um durch Fotosynthese Zucker herzustellen, habe eine ähnliche Struktur wie Hämoglobin, und da Weizengrassprossen mehr Chlorophyll enthielten als andere essbare Pflanzen, nähmen Sie mehr Sauerstoff auf.
Das ist völliger Unsinn. Chlorophyll ist in allen grünen Pflanzen enthalten und es gibt keine Hinweise darauf, dass es eine ähnliche Wirkung hat wie Hämoglobin. Und selbst wenn, käme es nicht ins Blut, weil es im Darm abgebaut wird.
Fazit: Quatsch.

Chilis

Wenn Sie es gerne scharf mögen, habe ich gute Nachrichten für Sie. Als Wissenschaftler in China die Ernährung von 480 000 anscheinend gesunden Erwachsenen untersuchten, stellten sie fest, dass das Sterberisiko bei denjenigen, die fast jeden Tag Chilis verzehrten, im Laufe der Studie um 14 Prozent niedriger lag als bei Menschen, die seltener als einmal in der Woche Chilis aßen.[30]
Das könnte an der Wirkung der Chilis auf den Energiestoffwechsel liegen. Der aktive Bestandteil in scharfen Chilischoten ist die Verbindung Capsaicin, die möglicherweise ein Körpergewebe aktiviert, das braunes Fett heißt. Während das häufigere weiße Fett Energie speichert, wandelt

braunes Fett das Essen unmittelbar in Wärme um. Kälte veranlasst das braune Fett, den Thermostat höher zu stellen, also Kalorien in Wärme umzuwandeln und die Gewichtsabnahme zu fördern. Capsaicin imitiert anscheinend diese Wirkung. Das dürfte jedem einleuchten, dem nach einem scharfen Curry schon einmal der Chilischweiß ausgebrochen ist (allerdings wird ein auf diese Weise bewirkter Gewichtsverlust wahrscheinlich durch die Kalorien im Essen überkompensiert).

Wie üblich gibt es einen Haken. Braunes Fett hat sich wahrscheinlich entwickelt, um Babys und kleine Kinder warm zu halten. Im Jugendalter wird es allmählich abgebaut und die meisten Erwachsenen haben kein braunes Fett mehr.

Aber Chilis sind reich an Polyphenolen und daher nützlich. Gehen Sie aber nicht davon aus, dass sie anderem Gemüse überlegen sind.

Fazit: scharf, aber nicht super.

Rote Bete

Einst wurde die Rote Bete in Gläser gesteckt und in den hinteren Teil des Kühlschranks abgeschoben; heute wird sie als Superfood gepriesen, das den Blutdruck senkt und den Stoffwechsel anregt. Die nützlichsten Inhaltsstoffe sollen Nitrate sein, die vom Speichel in Nitrite und danach im Magen in Stickoxide umgewandelt werden, die unsere Blutgefäße entspannen.

Studien belegen in der Tat, dass Nitrat im Essen den Blutdruck senkt und die Durchblutung verbessert. Es stärkt vielleicht sogar die Ausdauer. Eine Studie fand heraus, dass 500 Milliliter Rote-Bete-Saft am Tag die sportliche Leistung so verbessert, dass wir eine intensive Belastung 90 Sekunden länger durchhalten.

Aber übertreiben Sie nicht. Die Europäische Behörde für Lebensmittelsicherheit (EBL) rät durchschnittlichen Erwachsenen, pro Tag nicht mehr als 260 Milligramm Nitrat aufzunehmen; das entspricht 300 Millilitern Rote-Bete-Saft oder zwei ganzen Rüben. Die größte Sorge ist, dass Nitrite, wenn sie sich im Magen mit Eiweiß verbinden, Nitrosamine bilden könnten, die das Krebsrisiko vergrößern. Dieser Zusammenhang ist jedoch

nicht bewiesen, zudem verhindert zusätzliches Vitamin C möglicherweise die Bildung von Nitrosamin.
Alles in allem sind Nitrate eine gute Ergänzung der täglichen Kost und Rote Bete ist eine günstige Quelle. Wie immer gibt es jedoch viele Alternativen: Kopfsalat, Rucola und anderes Blattgemüse.
Fazit: gut, aber tun Sie nicht zu viel des Guten.

Avocados
Wenn wir die Gefahr einer »Avocadohand« beiseitelassen – das Messer kann beim Zubereiten von Avocados abrutschen, und das kommt immer öfter vor, weil diese Früchte ständig beliebter werden –, ist der Verzehr von Avocados anscheinend gut für die Gesundheit.
Eine Studie mit mehr als 55 000 Erwachsenen kam zu dem Ergebnis, dass Avocadoesser schlanker sind als die Verächter der Frucht.[31] Aber die Ergebnisse kamen dadurch zustande, dass die Teilnehmer über sich selbst berichteten, und das ist immer eine unzuverlässige Methode.
Fazit: Obst und Gemüse sind gesund; doch das wussten wir bereits vorher.

Die Wahrheit über Bioprodukte

Gesundheit und Sicherheit werden oft missachtet; doch wenn es ums Essen geht, können wir nicht genug davon bekommen. Wer wünscht sich nicht, Nahrungsmittel zu essen, die gesünder und sicherer sind? Das ist einer der Gründe dafür, dass Bioprodukte so beliebt sind (zumindest bei gesundheitsbewussten Menschen; ein weiterer Aspekt ist, dass sie angeblich umweltfreundlicher und dem Wohl der Tiere zuträglicher sind). Obwohl Bioprodukte teurer sind als konventionelle Erzeugnisse, steigt die Nachfrage nach Obst, Gemüse, Fleisch und Milchprodukten aus Biobetrieben seit Jahren stetig.
Wie viele andere Behauptungen rund um die Ernährung hört sich auch die Idee, dass biologisch gleich gesund ist, vernünftig an. Konventionel-

les Obst und Gemüse wird mit Pestiziden und Kunstdünger traktiert und Tiere aus der Intensivlandwirtschaft bekommen verarbeitetes Futter und werden mit Hormonen und Antibiotika vollgepumpt. Sind Feldfrüchte und Tiere nicht nahrhafter für uns, wenn sie auf natürlichere Weise erzeugt werden? Das sollte man annehmen; aber der gesunde Menschenverstand ist kein Ersatz für seriöse Wissenschaft.

Die Biolandwirtschaft wurde bei den Verbrauchern in den 1970er-Jahren populär, aber die Bewegung begann schon vor etwa hundert Jahren, etwa um die Zeit, als die industrielle Landwirtschaft eingeführt wurde. Die Definition des Begriffs »biologisch« ist von Ort zu Ort unterschiedlich und kann enorm technisch sein; aber als Faustregel kann man sagen, dass der biologische Landbau die Anwendung von synthetischen Chemikalien streng einschränkt und sich stattdessen auf organische Düngemittel wie Mist und natürliche Schädlingsbekämpfungsmittel wie Pyrethrin (das aus Chrysanthemen gewonnen wird) und Bt-Gene (das Protein *Bacillus thuringiensis* wird von Bakterien gebildet) verlässt. Viehzüchter verwenden keine Futterzusätze und künstliche Wachstumsbeschleuniger wie Hormone und Antibiotika, aber sie dürfen kranken Tieren Medikamente geben. Die Biolandwirtschaft ist daher natürlicher, wenn auch im Gegensatz zu einer verbreiteten Meinung nicht ganz frei von Chemikalien. Das ist kein Missverständnis, das die Bioindustrie unbedingt aus der Welt schaffen will.

Nun könnte man annehmen, dass Bioprodukte gesünder sind, und die Anhänger der Biolandwirtschaft glauben oft leidenschaftlich daran. Aber die wissenschaftlichen Belege dafür sind so mager wie die Bodenkrume auf einem überweideten Feld.

Nehmen wir Pestizide als Beispiel, die ein wichtiger Grund sind, Bioprodukte zu kaufen. Künstliche Pestizide sind mit Sicherheit ungesund. Aber es gibt strenge Gesetze zum Schutz der Verbraucher, die regeln, wie viel davon die Erzeugnisse enthalten dürfen.

Die kurz- und langfristigen Wirkungen des Verzehrs von Pestizidresten, selbst in gesetzlich erlaubter Menge, sind unbekannt und wenn Sie Bioprodukte essen, nehmen sie auf jeden Fall weniger Pestizide zu sich. Drei

Pestizide, die in der konventionellen Landwirtschaft regelmäßig verwendet werden – Glyphosat, Malathion und Diazinon –, werden als wahrscheinlich krebserregend für Menschen eingestuft und Verbraucher, die sich von konventionellen Erzeugnissen auf Bioprodukte umstellen, haben im Urin geringere Mengen dieser Chemikalien.[32] Die Bedeutung dieser Befunde für unsere Gesundheit ist jedoch unklar. Wenn Sie es für eine gute Idee halten, weniger Chemikalien aufzunehmen, die als wahrscheinlich krebserregend gelten, sind biologische Erzeugnisse besser für Sie.

Es gibt aber noch andere Aspekte. Neuere Studien haben ergeben, dass eine Kontaminierung mit Schadstoffen wie PCB und Schwermetallen sowie mit seit Langem verbotenen, aber schwer abbaubaren Pestiziden wie DDT und Dieldrin eine größere Gefahr sind.[33] Hierbei ist es weniger wichtig, ob ein Lebensmittel biologisch oder traditionell angebaut wurde; wichtiger ist, ob es in verseuchtem Boden angebaut wurde. Ein Biosiegel ist also keine Garantie dafür, dass die Ware frei von schädlichen Chemikalien ist.

Wie steht es mit der Behauptung, Bioprodukte seien nährstoffreicher? Auch dafür gibt es kaum Belege, und Studien sind oft widersprüchlich. Unter dem Strich liegen Bioprodukte aber ein klein wenig vorn. Eine neuere Analyse der Befunde ergab, dass Menschen, die Bioprodukte essen, insgesamt gesünder sind und seltener chronisch krank werden.[34] Die Autoren spekulierten, dass dies am höheren Nährwert der Bioprodukte oder am Fehlen von Pestiziden liegen könne. Aber wie immer in der Ernährungswissenschaft ist das schwer zu beweisen. Es könnte einfach eine Scheinkorrelation sein: Menschen, die Bioprodukte kaufen, sind meist wohlhabender und leben insgesamt gesünder.

Ein Nahrungsmittel, bei dem die Daten ziemlich eindeutig sind, ist die Milch. Neuere Studien in Großbritannien und in den USA kamen zu dem Ergebnis, dass Biomilch von Kühen, die im Freien gehalten werden, mehr gesunde Antioxidantien und Omega-3-Fettsäuren enthält.[35] Der Unterschied liegt am Futter, denn die Tiere auf Biohöfen haben besseren Zugang zu frischem Gras, das die Bausteine für diese Milchbestandteile enthält.

Wenn Gesundheit Ihr Ziel ist, schaden Bioprodukte mit Sicherheit nicht mehr als konventionelle Erzeugnisse. Aber es ist fraglich, ob sie ein Vorteil für die Umwelt sind, und sie kosten mehr. Vielleicht wäre es vorteilhafter, das Geld für Maßnahmen auszugeben, deren Nutzen besser belegt sind, zum Beispiel für die Mitgliedschaft in einem Fitnessstudio (sofern Sie es auch nutzen).

Die Wahrheit über gesunde Ernährung

Was wissen wir darüber, welche Ernährungsweise wirklich gesund ist? Hätten Sie diese Frage vor zehn Jahren gestellt, wäre die Antwort laut und klar ausgefallen: viel frisches Obst und Gemüse, Getreide und Nüsse, ein wenig Fisch und Geflügel, Olivenöl anstelle von Butter, ein Glas Wein zum Essen – aber wenig rotes Fleisch, Milchprodukte und raffinierter Zucker. Jahrzehntelang wurde diese mediterrane Ernährungsweise (oft Mittelmeerdiät genannt) als Rezept für ein langes, gesundes Leben angepriesen. Die Ernährungsempfehlungen in Großbritannien, in den USA und anderswo spiegeln diese Botschaft wider, vor allem was Fleisch und Milchprodukte anbelangt, und Millionen Menschen versuchen, sich daran zu halten, weil sie glauben, dass diese Aussage wissenschaftlich bewiesen ist.
Seit Kurzem überschattet jedoch eine kleine Wolke diese Sonnenscheindiät. Mehrere Studien stellen ihren Nutzen infrage und die früheren Studien über ihre gesundheitlichen Vorteile werden heftig kritisiert. Wie wir gesehen haben, werden viele ihrer Komponenten – vor allem der Verzicht auf Fett – dank neuer Forschungsergebnisse angezweifelt. Ist es also an der Zeit, das Menü umzuschreiben?
Um diese Frage zu beantworten, ist es hilfreich, ein wenig über die Geschichte der Ernährungswissenschaft zu wissen. Die Vorstellung, die traditionellen Ernährungsweisen in den Mittelmeerländern seien etwas

Besonderes, kam zum ersten Mal in den 1950er-Jahren auf, als die steigende Zahl von Herzinfarkten bei Männern im mittleren Alter in den USA Alarm auslöste. Damals galten sie als unvermeidliche Folge des Alterns. Doch der amerikanische Ernährungsforscher Ancel Keys von der University of Minnesota war anderer Meinung.

Keys hatte bemerkt, dass Herzinfarkte in einigen Mittelmeerländern und in Japan selten waren und dass die Menschen in beiden Ländern sich fettarm ernährten. Von einem Kausalzusammenhang überzeugt, veröffentlichte er 1958 die Sieben-Länder-Studie. Es war ein Herkulesunternehmen. Insgesamt rekrutierte er 12 763 Männer im Alter von 40 bis 59 Jahren in den USA, Finnland, den Niederlanden, Italien, Jugoslawien, Griechenland und Japan. Ihre Ernährung und ihre Herzgesundheit wurden fünf und zehn Jahre danach überprüft. Die Gruppen wurden so ausgewählt, dass sie ein Spektrum der Ernährungsweisen und der Häufigkeit von Herzkrankheiten widerspiegelten. Die Niederlande und Griechenland wurden einbezogen, weil man glaubte, dort werde eine fettreiche Kost bevorzugt und Herzkrankheiten seien selten. Die USA und Japan repräsentierten die oberen und unteren Extreme des Fettverzehrs.

Nachdem Keys über der riesigen Datenmenge gebrütet hatte, kam er zu dem Schluss, dass es einen klaren Zusammenhang zwischen gesättigtem Fett und Herz-Kreislauf-Krankheiten gab. Diese Lipidhypothese wurde als »wohl einflussreichste Idee in der Geschichte der menschlichen Ernährung« bezeichnet.

Der Befund wurde von anderen Studien bestätigt, vor allem von einer großen amerikanischen Studie, die die Ernährung und die Herzgesundheit in der Stadt Framingham in Massachusetts erforschte. Im Lichte dieser Forschungen und der steigenden Zahl der Todesfälle durch Herzinfarkte – in den 1980er-Jahren starben jährlich fast eine Million Amerikaner an Herzinfarkten – beschlossen die Gesundheitsbehörden, eine Verringerung des Fettkonsums anzustreben, vor allem von gesättigtem Fett. Offizielle Empfehlungen wurden zuerst 1980 in den USA und 1991 in Großbritannien herausgegeben.

Seit Kurzem zirkulieren jedoch Zweifel an Keys' Schlussfolgerungen, ausgiebig zitiert von den Medien. Eine häufige Kritik lautet: Keys pickte Daten heraus, die seine vorgefassten Ansichten zum Fett bestätigten, und er ignorierte Länder wie Frankreich, in denen der Fettkonsum hoch, die Zahl der Herzkranken jedoch niedrig ist. Die stärksten Belege zugunsten einer fettarmen Ernährung kamen aus Kreta; doch es stellte sich heraus, dass Keys dort einige Daten über die Ernährung während der Fastenzeit erhoben hatte, in einer Zeit, in der die Kreter traditionell auf Fleisch und Käse verzichten. Deshalb hielt Keys ihre Kost für weniger fettreich, als sie in Wirklichkeit war.

Aber auch die Framingham-Studie ist umstritten. Die Kritiker wenden ein, sie habe eine nicht repräsentative Gruppe von überwiegend weißen Männern beobachtet, bei denen das Risiko für Herzkrankheiten hoch gewesen sei, jedoch aus Gründen, die nichts mit der Ernährung zu tun hätten, zum Beispiel weil sie rauchten.

Auch mit der modernen Forschung gibt es Probleme. Im Jahr 2013 wurden die Ergebnisse einer umfangreichen Studie zum Nutzen der mediterranen Ernährung veröffentlicht.[36] Diese PREDIMED-Studie (spanisch *Prevención con Dieta Mediterránea*) beobachtete mehr als 7000 Spanier fast fünf Jahre lang. Sie bestätigte, dass die mediterrane Ernährung das Risiko für Herz-Kreislauf-Krankheiten verringert, den Blutdruck senkt, Herzinfarkten vorbeugt und das Schlaganfallrisiko drastisch reduziert. Doch wenige Jahre später wurden die Ergebnisse unter Hinweis auf das Design der Studie in Zweifel gezogen. Der Forschungsbericht, der das Aushängeschild sein sollte, wurde sogar zurückgezogen, weil die Wissenschaftler die Befunde nicht mehr anerkannten.

Müssen wir also unsere Meinung revidieren? Kommt die Mittelmeerkost dem Ideal doch nicht am nächsten? Wenn Sie hoffen, dass die Antwort »ja« lautet und dass Sie Ihren Teller wieder mit Fett, Zucker und rotem Fleisch beladen dürfen, muss ich allerdings Sie enttäuschen. Die feinen Details müssen wahrscheinlich überdacht werden; aber im Großen und Ganzen ist die mediterrane Ernährung immer noch beispielhaft.

Die PREDIMED-Forscher analysierten zum Beispiel die Ergebnisse noch einmal, berichtigten ihre Fehler und stellten fest, dass die mediterrane Kost tatsächlich Krankheiten vorbeugt, wenn auch nur bei Menschen mit hohem Risiko für Herzkrankheiten.[37]

Eine neuere Studie deutet darauf hin, dass die mediterrane Ernährung zwar wirkt, dass sie aber nicht billig zu haben ist.[38] Eine vierjährige Studie mit 18 000 Menschen in Italien kam zu dem Schluss, dass das Risiko für Herz-Kreislauf-Krankheiten bei denjenigen, die sich an diese Ernährungsweise hielten, um 15 Prozent geringer war, jedoch nur bei Menschen, die mehr als 40 000 Euro im Jahr verdienten. Bei den weniger Wohlhabenden war kein Nutzen zu beobachten.

Wie sich herausstellte, war der Unterschied auf die Qualität der Nahrungsmittel zurückzuführen. Ärmere Leute aßen weniger Obst, Gemüse und Vollkornprodukte, kauften billigeres Olivenöl und lebten von Nahrungsmitteln mit geringerem Nährwert. Das ist eine Ironie. Als man die mediterrane Ernährung entdeckte, war sie die Kost der Armen. Heute ist sie die Kost der Reichen.

Alles in allem hat sich die mediterrane Ernährung recht gut behauptet. Die Ernährungswissenschaft ist ihrer Natur nach schwierig und ungenau, wie wir im nächsten Abschnitt sehen werden. Aber zahlreiche Studien bestätigen die Auffassung, dass die gesündeste Kost, die wir kennen, eine Menge Obst und Gemüse und wenig gesättigtes Fett enthält. Im Jahr 2014 veröffentlichten italienische Forscher eine Zusammenfassung der traditionellen Ernährungsmuster im Mittelmeerraum. »Alle Befunde deuten auf die gleichen Schlussfolgerungen hin, nämlich darauf, dass Ernährungsgewohnheiten, bei denen mehr Pflanzen und Fisch und weniger tierische Kost verzehrt werden, eine schützende Wirkung haben«, schrieben die Wissenschaftler.[39]

Es gibt zwar immer mehr Menschen, die an Übergewicht oder Diabetes leiden, aber die Zahl der Todesfälle durch Herzkrankheiten sinkt seit den 1950er-Jahren ständig. Das ist wahrscheinlich kein Zufall. Die letzten Ernährungsempfehlungen des US-Gesundheitsministeriums ähneln den

Empfehlungen von Keys sehr. Wenn Sie gesund essen wollen, können Sie Schlimmeres tun, als seinen Rat zu befolgen.

Die Wahrheit über die Ernährungswissenschaft

Vielleicht sind Sie jetzt ein wenig überwältigt und verwirrt. Das ist verständlich. Ich entschuldige mich, wenn ich mich weniger klar ausgedrückt habe, als ich sollte. Aber das ist die reine Wahrheit über die Ernährungswissenschaft: Sie ist sehr, sehr kompliziert. Natürlich wissen wir, dass unser Essen unsere Gesundheit beeinflusst. Aber es ist fast unmöglich zu sagen, wie. Darum lohnt es sich, den Grund dafür zu erforschen.

Im Jahr 2002 entschieden die WHO und die Organisation für Ernährung und Landwirtschaft der Vereinten Nationen (englisch *Food and Agriculture Organization* oder FAO), dass es Zeit sei, einen definitiven Bericht über Ernährung und Gesundheit herauszugeben. Ein Expertengremium analysierte mehr als 400 Studien und schrieb einen umfangreichen Bericht darüber. Motiviert waren die Forscher vor allem durch die Tatsache, dass chronische Krankheiten jedes Jahr etwa 26 Millionen Menschen das Leben kosten und dass falsche Ernährung als eine der Hauptursachen dafür gilt.

Wenn die WHO und die FAO auf klare Antworten gehofft hatten, wurden sie schwer enttäuscht. Von 140 möglichen Zusammenhängen zwischen Ernährung und den »großen vier« ernährungsbedingten Krankheiten – Krebs, Herz-Kreislauf-Krankheiten, Osteoporose und Diabetes – ließen sich nur zehn »überzeugend« beweisen. Alles, was der Bericht mit Gewissheit sagen konnte, war, dass zu viel Fett und Salz das Risiko für Herz-Kreislauf-Krankheiten erhöhen, während Obst, Gemüse und fetter Fisch es senken, dass gesalzener Fisch das Risiko für Nasen-Rachen-Krebs vergrößert und dass Sie mehr Vitamin D und Kalzium aufnehmen sollten, wenn Sie über 50 sind und einer Osteoporose vorbeugen wollen. Das ist alles. Und selbst diese »eindeutigen« Befunde wurden infrage gestellt, seitdem der Bericht veröffentlicht wurde.

Warum gibt es so wenige Antworten? Ein Problem besteht darin, dass die Ernährungsforschung sich oft auf einzelne Faktoren konzentriert, auf Nährstoffe, die aus Nahrungsmitteln oder Nahrungsmittelgruppen isoliert wurden. Diese Analyse einzelner Nährstoffe ist nützlich, weil sie die Grundlage der Ernährungsempfehlungen bildet, zum Beispiel für die »Nahrungsmittelpyramide« des US-Landwirtschaftsministeriums. Aber ein einzelner Nährstoff ist für Ihre Gesundheit nicht entscheidend, wenn Sie mindestens 50 brauchen.

Außerdem essen wir weder einzelne Nährstoffe noch einzelne Nahrungsmittel. Wir essen eine gemischte, vielfältige Kost, die aus vielen verschiedenen Nahrungsmitteln besteht. Die Nährstoffe sind Teil dreidimensionaler biologischer Strukturen, die miteinander auf komplexe und unerwartete Weise wechselwirken. Zudem beeinflusst auch die Lebensweise die Gesundheit und sie ist schwer von der Ernährung zu trennen. Vielleicht stellt sich beispielsweise heraus, dass Menschen, die eine Menge frische tropische Früchte essen, seltener Herzinfarkte bekommen. Aber frische tropische Früchte sind teuer; deshalb sind diejenigen, die reichlich davon essen, wahrscheinlich wohlhabend und können sich die Mitgliedschaft in einem Fitnessstudio leisten oder in größerer Entfernung zur Hauptstraße wohnen oder häufig entspannenden Urlaub machen. Sind es wirklich die Früchte, die das Herzinfarktrisiko senken, oder hat Wohlstand generelle Vorteile?

Diese Probleme werden noch dadurch vergrößert, dass Menschen schwierige Forschungsobjekte sind. Es gibt im Wesentlichen drei Arten von Studien, und jede hat einige Vorteile und viele Nachteile. Am überzeugendsten sind Stoffwechselstudien, bei denen die Forscher die Lebensweise und die Ernährung der Teilnehmer tage- oder wochenlang vollständig steuern können. Mit diesen Studien lässt sich herausfinden, ob ein bestimmter Nährstoff, ein Nahrungsmittel oder eine Ernährungsweise messbare biologische Faktoren beeinflusst – zum Beispiel den Cholesterinspiegel –, von denen man annimmt, dass sie mit bestimmten Krankheiten zusammenhängen. Der Haken dabei ist, dass diese Studien nicht das wahre Leben widerspiegeln und meist nicht lange genug dauern, um praktisches Wissen über Zusammenhänge zwischen Ernährung und Gesundheit zu erlangen.

Am anderen Ende des Spektrums finden wir Beobachtungsstudien, bei denen die Wissenschaftler eine große Gruppe aus gesunden Menschen zusammenstellen und erfassen, was sie im Laufe von Monaten oder Jahren »in der Wildnis« essen. Während der Studie beobachten die Forscher die Gesundheit der Teilnehmer. Wenn sie am Ende der Studie beispielsweise feststellen, dass Menschen, die viele Erbsen essen, seltener einwachsende Zehennägel haben als diejenigen, die keine Erbsen essen, können sie daraus mit Fug und Recht schließen, dass Erbsen einwachsende Zehennägel verhindern (natürlich tun sie das nicht – das ist nur ein illustratives Beispiel).

Beobachtungsstudien sind der häufigste Typ, aber sie leiden unter methodischen Schwächen. Es ist zeitraubend, das Essverhalten von Menschen zu überwachen; deshalb stützen sich die meisten Studien auf die Selbstauskunft der Teilnehmer, oft in Form eines Ernährungstagebuchs. Es überrascht nicht, dass dieses Verfahren sehr unzuverlässig ist. Manche Leute vergessen Einträge, berichten absichtlich oder versehentlich nicht von Fehltritten – zum Beispiel, wenn sie eine ganze Packung Doppelkekse verspeist haben – oder übertreiben ihren Konsum von gesunden Nahrungsmitteln. Zudem gibt es Störfaktoren – Sport, Rauchen, Alkohol und zahlreiche andere Variablen –, die Statistiker berücksichtigen müssen, bevor sie herausfinden können, was die Ergebnisse bedeuten. Es ist jedoch fast unmöglich, alle Störfaktoren in Betracht zu ziehen.

Man kann aber einige Standardkorrekturen vornehmen. Die Teilnehmer an Beobachtungsstudien neigen dazu, ihre Kalorienaufnahme um etwa 25 Prozent zu unterschätzen. Das kann man berücksichtigen. Aber Wissenschaftler wissen nur selten, welche Nahrungsmittel für diese nicht berichteten Kalorien verantwortlich sind, und wenn man nicht weiß, was die Leute tatsächlich essen, ist es schwierig, Schlussfolgerungen über ihre Gesundheit zu ziehen.

Im Mittelfeld ist die randomisierte Interventionsstudie angesiedelt. Dabei wird eine Gruppe gebeten, monate- oder jahrelang einen Aspekt ihrer Ernährung zu ändern – beispielsweise weniger Fett oder mehr Obst zu essen –, während die andere Gruppe (die Kontrollgruppe) sich so ernährt wie bisher. Am Ende vergleichen die Forscher zum Beispiel die Zahl der Magenkrebsfälle in den beiden Gruppen, um festzustellen, ob die geänderte Ernährungsweise eine Wirkung hatte. Diese Studien gelten als besonders zuverlässig. Aber sie sind sehr teuer und daher selten.

Und obwohl randomisierte Interventionsstudien besonders zuverlässig sind, können sie nicht völlig zuverlässig sein. Es ist nicht einfach, solche Studien korrekt durchzuführen. Das Hauptproblem ist die Compliance (die Bereitschaft der Teilnehmer, sich an die Studienregeln zu halten): Anfangs befolgen die Versuchspersonen ihre Anweisungen gewissenhaft, aber im Verlauf der Studie neigen sie zu Rückfällen, die sie jedoch verschweigen. Auch diese Studien stützen sich auf Selbstauskünfte. Die Mitglieder der Kontrollgruppe dürfen ihre Ernährung als Reaktion zu Gesundheitsempfehlungen frei ändern. Das führt häufig dazu, dass die Ernährungsweisen der beiden Gruppen sich einander annähern. Die Folge ist ein statistisches Dilemma: Um statistisch signifikante Resultate zu erlangen, müssen die Studien so lange wie möglich dauern; doch je länger sie dauern, desto kleiner wird der Unterschied zwischen den beiden Gruppen. Deshalb gibt es keine perfekte randomisierte Studie.

Einer seriösen Schätzung zufolge können von den rund einer Million ernährungswissenschaftlichen Artikeln, die bisher veröffentlicht wurden, nur einige Hundert die höchste wissenschaftliche Qualität für sich beanspruchen. Der Rest besteht aus kleinen oder schlecht konzipierten Studien, Meinungsbeiträgen oder Besprechungen, die die Ergebnisse anderer Studien zusammenfassen. Insgesamt ist unser Wissen über die Ernährung überwältigend fehlerhaft, voreingenommen und verzerrt.

Diese methodischen Probleme werden durch eine Fehlerquelle, die man Publikationsbias nennt, noch vergrößert. Studien, die unerwartete und daher berichtenswerte Ergebnisse hervorbringen, werden in Fachzeitschriften häufiger veröffentlicht als andere. Angenommen, zwei Studien haben den Zusammenhang zwischen künstlichen Süßstoffen und Fettleibigkeit untersucht. Eine stellt überraschend fest, dass Süßstoffe Fettleibigkeit verursachen, die andere kommt zu dem Schluss, dass sie Fettleibigkeit verhindern. Welche hat größere Chancen, veröffentlicht zu werden? Eine dritte Studie, die zu einem Nullresultat kommt – die also keine Verbindung zwischen Süßstoffen und Fettleibigkeit findet –, wird wahrscheinlich nie veröffentlicht.

Diese Verzerrungen haben einen enormen Einfluss darauf, was in die Massenmedien und somit ins öffentliche Bewusstsein gelangt. Was das betrifft, sind Universitäten und akademische Verlage ebenso schuldig wie die Medien, weil sie Presseerklärungen an Journalisten herausgeben, die unter Zeitdruck stehen, damit diese über sie berichten. »Mann beißt Hund« ist eben eine Nachricht wert, »Hund beißt Mann« ist uninteressant. Eine kleine, fehlerhafte Studie, die der herrschenden Meinung widerspricht, macht Schlagzeilen. Ein Dutzend große, wissenschaftlich einwandfreie Studien, die die herrschende Meinung bestätigen, hinterlassen keine Spuren.

Das ist der Hauptgrund dafür, dass Ernährungsempfehlungen immer so wetterwendisch sind. Diese Woche sind Eier oder Rotwein oder Schokolade gesund, nächste Woche sind sie ungesund. Deshalb weisen Ernährungsforscher darauf hin, dass man die Gesamtheit der Befunde würdigen muss und nicht etwa eine einzelne, wahrscheinlich fehlerhafte Studie herauspicken darf.

Und was sagt die Gesamtheit der Befunde? Dass es leider keine Wunder und keine Schnellschüsse gibt. Einige Kritiker der Ernährungswissenschaft halten die Gesamtheit der Befunde sogar für derart schwach, dass es sinnlos ist, die Ernährung danach auszurichten. Innerhalb vernünftiger Grenzen spielt es in der Tat keine Rolle, was Sie essen. Das Fazit lautet also: Die meisten alten Ratschläge – esst weniger Fett, Salz und Zucker und mehr Vollkornprodukte, Obst und Gemüse – schaden Ihnen zumindest nicht und haben wahrscheinlich einigen Nutzen. Sie sind der Mittelmeerkost ziemlich ähnlich und diese hat sich, wie wir gesehen haben, recht gut bewährt. Klar ist auch, dass wir weniger essen und uns mehr bewegen müssen, um nicht übergewichtig zu werden.

Während ich letzte Hand an dieses Buch legte, veröffentlichte der ernährungswissenschaftliche Beirat der britischen Regierung eine lang ersehnte und umfassende Analyse der Studien über den Zusammenhang zwischen gesättigtem Fett und Gesundheit.[40] Die Arbeit wurde als Reaktion auf die Forschungen in Auftrag gegeben, die wir am Anfang dieses Kapitels besprochen haben, und es dauerte fast fünf Jahre, sie zu vollenden.

Die Schlussfolgerungen waren einmütig: Gesättigtes Fett schadet unserer Gesundheit und sollte weniger als zehn Prozent unserer täglichen Kalorienzufuhr ausmachen (in Großbritannien liegt der Durchschnitt derzeit bei rund 13 Prozent). Um einen zu hohen Cholesterinspiegel und damit auch das Risiko für Herz-Kreislauf-Krankheiten zu senken, sollten wir Butter, Sahne, fettes Fleisch und Käse maßvoll genießen. Mit anderen Worten: Die Empfehlungen zum gesättigten Fett müssen nicht geändert werden.

Dennoch erteilte der Bericht einen interessanten Rat: Um den Anteil gesättigten Fetts in unserer täglichen Nahrung auf unter zehn Prozent zu reduzieren, sollten wir es durch ungesättigtes Fett ersetzen, nicht durch Kohlenhydrate, schon gar nicht durch Zucker. Diese Erkenntnis bestätigt, dass sich unsere Einschätzung zweier großer Nahrungsmittelgruppen – Fett und Kohlenhydrate – geändert hat. Gesättigtes Fett kann nicht mehr als Gesundheitsrisiko per se eingestuft werden; entscheidend ist das Gleichgewicht zwischen gesättigtem und ungesättigtem Fett. Der alte Rat, gesättigtes Fett durch stärkehaltige Nahrungsmittel zu ersetzen, gehört mittlerweile in den Mülleimer.

Wenn Sie sich also von diesem Kapitel den Rat »Esst Fett« erhofft haben, dann haben Sie ihn bekommen. Aber das bedeutet nicht Steak, Cremetorte und Karamellsoße. Gemeint sind vielmehr ungesättigte Fettsäuren in fettem Fisch, Pflanzenölen, Nüssen und Kernen.

Der Bericht ging nicht darauf ein, ob das gesättigte Fett in Milchprodukten gesünder ist als das im Fleisch. Das ist etwas für die Akte »Weitere Studien notwendig«. Vorläufig lautet der Rat: Gehen Sie mit allen gesättigten Fetten sparsam um, auch mit Vollmilch, Butter, Sahne und Käse.

Ernährungsforscher standen Schlange, um den Bericht zu kommentieren und auf seiner Grundlage zusätzliche Empfehlungen zu geben. Sie stimmten darin überein, dass wir nicht nur weniger gesättigtes Fett konsumieren und durch ungesättigtes Fett ersetzen sollten, sondern dass unser Essen auch wenig Zuckerzusätze und wenig Salz, aber reichlich Ballaststoffe, Obst, Gemüse, Vollkornprodukte, Hülsenfrüchte und fetten Fisch enthalten sollte. Mit anderen Worten: Die Mittelmeerkost ist die beste. Ein Bewohner eines Landes am Mittelmeer sagte dazu: »*Plus ça change, plus c'est la même chose.*« (*Je mehr es sich ändert, umso mehr ist es das Gleiche*).

DIE WAHRHEIT ÜBER **DIÄTEN UND GEWICHTSABNAHME**

Die meisten Menschen setzen »Diät« mit Gewichtsabnahme gleich. Aber eine Diät ist mehr als eine Einschränkung der Kalorien. Es ist eine Ernährungsweise, bei der Sie einschränken, was Sie essen dürfen und was Sie nicht essen dürfen, meist aus Gesundheitsgründen. Manchmal ist eine Diät notwendig. Menschen mit schweren Nahrungsmittelallergien haben beispielsweise keine andere Wahl, als bestimmte Speisen zu meiden. Aber die meisten Menschen wollen mithilfe einer Diät gesünder werden. Und die Auswahl an Diäten ist groß, vom 5:2-Fasten bis zur veganen Kost. Es ist einfach, sie als Modetrends abzutun; aber manchmal wirken sie tatsächlich. Natürlich gibt es viele irrationale Modediäten. Die alkalische Diät basiert beispielsweise auf der bizarren und unwissenschaftlichen Behauptung, bestimmte Nahrungsmittel könnten den pH-Wert des Blutes senken – das von Natur aus leicht alkalisch ist – und sollten daher gemieden werden, um Krebs und anderen Krankheiten vorzubeugen. Das ist völliger Unsinn. Das Gleiche gilt für Dutzende anderer Diäten. Wenn ich eine Diät in diesem Kapitel nicht erwähne, dann ist sie es nicht einmal wert, widerlegt zu werden. Bevor wir zur Sache kommen, ist es nützlich zu wissen, woraus eine ausgewogene Ernährung besteht. Das ist von Mensch zu Mensch unterschiedlich, aber als Faustregel gilt: Sie brauchen genügend Kalorien, um Ihren Energiebedarf zu decken (meist mit Kohlenhydraten), genügend Eiweiß und Fett, um die strukturellen und funktionellen Bedürfnisse des Körpers zu decken, sowie eine Reihe von Mikronährstoffen wie Vitamine und Mineralien.

Nicht jeder Mensch hat den gleichen Kalorienbedarf. Der Schwimmer Michael Phelps konsumierte angeblich 8000 Kalorien am Tag, während er trainierte, um an den Olympischen Spielen teilnehmen zu können. Für die meisten Sterblichen lautet der übliche Rat: Männer brauchen täglich 2500 Kalorien, Frauen brauchen 2000 Kalorien, von denen 39 Prozent aus stärkehaltigen Nahrungsmitteln wie Brot, Nudeln, Kartoffeln und Reis (aus dem vollen Korn), 40 Prozent aus Obst und Gemüse, 12 Prozent aus Eiweißquellen wie Fleisch, Fisch, Eiern und Hülsenfrüchten, 8 Prozent aus Milch und Käse und nur ein Prozent aus zugesetztem Fett (Öle und Brotaufstriche) stammen sollten.

Das ist ein einfaches Rezept, doch es ist erstaunlich schwer durchzuhalten. Wenn wir uns selbst überlassen bleiben, neigen die meisten von uns dazu, zu viele Kalorien zu konsumieren, zu viele verführerische Leckerbissen und zu wenig gesunde Kost. Die Folge sind Gewichtszunahme, Verdauungsstörungen und Fehlernährung. Deshalb greifen viele Menschen zu ausgeklügelten Methoden, um zeitweilig oder dauerhaft eine Diät einzuhalten, oder sie zwingen sich zu essen, was sie nicht mögen, weil es angeblich gesund ist. Aber seien wir ehrlich: Das alles setzt Willenskraft voraus und kann mühsam sein. Gibt es Einschränkungen, die der Mühe wert sind?

Die Wahrheit über das Frühstück

Fangen wir von vorn an. Das Frühstück wird oft als die wichtigste Mahlzeit des Tages bezeichnet. Wenn Sie gleich nach dem Aufstehen etwas essen, wecken Sie somit Ihre Lebensgeister. Folglich ernähren Sie sich mittags und abends gesünder und werden mit der Zeit schlanker. Es ist gefährlich, das Frühstück auszulassen.

Andererseits verzichten manche Leute auf das Frühstück und behaupten, das sei der Weg zu Gesundheit und Schlankheit. Abgesehen davon, dass die Menschen sehr unterschiedliche Frühstücksgewohnheiten haben – manche bevorzugen ein üppiges deftiges Mahl, andere ein Stück Obst: Kann es wirklich stimmen, dass der Verzehr oder das Weglassen einer einzigen Mahlzeit derart schwerwiegende Auswirkungen hat?

Spezielle Nahrungsmittel fürs Frühstück sind eine ziemlich neue Idee, die der amerikanische Arzt John Harvey Kellogg Anfang des 20. Jahrhunderts einführte. Damals verzehrten die meisten Leute morgens gekochtes Essen, um Energie für die bevorstehende harte Arbeit zu tanken. Kellogg erfand die Frühstückscornflakes, weil er glaubte, Ballaststoffe förderten die Verdauung und regelmäßigen Stuhlgang – damals ein Hauptthema der Gesundheitsfanatiker. Gerüchten zufolge war er auch der Meinung, dieses Frühstück dämpfe das Interesse an Selbstbefriedigung. Bald kamen andere Frühstücksprodukte auf den Markt, unter anderem Speck, Eier, Orangensaft und Kaffee.

Einerlei, was Sie essen, mit dem Frühstück beenden Sie die meist längste Fastenzeit während eines typischen 24-Stunden-Zyklus. Das bedeutet, dass Ihr Blutzuckerspiegel sehr niedrig ist, wenn Sie sich mit Ihrem Getreide-, Toast- oder Pfannengericht an den Tisch setzen, und dass Sie dabei sind, Ihre in den Muskeln und in der Leber gespeicherten Glykogenreserven zu verbrauchen. Glykogen ist ein Kohlenhydrat, das durch Polymerisierung von Glukose entsteht; es ist eine Art Girokonto für Energie, die schnell und einfach abgerufen werden kann.

Es ergibt daher Sinn, dass das Auffüllen der Energie Ihnen einen körperlichen Schub gibt. Die Behauptung, dass Sie dick werden, wenn Sie das Frühstück auslassen, scheint jedoch paradox zu sein. Wie kann das Weglassen einer Mahlzeit eine Gewichtszunahme bewirken? Die Erklärung lautet: Wer das Frühstück überspringt, isst später am Tag umso mehr und nimmt letztlich mehr Kalorien zu sich; zudem regt ein Frühstück den

Stoffwechsel an und Sie verbrennen während des Tages mehr Kalorien (mehr über den Stoffwechsel erfahren Sie auf ab Seite 121).

Es besteht kein Mangel an Studien zu diesen Behauptungen, aber die meisten sind Beobachtungsstudien, bei denen die Forscher die Teilnehmer in ihrem Alltag beobachten, ohne Kontrollgruppen. Das bedeutet, dass andere Aspekte der Lebensweise – zum Beispiel viel Bewegung oder Schlaf – die Ursache der gesundheitlichen Wirkung sein könnten. Deshalb bleibt die große Frage unbeantwortet: Sind Menschen gesund, weil sie frühstücken, oder frühstücken sie, weil sie gesund sind?

Um den Weizen von der Spreu zu trennen und herauszufinden, welchen Einfluss das Frühstück auf die Gesundheit haben kann, brauchen wir randomisierte, kontrollierte Studien. In den letzten Jahren wurden solche Studien durchgeführt, und zwar von Wissenschaftlern, die am Bath Breakfast Project arbeiteten. Das hört sich nach einer Studie an, bei der das Frühstück während eines Bades eingenommen wird; tatsächlich wurden die Studien aber an der Universität Bath durchgeführt. Für eine dieser Studien stellten die Forscher zwei Gruppen aus schlanken Erwachsenen zusammen und gaben einer Gruppe ein Frühstück und der anderen bis Mittag nur Wasser.[1] Die Mitglieder der ersten Gruppe mussten ein großes Frühstück einnehmen, 700 Kalorien oder mehr. Dann nahmen die Wissenschaftler sechs Wochen lang während des Tages eine Reihe von Messungen vor.

Das Ergebnis widerlegte fast alles, was wir zu wissen glaubten. Die Fastenden aßen später am Tag nicht umso mehr; sie verzehrten zwar ein größeres Mittagessen, aber nicht genug, um das 700-Kalorien-Defizit auszugleichen. Die Frühstücksgruppe aß insgesamt mehr.

Die Wissenschaftler bestimmten auch die Menge des Hungerhormons Ghrelin. Gegen Mittag waren die Ghrelinspiegel in beiden Gruppen weitgehend gleich, was erklären könnte, warum diejenigen, die fasteten, nicht zu viel aßen. Doch nach dem Mittagessen unterschieden sich die Ghrelinspiegel. Bei den Teilnehmern, die gefastet hatten, fiel er; bei denjenigen, die gefrühstückt hatten, blieb er hoch. Das widerlegt die Vorstellung, dass ein Frühstück dazu führt, dass wir während des ganzen Tages gesünder essen. Zwar regte das Frühstück den Stoffwechsel ein wenig an, aber nicht annähernd stark genug, um die 700 Kalorien auszugleichen.

Aber die Mitglieder der Frühstücksgruppe taten doch etwas Unerwartetes und potenziell Nützliches: Die Forscher zeichneten ihre Bewegungen mit Beschleunigungsmessern auf, auch die kleinen, zum Beispiel nervöse Gesten, die man Aktivitätsthermogenese ohne Sport (englisch *non-exercise activity thermogenesis* oder NEAT) nennt. Im Laufe eines Tages kann diese leichte Aktivität den Gesamtkalorienverbrauch deutlich beeinflussen. Die Menschen, die frühstückten, zappelten mehr herum und verbrannten erheblich mehr Kalorien durch NEAT – sogar mehrere Hundert Kalorien. Der Mangel an diesen Minibewegungen in der fastenden Gruppe genügte, um die geringere Kalorienzufuhr zu überkompensieren (mehr über den Nutzen der kleinen Bewegungen lesen Sie auf Seite 212). Es überrascht daher nicht, dass es nach sechs Wochen zwischen den beiden Gruppen keinen Unterschied gab, was Gewichtszunahme oder Blutfettwerte anbelangte.

Andere Studien haben diesen Befund bestätigt, zum Beispiel mit fettleibigen statt schlanken Teilnehmern.[2] Die Project-Wissenschaftler zogen daraus den Schluss: »Derzeit gibt es keine Belege dafür, dass der Verzehr oder das Auslassen eines Frühstücks eine eindeutige Wirkung hat.«

Doch obwohl das Image des Frühstücks als wichtigste Mahlzeit des Tages nicht bewiesen ist, sollten wir unsere Toaster und Eierbecher noch nicht wegwerfen. Viele Nahrungsmittel eignen sich als Frühstück und weltweit betrachtet ist es erstaunlich, wie unterschiedlich die erste Mahlzeit des Tages sein kann. Es mag sein, dass bestimmte Nahrungsmittel, zum Beispiel fett- und eiweißreiche oder kohlenhydratreiche, tatsächlich den behaupteten Nutzen haben. Koffein ist für viele Menschen ebenfalls ein Hauptbestandteil (oder der einzige Bestandteil) des Frühstücks. Vielleicht fördert es die Minibewegungen sogar bei denjenigen, die aufs Frühstück verzichten. Das wissen wir noch nicht.

In mancher Hinsicht ist es positiv, dass es keine klaren wissenschaftlichen Erkenntnisse über das Frühstück gibt. Wenn Sie nur frühstücken, weil Sie der Frühstücklobby glauben, obwohl Sie morgens gar nichts essen wollen, sollten Sie versuchen, das Frühstück zu überspringen, und schauen, wie Sie damit zurechtkommen. Das kann Ihnen die Tür zum Intervallfasten öffnen, das zwar keine Gesundheitsgarantie ist, aber offenbar Vorteile hat. Auf jeden Fall könnten viele Menschen weniger essen und weil das Frühstück wahrscheinlich die Mahlzeit ist, auf die wir am leichtesten verzichten können, verpassen wir vielleicht eine Chance, wenn wir es gedankenlos jeden Tag zu uns nehmen.

Die Wahrheit über das Fasten

Das führt uns elegant zum nächsten Ernährungstrend der letzten Jahre, der allerdings mit Essen nicht sehr viel zu tun hat. Bei gesundheitsbewussten Menschen wird das Intervallfasten immer populärer. Bei der 5:2-Diät essen Sie normalerweise an fünf Tagen in der Woche und fasten an zwei Tagen. Bei der 16:8-Diät fasten Sie 16 Stunden lang total und essen während der restlichen acht Stunden, was Sie wollen. Eine andere Variante verlangt, dass Sie an einem Tag beliebig viel essen und am nächsten Tag nichts.

Wenn Ihnen das wie Folter vorkommt, sollten Sie berücksichtigen, dass der versprochene Nutzen enorm ist. Die Befürworter des Intervallfastens – dazu gehören viele Wissenschaftler, die sich damit befassen, und jene, die über die Biologie des Alterns forschen – glauben, dass diese Diät viele wünschenswerte Folgen hat: Gewichtsabnahme, langsamere Alterung, geringeres Risiko für Krebs, Herzkrankheiten, Diabetes, Parkinson und Alzheimer. Aber die damit verbundenen Opfer sind schwer zu verdauen. Sollten Sie also mit dem Fasten beginnen?

Das Intervallfasten hat seine Wurzeln in einer Praxis, von der wir seit Jahrzehnten wissen, dass sie bei Tieren die Lebensspanne verlängert und die Gesundheit des Stoffwechsels verbessert. Die Kalorienrestriktion (sie wird aus Gründen, die wir später besprechen, immer häufiger als Nährstoffrestriktion bezeichnet) setzt die dauerhafte Beschränkung der Nahrungszufuhr um bis zu 60 Prozent voraus. Hunderte von Studien haben festgestellt, dass Organismen – von einzelligen Hefepilzen bis zu Säugetieren – gesünder sind, langsamer altern und länger leben, wenn ihre Kalorienzufuhr eingeschränkt wird. Das funktioniert bei jedem Tier, bei dem man es versucht hat, auch bei Hunden und Rhesusaffen.

Bei den Menschen hat sich die Kalorienrestriktion nie wirklich durchgesetzt, weil die meisten sie nicht lange durchhalten. Das Beste, was man bei Experimenten erreicht hat, war eine zehnprozentige Verringerung der Energiezufuhr während einiger Monate. Ein paar hart gesottene Leute schaffen es jedoch, diese Einschränkung freiwillig jahrelang durchzuhalten, und bei ihnen ist das Risiko für Herz-Kreislauf-Krankheiten nachweislich geringer und andere Gesundheitsparameter sind ebenfalls besser. Es ist verführerisch, scherzhaft zu behaupten, dass wir nicht länger leben, wenn wir fasten, sondern dass uns das Leben nur länger vorkommt. Diese zugegebenermaßen kleinen und unwissenschaftlichen Selbstversuche lassen jedoch darauf schließen, dass Sie länger leben würden, wenn Sie die Tortur durchhielten.

Hier kommt uns das Intervallfasten zu Hilfe. Es ist im Wesentlichen eine erträgliche Methode, die Vorteile der Kalorienrestriktion zu ernten, ohne sich ständig selbst kasteien zu müssen.

Fastenmethoden

Es gibt zahlreiche Varianten des Fastens. Die einfachste und flexibelste ist das 16:8-Fasten. Der Schlaf ist dabei inbegriffen; Sie können also beispielsweise abends um acht Uhr mit dem Fasten beginnen und zum Mittag des nächsten Tages damit aufhören. Im Grunde brauchen Sie nur das Frühstück wegzulassen. Das können Sie so oft tun, wie Sie wollen, aber je öfter Sie es tun, desto besser sind die Ergebnisse – sagen die Befürworter.

Wenn Sie die 5:2-Diät bevorzugen, nehmen Sie an den Fastentagen nur eine einzige 600-Kalorien-Mahlzeit ein, daher müssen Sie ein wenig Kalorien zählen. Noch spartanischer ist es, die Kalorien jeden zweiten Tag auf ein ähnliches Niveau zu beschränken. Dann gibt es noch das Totalfasten, bei dem Sie 24 Stunden bis zwei Tage lang keine Kalorien zu sich nehmen (es gilt als gefährlich, länger als etwa eine Woche zu fasten). Alle diese Methoden können Sie entweder nur einmal anwenden oder aber auch wöchentlich beziehungsweise monatlich wiederholen.

Während des Fastens dürfen Sie Wasser und andere kalorienfreie Getränke zu sich nehmen, zum Beispiel Schwarztee oder Kaffee (ohne Zucker und Milch) und Mineralwasser oder Diätlimonade (achten Sie aber darauf, dass diese Getränke nicht nur kalorienarm sind, sondern tatsächlich null Kalorien enthalten). Alkohol ist streng verboten.

Eine erträglichere Methode ist eine Diät, die das Fasten imitiert. Sie hat angeblich die Vorteile des langfristigen Fastens, ohne dass man aufs Essen verzichten muss. Dieser Diätplan setzt Sie fünf Tage im Monat auf eine strikte Diät, die hauptsächlich aus Suppe, ein paar Kräckern, Oliven und gelegentlich einem Nussriegel besteht. Im Wesentlichen handelt es sich um eine Intervall-Kalorienrestriktion.

Das Ziel all dieser Diäten besteht darin, den Körper in einen Stoffwechselzustand zu versetzen, der die Zellreparatur und die Ausscheidung von Abfallprodukten ermöglicht. Es gibt immer mehr Belege dafür, dass der Körper auf eine Art Notfallmodus umschaltet, wenn wir periodisch fasten; er spart Energie, führt Reparaturen durch und räumt körperlichen und seelischen Funktionen Priorität ein, die die Aussichten, Nahrung zu finden, maximieren. Dafür gibt es eine evolutionäre Begründung. Wir leben zwar in einer technisch fortgeschrittenen Zivilisation, aber unsere Physiologie befindet sich immer noch in der Steinzeit, in der unsere Urahnen opportunistische Jäger und Sammler waren, wahrscheinlich oft hungern mussten und sich nur gelegentlich satt essen konnten. So gesehen ist es natürlicher, hin und wieder zu fasten, als die heute üblichen drei Mahlzeiten am Tag einzunehmen.

Dank der Tierstudien wissen wir, was im Körper geschieht, wenn wir fasten. Anfangs verbrennen Sie die Glukose im Blut; aber die reicht nicht lange. Dann greifen Sie das Glykogen an, das in der Leber gespeichert ist. Wenn dieser Vorrat erschöpft ist, beginnt ein Prozess, den man Autophagie nennt: Beschädigte Zellen, Organellen und Proteine werden zerlegt und zur Energiegewinnung genutzt. Dieses System hat sich wahrscheinlich entwickelt, damit wir größere Chancen haben, Hungersnöte zu überleben; aber es beseitigt auch zellulären Müll, der sich andernfalls anhäufen und Probleme auslösen würde.

Die Autophagie wird weniger effektiv, wenn wir älter werden, und die Folge ist, dass sich im Inneren der Zellen Abfälle ansammeln, die mit vielen altersbedingten Krankheiten einschließlich Krebs und mit dem Alterungsprozess selbst in Zusammenhang gebracht werden.

Sie müssen nicht lange fasten, um die Autophagie in Gang zu bringen. Die Leber speichert etwa 700 Kalorien in Form von Glykogen und die normalen täglichen Aktivitäten verbrennen ungefähr 70 Kalorien in der Stunde. Das heißt, dass Ihr Glykogen nach rund zehn Stunden verbraucht ist und Sie sich dann im Reparaturmodus befinden. Das 16:8-Fasten verschafft Ihnen volle sechs Stunden der Autophagie.

Selbst wenn Sie schlafen, verbrennen Sie etwa 60 Kalorien in der Stunde, im Grunde fasten Sie also. Wenn Sie obendrein Sport treiben, erfolgt die Umschaltung noch schneller. Um 300 Kalorien zu verbrennen, müssen Sie 30 Minuten zügig laufen – aber dann haben Sie fast den halben Weg zur Autophagie zurückgelegt.

Etwas später greift ein anderes Notfallsystem ein. Die Leber beginnt, gespeichertes Fett in Ketonkörper umzuwandeln. Das sind kurze Moleküle, die beim Abbau von Fettsäuren anfallen und die das Gehirn als Energiequelle nutzen kann. Dieser Prozess, Ketose genannt, ist drei bis vier Tage nach Fastenbeginn in vollem Gang; deshalb wird er durch Intervallfasten meist nicht ausgelöst. Sein gesundheitlicher Nutzen ist zweifelhaft, obwohl manche Leute eine Diät einhalten, die bewusst darauf angelegt ist, ihn auszulösen. Das bedeutet, etwa 70 Prozent der Kalorien in Form von

Fett und den größten Teil des Restes in Form von Eiweiß zu verzehren, ganz ähnlich wie bei der Atkins-Diät. Es gibt einige Hinweise darauf, dass die Keto-Diät die Gewichtsabnahme fördert; aber es ist unklar, ob das an der Ketose oder an der geringeren Kalorienzufuhr liegt.

Auch einige Hormone werden vom Intervallfasten beeinflusst. Die Produktion von Insulin und IGF-1 (insulinähnlicher Wachstumsfaktor, englisch *insulin-like growth factor 1*) geht zurück. Ein hoher Blutspiegel beider Hormone wird mit Krebs in Verbindung gebracht und Insulin hängt auch mit Diabetes Typ 2 zusammen. Fasten bedeutet meist auch, dass wir viel weniger tierisches Eiweiß und Fett essen, die beide möglicherweise die Krebsentstehung fördern.

Viele Leute wundern sich darüber, wie einfach das Intervallfasten ist. Sie berichten, während des Fastens und danach mehr Energie zu besitzen und wacher oder gar aufgedreht zu sein. Aber das trifft nicht immer zu. Wissenschaftler wissen, dass manche Menschen, die fasten, sich eine Zeit lang mies fühlen und über Benommenheit, Müdigkeit, Sehtrübung und Magenschmerzen klagen.

Lohnt es sich also? Bisher gibt es nur wenige große Studien mit Menschen und deren Ergebnisse stützen die grandiosen Behauptungen der Fanatiker nicht. Aber für Menschen, die davon profitieren könnten, ein paar Pfunde zu verlieren, dürften einige Arten des intermittierenden Fastens vorteilhaft sein. Eine Studie mit fettleibigen Männern kam zu dem Ergebnis, dass diese nach einer fünfmonatigen 5:2-Diät genauso stark abnehmen wie nach einer konventionellen kalorienarmen Diät, bei der sie sich an sieben Tagen in der Woche rund um die Uhr zusammenreißen müssen.[3] Zudem haben sie während des Fastens ihren Blutzuckerspiegel besser im Griff.

Bei einer anderen Studie mit einer Diät, die das Fasten imitierte, stellte sich heraus, dass diejenigen Personen, die sich drei Zyklen lang daran hielten, sowohl Gewicht als auch viszerales Fett verloren. Außerdem sanken der Blutdruck sowie der IGF-1- und der Cholesterinspiegel und das Blut enthielt weniger C-reaktives Protein (CRP), das ein Entzündungsmarker ist.[4] In dieser Studie waren zwei Drittel der Teilnehmer übergewichtig oder fettleibig.

Übergewichtigen hilft also wahrscheinlich jede Art des Fastens beim Abnehmen und verringert dadurch das Risiko für Diabetes und Herz-Kreislauf-Krankheiten. Aber nützt das Fasten auch Menschen, die ohnehin gesund sind, abgesehen davon, dass sie ebenfalls ein wenig an Fett und Körpergewicht verlieren? Nach derzeitigem Forschungsstand wissen wir das nicht.

Experimente mit Mäusen stützen jedoch die These, dass periodisches Fasten nützlich ist. Wenn normalgewichtige Mäuse auf eine dauerhafte 16:8-Diät gesetzt werden, bleiben sie schlanker und fitter als Mäuse, die beliebig oft und viel fressen dürfen.[5] Seltsamerweise fraßen die Tiere, die zeitweise fasteten, insgesamt ein wenig mehr. Mäuse, denen man eine 16:8-Diät verpasste, aber an den Wochenenden keine Einschränkung auferlegte, hatten ähnliche Vorteile zu verzeichnen. Das ist ermutigend für Menschen, die gerne einmal schlemmen. Aber Mäuse sind keine Menschen und Menschen essen kein Futter für Labormäuse; deshalb wissen wir nicht, wie relevant diese Befunde für uns sind. Interessant ist, dass Studien mit Menschen, die regelmäßig auf das Frühstück verzichteten – das ist im Ergebnis eine 16:8-Diät – keine Gewichtsabnahme und keinen Fettabbau feststellten.

Weiter wird behauptet, Fasten verbessere die kognitiven Leistungen. Das Gehirn ist zwar nicht das Thema dieses Buches, aber es lohnt sich, diese Behauptung ein wenig zu untersuchen. Fastende berichten immer wieder, sie könnten klarer denken und sich besser konzentrieren. Das ergibt aus einem evolutionären Blickwinkel Sinn und es passt zu Beobachtungen bei Jägern und Sammlern. Die Wopkaimin in Papua-Neuguinea ziehen es beispielsweise vor, mit leerem Magen auf die Jagd zu gehen, weil das ihre Sinne schärfe. Bisher gibt es jedoch keine kontrollierten Studien, die den Zusammenhang zwischen Fasten und Kognition bei Menschen untersucht hätten.

Eine möglicherweise schmackhaftere Möglichkeit ist, dass wir die Vorteile der Kalorienrestriktion genießen können, ohne die Kalorien tatsächlich zu beschränken. Einige Studien, die sich im Frühstadium befinden, deuten darauf hin, dass nicht die geringere Kalorienzufuhr die positiven Wirkungen hervorbringt. Diese sind vielleicht nur die Nebenwirkung einer geringeren Aufnahme bestimmter Nährstoffe. Deshalb wird der Begriff »Kalorienrestriktion« allmählich durch »Nährstoffrestriktion« ersetzt.

Die gekappten Nährstoffe sind eine Gruppe von Aminosäuren – die Bausteine der Proteine –, die man verzweigtkettige Aminosäuren nennt. Es gibt drei davon: Leucin, Isoleucin und Valin. Aus unbekannten Gründen sind Mäuse, die ein Futter bekommen, das arm an diesen drei Stoffen ist, schlanker und fitter, selbst wenn sie gleich viele Kalorien fressen wie Mäuse, die diese Diät nicht bekommen.

Das passt zu epidemiologischen Befunden, wonach Menschen, die sich eiweißarm ernähren, seltener an Krebs und Diabetes erkranken und länger leben. Während einer randomisierten Studie mit einer eiweißarmen Diät nahmen Teilnehmer, die weniger als zehn Prozent ihres Kalorienbedarfs mit Eiweiß deckten, im Laufe von sechs Wochen etwa 2,5 Kilogramm ab. Zudem sank der Nüchternblutzuckerspiegel signifikant, verglichen mit Menschen, die eine typische westliche Kost verzehrten und 17 Prozent ihrer Kalorien in Form von Eiweiß zu sich nahmen.[6] Die Gruppe mit der Eiweißrestriktion aß insgesamt rund zehn Prozent mehr.

Das deutet darauf hin, dass eiweißarme Kost hilfreich ist. Aber probieren Sie diese Kost nicht aus, wenn Sie älter als 65 Jahre sind – von da an ist ein Verlust an Muskelmasse ein größeres Risiko als zu viel Eiweiß. Senioren brauchen eine eiweißreiche Kost, um ihre Muskelmasse zu behalten.

Eine eiweißarme Ernährung passt nicht zu der weitverbreiteten Meinung, dass Eiweiß sehr sättigend wirkt und deshalb die Gewichtsabnahme fördert, weil Sie insgesamt weniger essen. Aber es gibt viele Wege, diesen Kreis quadratisch zu machen. Es sollte möglich sein, Nahrungsmittel zu meiden, die diese drei Aminosäuren in großer Menge enthalten, ohne Eiweiß insgesamt zu meiden. Truthahnfleisch enthält zum Beispiel wenig Leucin, Isoleucin und Valin.

Die Wahrheit über Entgiftung

Ein weiterer Grund dafür, dass Menschen fasten – oder eine andere restriktive Diät einhalten –, ist ihr Wunsch, sich zu »entgiften«. Nur wenige Ideen rund um Gesundheit und Wohlbefinden sind so populär wie die Auffassung, unser Körper brauche eine regelmäßige Entgiftung. Sie ist intuitiv ansprechend, weil wir mit Toxinen (Giftstoffen) überschüttet werden. Atemluft, Trinkwasser und Essen sind mit Schadstoffen beladen. Wir essen Junkfood, spülen es mit Alkohol hinunter, schlucken obendrein Zusatzstoffe, trinken Kaffee, konsumieren Arzneimittel und Modedrogen und übergießen uns mit Shampoos, Duschgels und Kosmetika. Mit diesen synthetischen Chemikalien überschwemmt, sind unsere natürlichen Entgiftungssysteme – Leber, Nieren und Darm – überfordert, und wenn sie erst einmal überlastet sind, sammeln sich im Körper Toxine an und wir werden krank. Diese Vorstellung ist so verbreitet, dass einige Kneipen mit dem Slogan »Retox here!« (*retox* ist ein englisches Kunstwort und bedeutet in etwa »wieder vergiften«) Kunden anlocken.

Aber das alles ist Humbug. Die langweilige Wahrheit ist, dass Ihre natürlichen Entgiftungssysteme sehr wohl imstande sind, mit der großen Mehrzahl der Toxine fertigzuwerden, die das moderne Leben Ihnen zumutet. Solange die Leber, die Nieren und der Darm einwandfrei arbeiten, werden die meisten giftigen Chemikalien, die wir aufnehmen, innerhalb von Stunden abgebaut und ausgeschieden. Es gibt keine wissenschaftlichen Beweise dafür, dass wir mit Entgiftungsdiäten mehr loswerden als unser Geld.[7] Einige könnten sogar schädlich sein und die Probleme, die sie angeblich lösen, sogar verschlimmern.

Es stimmt, dass einige Schadstoffe, von denen viele giftig sind, sich im Körper ansammeln. Zu diesen langlebigen organischen Schadstoffen (englisch *persistent organic pollutants* oder POP) gehören Pestizide, Dioxine und polychlorierte Biphenyle (englisch *polychlorinated biphenyls* oder PCB). Wenn wir sie schneller zu uns nehmen, als unser Körper sie loswerden kann, werden sie im Körper gespeichert, vor allem in Fettzellen.

Aber Entgiftung hilft hier nicht. Es gibt nur eine Methode, etwas wie PCB loszuwerden: Sie dürfen längere Zeit nichts von dieser Art aufnehmen. Selbst dann dauert es nahezu ein Jahrzehnt, um die im Fett gespeicherte Menge zu halbieren. Und das ist unmöglich, weil wir die Aufnahme nicht auf null reduzieren können.

Mehr noch, extremes Fasten oder extreme Diäten – die im Mittelpunkt vieler Entgiftungsprogramme stehen – können fettlösliche Chemikalien lösen und ins Blut schleusen, anstatt sie aus dem Körper zu entfernen. Eine Studie stellte fest, dass die Pestizidmenge im Blut um 25 bis 50 Prozent in die Höhe schoss, nachdem die Teilnehmer rasch stark abgenommen hatten.[8] Tierstudien belegen, dass dabei die Konzentration von Verbindungen im Gewebe – zum Beispiel in den Muskeln und im Gehirn – steigt, wo sie mehr Schaden anrichten, als wenn sie sicher im Fett gelagert werden. Die plötzliche Chemikalienflut ruft möglicherweise genau die Probleme hervor, denen die Anhänger der Entgiftung vorbeugen wollen. Außerdem gibt es keine Garantie dafür, dass die aus dem Fett gelösten Chemikalien den Körper tatsächlich verlassen. Einige werden wieder eingelagert.

Auch der britische staatliche Gesundheitsdienst warnt vor Schäden durch Entgiftung. Viele Kräuterpräparate enthalten Stoffe, die nie einem Sicherheitstest unterzogen wurden und mit Medikamenten wechselwirken könnten. Zudem besteht die Gefahr, dass manche Menschen die Entgiftung für einen Freibrief halten, der es ihnen erlaubt, ungesund zu leben, weil sie ja später immer noch Buße tun können.

Natürlich schadet es Ihnen nicht, wenn Sie weniger Alkohol trinken, das Rauchen aufgeben, reichlich Wasser trinken und sich gesünder ernähren. Wie wir gesehen haben, ist auch Intervallfasten anscheinend nützlich. Aber wenn der Ruf der Entgiftungssirenen Sie immer noch lockt, sollten Sie über die klugen Worte der britischen Gesellschaft für Ernährung nachdenken: »Die Idee einer Entgiftung ist unsinnig ... Für die meisten Menschen sind vernünftige Ernährung und regelmäßige Bewegung die einzigen Methoden, ihre Gesundheit zu bewahren.«

Die Wahrheit über Steinzeiternährung

Die Steinzeiternährung oder »Paläodiät« ist ein weiterer Diättrend, der eine Realitätsprüfung benötigt. Die Idee, dass wir zur Ernährung unserer Urahnen zurückkehren und nur noch das essen sollten, was vor 60 000 Jahren auf dem Menü stand, und dass dies der sichere Weg zur Gesundheit ist, klingt plausibel und verlockend zugleich. Schließlich ist unser Körper an diese Kost angepasst und gedeiht dabei. Aber woraus besteht eine Paläodiät und ist sie wirklich das Richtige für uns?

Die Paläodiät verdankt ihren Namen der Paläolithischen Ära, also der Altsteinzeit. Sie wurzelt in der »evolutionären Diskordanz-Hypothese«, die ein Mediziner und ein Anthropologe an der Emory University in Atlanta, Georgia, 1985 vorlegten.[9] Sie wiesen darauf hin, dass unsere Gene sich mindestens 50 000 Jahre lang kaum verändert haben, während unsere Ernährung und unsere Lebensweise durch die Einführung der Landwirtschaft vor etwa 12 000 Jahren völlig verändert wurden – zu schnell, als dass die Evolution uns an sie hätte anpassen können. Das sei der Grund dafür, dass Fettleibigkeit, Diabetes, Herzkrankheiten und Krebs überhandnähmen. Wenn wir uns wie die Jäger und Sammler in der ostafrikanischen Savanne vor der landwirtschaftlichen Revolution ernähren würden, wären wir gesünder.

In den letzten Jahren ist die Paläodiät sehr populär geworden. Sie verlangt, dass wir auf Getreide, Milch, Hülsenfrüchte (ja, Linsen sind ein moderner Fluch), Öle, raffinierte Kohlenhydrate, Alkohol, Koffein und Salzzusätze verzichten und nur Fleisch, fetten Fisch, Meeresfrüchte, Eier, Früchte, Gemüse, Wurzeln und Nüsse essen, oft roh.

Einiges davon, zum Beispiel der Rat, weniger stark verarbeitete Getreide- und Zuckerprodukte zu essen, ist aus ernährungswissenschaftlicher Sicht vernünftig. Aber vieles ist nicht vernünftig. Vollkornprodukte, Hülsenfrüchte und Milch können mit Sicherheit Teil einer gesunden Kost sein. Und die Grundgedanken der Paläodiät sind auf jeden Fall Wunschdenken und schlechte Wissenschaft.

Die Idee, dass Menschen vor 50 000 Jahren in vollkommener Harmonie mit ihrer Umwelt lebten und heute aus dem Gleichgewicht geraten sind, ist romantischer Unsinn. Die Umwelt ändert sich ständig und es ist daher unwahrscheinlich, dass Jäger und Sammler für irgendetwas perfekt adaptiert waren. Wir haben uns mittlerweile ein wenig an unsere landwirtschaftlich geprägte Ernährung angepasst. Viele Menschen besitzen heute zusätzliche Kopien von Genen, die dafür sorgen, dass wir die Stärke im Getreide verdauen können. Und die Fähigkeit, als Erwachsene Milch verdauen zu können, entwickelte sich in mehreren Populationen unabhängig voneinander.

Zudem wissen wir nicht genau, was unsere Urahnen aßen und in welchen Mengen sie es aßen. Aßen sie ständig Fleisch oder selten? War Fisch ein Hauptbestandteil ihrer Kost? Die archäologischen Funde belegen, dass es so etwas wie eine »Paläodiät« nicht gab. Unsere Urahnen aßen viele verschiedene Nahrungsmittel; eine solche Vielfalt finden Sie in keinem Paläokochbuch. Sie verzehrten auch schon Getreide, viele Tausend Jahre, bevor es landwirtschaftlich angebaut wurde.

Mit Sicherheit können wir nur sagen, dass sie keine Tiere und Pflanzen aßen, die wir heute essen und die meist nicht aus Afrika stammen und durch selektive Züchtung und moderne Anbaumethoden bis zur Unkenntlichkeit verändert wurden. Selbst wenn Sie also die Paläodiät befolgen, essen Sie keine echte Urkost, es sei denn, Sie sammeln und jagen in den Savannen Ostafrikas.

Und schließlich ist unklar, ob unsere Urahnen frei von den Krankheiten waren, die auf unsere moderne Ernährung zurückzuführen sind. Eine Analyse von fünf Mumien aus der Unangan-Kultur der Aleuten-Inseln in der Beringstraße ergab, dass drei von ihnen an Atherosklerose gelitten hatten.[10] Doch Unangans waren Jäger und Sammler, die sich hauptsächlich aus dem Meer ernährten. Möchte jemand Austern haben?

Allerdings ist die Paläodiät eindeutig besser als Junkfood und es ist auch vernünftig, auf Alkohol zu verzichten. Sie gehört auch zu den vielen Diäten, die beim Abnehmen helfen, jedoch nur, wenn sie kalorienarm ist, mit anderen Worten, wenn sie bewirkt, dass wir weniger Kalorien aufnehmen, als wir verwerten. Eines können wir mit Sicherheit über unsere sammelnden und jagenden Ahnen sagen: Sie waren im Durchschnitt schlanker als wir. Aber sie waren wahrscheinlich auch oft hungrig.

Die Wahrheit über vegane Ernährung

Wir können davon ausgehen, dass unsere Urahnen von Zeit zu Zeit keine tierischen Produkte aßen, meist weil es nicht anders ging. Heute tun das immer mehr Menschen freiwillig, in der Regel aus ethischen Gründen und/oder weil sie die Umwelt schonen wollen, aber auch, weil sie glauben, es sei gesünder, auf Fleisch, Fisch und Milchprodukte zu verzichten.

Als die britische Bäckereikette Greggs 2019 ein veganes Wurstbrötchen auf den Markt brachte und die Umsätze daraufhin kräftig stiegen, hatte sich eindeutig etwas geändert. Die vegane Ernährung, die einst einigen wenigen hartgesottenen Leuten vorbehalten und das Ziel von Witzen und Beleidigungen war, ist heute in den Mainstream vorgedrungen. Stars wie Natalie Portman, Serena Williams und Lewis Hamilton haben sich als Veganer geoutet. Supermärkte und Restaurants sind auf den fahrenden Zug aufgesprungen und drängeln sich dort.

Im Jahr 2014 machten Veganer nur ein Prozent der amerikanischen Bevölkerung aus. Drei Jahre später hatten sich weitere 16 Millionen – fünf Prozent der Nation – dem Klub angeschlossen. In Großbritannien und Deutschland sind die Zahlen kleiner, aber auch sie steigen. Eine Umfrage lässt darauf schließen, dass etwas mehr als ein Prozent der Briten (Stand 2016) und etwa 1,35 Prozent der Deutschen (Stand 2020) nie Fleisch oder andere tierische Produkte verzehrt.[11] Der britischen Gesellschaft der Veganer zufolge ist das mehr als eine Verdreifachung innerhalb von zehn Jahren. Die wichtigsten Motive sind oft das Tierwohl und die Umwelt. Zweifellos ist eine vegane Ernährung für beide ein Vorteil. Aber sie ist auch gesünder, wenn Sie ein paar einfache Vorkehrungen treffen.

Veganer nehmen eine Menge Ballaststoffe, Vitamine, Mineralien und Antioxidantien zu sich, aber wenig gesättigtes Fett und Cholesterin. Selbst im Vergleich mit Vegetariern sind Veganer in der Regel schlanker; ihr Blutdruck und ihr Cholesterinspiegel sind niedriger, ebenso ihr Risiko für Herz-Kreislauf-Krankheiten.[12]

Aber eine vegane Ernährung kann anstrengend sein. Eine strikte vegane Lebensweise bedeutet, dass Sie auf alles verzichten müssen, was von Tieren stammt. Das bedeutet im Klartext: kein Fleisch, keinen Fisch, keine Milchprodukte, keine Eier – und den Verzicht auf eine enorme Zahl von Fertigprodukten. Die meisten Veganer meiden auch Honig, weil Bienen ihn herstellen, und Wein, weil für die Schönung tierische Abfallprodukte wie Gelatine und Fischleim verwendet werden. Leder, Wolle und Seide sind ebenfalls verpönt und manche Veganer meiden alle Produkte, die an Tieren getestet wurden. Bleiben wir aber bei Speisen und Getränken.

Diese Einschränkungen können bei Menschen, die daran denken, sich vegan zu ernähren, gesundheitliche Bedenken auslösen. Fleisch, Fisch, Milchprodukte und Eier liefern Nährstoffe, die anderswo vielleicht schwer zu finden sind. Das Klischee vom schwächlichen Veganer, der lustlos seine Linsen kaut, ist zwar Unfug, aber es weist auf eine Furcht hin, die viele ergreift, wenn sie tierische Produkte meiden wollen. Menschen haben sich als Allesesser entwickelt; können wir also alles, was wir brauchen, – auch Genuss – von Pflanzen bekommen?

Die kurze Antwort lautet: Ja, aber Sie brauchen Disziplin, um alle Nährstoffkästchen anzukreuzen, und Kreativität, um Ihr Essen interessant zu machen.

Am einfachsten geht das mit den Makronährstoffen. Kohlenhydrate sind die geringste Sorge, weil die meisten ohnehin aus Pflanzen stammen: Getreide, stärkereiches Gemüse, Hülsenfrüchte und Obst. Auch Fett ist ziemlich leicht zu bekommen – denken Sie an Pflanzenöle, Nüsse und Avocados. Eiweiß ist reichlich in Hülsenfrüchten, Kernen, Quinoa und Tofu enthalten.

Dennoch kostet es Arbeit, wenn Sie Ihren Grundnährstoffbedarf decken wollen. Es mag insgesamt gesünder sein, auf alle tierischen Produkte zu verzichten, aber es vergrößert das Risiko für bestimmte Nährstoffmängel. Die menschliche Biochemie ist vielseitig, doch sie kann einige Nährstoffe nicht aus anderen Molekülen zusammenbauen, sodass wir sie mit dem Essen aufnehmen müssen. Diese Nährstoffe heißen essenziell. Zwei davon sind Fettsäuren: Alpha-Linolensäure (englisch *alpha-linolenic acid* oder ALA; eine Omega-3-Fettsäure) und Linolsäure (eine Omega-6-Fettsäure). Sie erfüllen zahlreiche wichtige Aufgaben im Körper. Eine gemischte Kost, vor allem mit Fisch und Meeresfrüchten, versorgt Sie mit diesen Fettsäuren. Aber sie sind auch in vielen Pflanzen enthalten, besonders in grünem Blattgemüse, Algen, Olivenöl, Sojaöl, Kernen und deren Ölen (vor allem in Lein-, Kürbiskern-, Sonnenblumen-, Hanf-, Chiasamen- und Rapsöl) sowie in Walnüssen.

Zwei weitere Omega-3-Fettsäuren sind teilweise essenziell. Eicosapentaensäure (englisch *eicosapentaenoic acid* oder EPA) und Docosahexaensäure (englisch *docosahexaenoic acid* oder DHA) kann der Körper zwar aus ALA herstellen, aber nicht immer in der benötigten Menge, sodass wir sie mit der Nahrung aufnehmen müssen. Leider – für Veganer – ist Fisch die bei Weitem beste Quelle. Viele Nahrungsmittel werden damit angereichert, jedoch oft mit Fischöl. Aber es sind auch Omega-3/6-Fettsäuren aus Algen in Kapselform erhältlich.

Es gibt neun essenzielle Aminosäuren, die Ihr Essen enthalten muss. Fleisch, Fisch und Milchprodukte sind damit vollgepackt, aber auch Pflanzen können mehr als genug liefern. Solange Sie reichlich Hülsenfrüchte, Nüsse und Kerne essen, sollte alles in Ordnung sein. Tofu und andere Sojaprodukte sind ebenfalls eine gute Quelle.

Problematischer sind die Mikronährstoffe. Ganz oben auf der Liste steht Vitamin B_{12}. Eine Unterversorgung kann zu Anämie und Nervenschäden führen. Vitamin B_{12} wird von Bakterien produziert und Allesesser bekommen es mit Fleisch, Fisch, Milchprodukten und Eiern. Pflanzen stellen es nicht her und die einzigen sicheren Quellen für Veganer sind angereicherte Lebensmittel und Vitamin-B_{12}-Kapseln. Vitamin-B_{12}-Mangel ist auch eine Gefahr für Vegetarier (mehr über Nahrungsergänzungsmittel lesen Sie auch ab Seite 126).

Angereicherte Frühstücksflocken sind ebenfalls eine gute Methode, um die Lücke zu füllen, und auch viele Milchersatzprodukte werden angereichert. Nährhefeflocken sind eine weitere gute Quelle; sie sehen unappetitlich aus, haben aber einen angenehmen Umamigeschmack, den manche mit Parmesan vergleichen. Ergänzungsmittel sind ebenfalls erhältlich. Sie müssen nicht viel tun, um einem Mangel vorzubeugen, doch wenn Sie daran denken, Veganer zu werden, sollten sie fachkundigen Rat einholen. Generell ist zu raten, mit Ihrem Arzt zu besprechen, wie Sie alle Nährstoffe zu sich nehmen können, die Sie brauchen.

Vitamin D ist ein weiteres Problem, aber das gilt nicht nur für Veganer. Die beste Quelle für alle ist Sonnenlicht; doch in den dunkleren Monaten reicht es meist nicht aus, damit die Haut die empfohlene tägliche Dosis produzieren kann. Eine Versorgung mit Nahrungsmitteln ist schwierig. Die Antwort sind Ergänzungsmittel, die allerdings zum Teil aus tierischen Quellen stammen.

Das letzte große Problem ist das Kalzium. Ohne Milchprodukte müssen Veganer sich auf Grüngemüse, Okra, Feigen, Chiasamen und Mandeln verlassen. Kalziumtabletten sind ebenfalls erhältlich, aber vor Kurzem hat sich herausgestellt, dass sie das Risiko für Nierensteine, Magen-Darm-Störungen und Herzinfarkte vergrößern; deshalb sollte man sie meiden. Viele Lebensmittel werden mit Kalzium angereichert und aus irgendwelchen Gründen sind sie anscheinend nicht so gefährlich wie Tabletten.

Veganer müssen auch ihre Jod- und Eisenzufuhr überwachen. Jod ist wichtig für die Schilddrüse und den Stoffwechsel und es ist in Algen und Preiselbeeren enthalten. Eisenquellen sind Grüngemüse, Hülsenfrüchte, Nüsse und Kerne, die allerdings eine Eisenform enthalten, die der Körper schwerer nutzen kann. Daher empfiehlt die amerikanische Gesundheitsbehörde Menschen, die kein Fleisch essen, mit dem Essen fast doppelt so viel Eisen aufzunehmen wie Fleischesser.

Kinder müssen besonders auf ihre Ernährung achten. Es gibt Berichte über schwere Nährstoffmängel und neurologische und physiologische Störungen bei Kindern, die vegan aufwachsen.
Ansonsten sollte eine vegane Kost alles enthalten, was notwendig ist. Eine Folge des wachsenden Interesses an veganer Ernährung ist die neue Generation von pflanzlichen Ersatzprodukten für Fast-Food-Favoriten wie Burger, Brathähnchen und Hotdogs, die überall erhältlich sind. Da immer mehr Supermärkte und Restaurants auf Veganer Rücksicht nehmen und immer mehr innovative, zunehmend realistische Fleischersatzprodukte wie Burger, veganer Käse und vegane Kuchen auf den Markt kommen, braucht niemand auf Genuss zu verzichten. Denken Sie aber daran, dass Ersatzprodukte für Milch und Fleisch nicht unbedingt gesund sind, erst recht nicht, wenn sie stark verarbeitet wurden.
Ein typischer 90 Gramm schwerer pflanzlicher Burger-Patty enthält beispielsweise 220 Kalorien, 13 Gramm Fett und etwas mehr als ein Gramm Salz. Er ist somit nicht besser als eine typische Frikadelle aus Rindfleisch. Obwohl er kein Cholesterin enthält, liefert er mehr Salz und gesättigtes Fett.
Dennoch, wenn Veganer sich vernünftig ernähren, sind die Vorteile – Schlankheit, Gesundheit und ein besseres Gewissen – wohl die Opfer wert.

Die Wahrheit über Nahrungsmittelunverträglichkeiten

Ein bekanntes Sprichwort unter Gesundheitsexperten ließe sich so umformulieren: Der Weg zur Gesundheit ist mit guten Därmen gepflastert. Für Millionen Menschen ist das jedoch ein Wunschtraum. Zwischen 5 und 15 Prozent aller Bewohner Westeuropas leiden am Reizdarmsyndrom (kurz RDS). Damit ist ein unzureichend erforschter Komplex aus Darmsymptomen gemeint, zu dem Blähungen, Bauchschmerzen und plötzlich auftretender Durchfall oder Verstopfung gehören. Was verursacht sie? Und kann eine Diät helfen?

Das Weizenprotein Gluten muss einen großen Teil der Vorwürfe einstecken, obwohl die weitaus meisten Menschen es problemlos verdauen können. Aber auch andere Nahrungsmittel werden immer wieder für Darmbeschwerden verantwortlich gemacht. Dazu gehört Laktose (Milchzucker), die etwa fünf Prozent der Menschen mit nordeuropäischen Wurzeln nicht verdauen können. Andere Nahrungsmittel, die häufig als Ursache für Darmstörungen nach dem Essen genannt werden, sind Kohl, Zwiebeln, Erbsen, Tomaten, Gurken, Obst aller Art, Käse, verarbeitetes Fleisch, Wein, Fett, gebratene Speisen, Kräuter und scharfe Gewürze. Auch Koffein ist als Auslöser bekannt. Etwa 20 Prozent der Menschen berichten von einer Nahrungsmittelunverträglichkeit.

Viele Mediziner vertragen allerdings Unverträglichkeiten nicht, sondern betrachten sie als selbst diagnostizierte Symptome überbesorgter Menschen. Neuere Studien haben jedoch eine größere Akzeptanz bewirkt.

Gluten und FODMAPs

Gluten bleibt der Hauptsünder. Wir haben auf den Seiten 58 und 59 aus ernährungswissenschaftlicher Sicht über Gluten gesprochen; jetzt wollen wir uns mit Glutenintoleranz befassen. Ist es glaubhaft, dass eine Substanz, die seit Jahrhunderten ein Grundnahrungsmittel ist, sich plötzlich für viele Menschen als gefährlich herausstellt? Wenn ja, sollen Sie sich auf glutenfreie Nahrungsmittel umstellen?

Es stimmt, dass manche Menschen Gluten überhaupt nicht vertragen. Die meisten leiden an Zöliakie, einer Krankheit, bei der das Protein eine Autoimmunreaktion auslöst, die Antikörper produziert. Diese greifen die Darmschleimhaut an und die Folge sind Entzündungen, Durchfall, Verstopfung, Krämpfe, Mangelernährung und Erschöpfung. Zöliakie sucht etwa ein Prozent der Menschen heim, wenngleich viele von ihnen nur milde Symptome haben und daher nichts von ihrer Krankheit wissen.

Viel seltener ist die Weizenallergie, eine Immunreaktion auf andere Weizenproteine. Die Symptome treten schnell auf, sobald die Betroffenen Weizen essen oder Mehlstaub einatmen, manchmal auch, wenn sie nach dem Verzehr von Weizen Sport treiben.

Wenn Sie Gesundheitsstörungen haben und Weizen als Auslöser vermuten, sollten Sie sich zuerst auf Zöliakie und Weizenallergie untersuchen lassen. Allerdings klagen viele Menschen, bei denen der Test negativ ausfällt, trotzdem über Blähungen, Darmbeschwerden, Kopfschmerzen, Benommenheit und Lethargie, wenn sie Weizen gegessen haben. Die verbreitete Bezeichnung dafür ist »Glutenintoleranz«, doch der medizinische Fachbegriff ist Weizensensitivität (englisch *non-coeliac gluten sensitivity* oder NCGS). Manche behaupten, dass bis zu 20 Prozent der Bevölkerung daran leiden. Aber ihre Existenz bleibt umstritten.

Mehrere kleine Studien haben festgestellt, dass manche Menschen Darmsymptome bekommen, wenn sie Weizen essen, und dass die Symptome verschwinden, wenn sie Gluten meiden. Das spricht anscheinend sehr für die Existenz der NCGS, aber es schließt nicht aus, dass nicht Gluten, sondern etwas anderes verantwortlich ist. Dafür gibt es in der Tat immer mehr Belege. Dieses Etwas könnte eine Gruppe von Kohlenhydraten sein, die man FODMAPs (englisch *fermentable oligo-, di-, monosaccharides and polyols*) nennt. Darauf kommen wir gleich zurück.

Die Diskussion ist jedoch längst nicht beendet. Vielleicht gibt es eine kleine Gruppe von Menschen, die nicht an Zöliakie leiden und trotzdem Darmstörungen bekommen, wenn sie Gluten essen, und zwar aus noch unbekannten Gründen. Wenn Sie sich glutenfrei ernähren wollen, müssen Sie zahlreiche Nahrungsmittel meiden, die Getreide enthalten, unter anderem Bier und sehr viele verarbeitete Produkte, denen Gluten als Stabilisator beigegeben wird. Ketchup und Eiscreme enthalten beispielsweise oft Gluten. Ein totaler Verzicht auf Gluten ist schwierig, unbequem und häufig teuer.

Aber vielleicht ist die Ursache nicht das Gluten, sondern es sind die oben erwähnten FODMAPs, Kohlenhydrate, die der Dünndarm nur mit Mühe resorbieren kann, sodass sie im Darm liegen bleiben und von Bakterien fermentiert werden. Dabei entstehen große Mengen Gas, die Unbehagen und Blähungen auslösen.

Weizen enthält einige FODMAPs in großer Menge, aber das gilt auch für erschreckend viele andere Nahrungsmittel und Getränke, darunter Zwiebeln, Spargel, Paprikaschoten, Äpfel, Trockenfrüchte, Erbsen, Honig, Milch, Eiscreme, viele Süßstoffe und Bier. Die größten Sünder sind Zwiebeln, Knoblauch, Roggen, Gerste und Weizen.

FODMAP ist ein Akronym und setzt sich aus den Anfangsbuchstaben der Wörter fermentierbare Oligosaccharide, Disaccharide, Monosaccharide und Polyole (vergärbare Mehrfachzucker, Zweifachzucker, Einfachzucker und mehrwertige Alkohole) zusammen. Die meisten sind Zuckermoleküle, entweder einzeln oder in Ketten. Oligosaccharide sind meist kurze Polymere aus Fruktose (Fructane) oder Galaktose (Galactooligosaccharide). Disaccharide bestehen meist aus Laktose, Monosaccharide aus Fruktose. Polyole sind auch als Zuckeralkohole bekannt; zu ihnen gehören Sorbitol, Mannitol, Xylitol und Maltitol. Alle werden als kalorienarme Süßstoffe verwendet. Daher haben Menschen, die behaupten, Weizen nicht zu vertragen, nicht unbedingt unrecht. Vielleicht reagieren sie nicht überempfindlich auf Gluten, sondern auf FODMAPs, vor allem auf die Fructane im Weizen. Wenn sie sich glutenfrei ernähren, verringern sie ihre FODMAP-Aufnahme unabsichtlich um rund die Hälfte.

Das zeigte eine neuere Studie, bei der Erwachsene, die eine glutenfreie Diät befolgten, aber nicht an Zöliakie litten, Getreideriegel zu essen bekamen, die entweder viel Gluten (aber keine FODMAPs) oder Fructane oder keines von beiden enthielten.[13] Die Fructan-Gruppe klagte häufiger über Blähungen und andere Darmstörungen als die beiden anderen Gruppen. Die Gluten- und die Kontrollgruppe waren nicht zu unterscheiden.

Mehr als 70 Prozent der Menschen mit RDS können Schmerzen und Blähungen lindern, wenn sie den Konsum dieser Nahrungsmittel einschränken. Die Diät kann auch andere Magen-Darm-Störungen lindern, zum Beispiel Reflux und Magenbeschwerden. Aber es ist nicht einfach,

FODMAPs vollständig zu meiden, weil sie in vielen Nahrungsmitteln enthalten sind. Stellen Sie sich vor, Sie müssten nicht nur auf Weizen und andere Getreidearten, sondern auch auf viele Früchte, Gemüsearten, Hülsenfrüchte und Milchprodukte verzichten.

Zum Glück sind die Arten und die Menge der FODMAPs, die Symptome auslösen, bei Individuen enorm unterschiedlich. Deshalb müssen viele Betroffene nur auf einige wenige Nahrungsmittel verzichten, um ihre Symptome zu lindern. Aber es kann schwierig sein herauszufinden, um welche es sich handelt. Manche Menschen brauchen nur Zwiebeln zu meiden, die sehr viele Fructane enthalten. Andere meiden eine Weile sämtliche FODMAPs und essen dann nach und nach wieder die verdächtigen Nahrungsmittel, um festzustellen, welche sie vertragen. Aber vielen fällt es schwer, die Schuldigen zu entlarven. Es gibt Bücher und Apps, die helfen, eine FODMAP-arme Diät auszuarbeiten, aber das ist ein komplizierter Prozess, der meist die Hilfe geschulter Ernährungsberater erfordert.

Es ist zwar eine reizvolle Vorstellung, dass alle Menschen von weniger FODMAPs profitieren könnten. Doch Experten sind der Meinung, dass es keinen Grund gibt, eine FODMAP-arme Diät einzuhalten, wenn Sie keine Darmstörungen haben, weil das nicht unbedingt gesund ist. Ein Nachteil ist, dass Sie auf Nahrungsmittel verzichten müssten, die wichtige Quellen für Vitamine, Ballaststoffe und Nährstoffe sind. Seit Kurzem gibt es auch die Befürchtung, dass diese Diät die nützliche Darmflora schädigt. Die langfristigen Folgen eines Verzichts auf FODMAPs bleiben unklar.

Etwa ein Drittel der Menschen mit RDS, die die Diät probieren, haben keinen Nutzen davon. Für sie untersuchen einige Forscher jetzt eine noch umstrittenere Alternative. Wenn es um die Gesundheit des Darms geht, lautet einer der häufigsten Ratschläge, reichlich Ballaststoffe wie Vollkornbrot und faserreiches Gemüse zu essen, die dem Darm helfen, ohne Störungen zu arbeiten, und vielleicht auch das Risiko für Krebs und Herz-Kreislauf-Krankheiten senken. Aber Ballaststoffe könnten auch Teil des Problems sein. Manche Arten von Ballaststoffen setzen Gas frei, wenn sie im Darm fermentieren, und reizen bei empfindlichen Menschen den Darm.

Einige frühe Studien zeigen, dass die Verringerung der Ballaststoffzufuhr beim RDS hilfreich sein kann. Eine Studie ergab, dass Weizenkleie die Symptome bei 55 Prozent der RDS-Patienten verschlimmerte und nur bei zehn Prozent verbesserte.[14] Das Problem besteht darin, dass wir eine gesunde Ernährung geradezu verhindern, wenn wir Menschen empfehlen, sowohl auf FODMAPs als auch auf Ballaststoffe zu verzichten.
Die gute Nachricht für Menschen mit Darmstörungen lautet: Die vielfältigen Symptome und Ursachen werden heute genauer erforscht als je zuvor. Wer keine Darmstörungen hat, braucht keine dieser Diäten.

Laktoseintoleranz

Vor ungefähr 7500 Jahren breitete sich irgendwo in Mitteleuropa in der Bevölkerung eine zufällige, aber vorteilhafte genetische Mutation aus. Das mutierte Gen codiert ein Verdauungsenzym namens Laktase, das Milchzucker (Laktose) abbaut. Normalerweise wird das Gen in der späten Kindheit für immer abgeschaltet. Dank der Mutation blieb es dauerhaft eingeschaltet – und zum ersten Mal in der Geschichte konnten erwachsene Menschen Milch verdauen.
Es ist leicht einzusehen, dass die milchverdauende Mutation nützlich war, weil Milch eine gute Quelle für Fett, Eiweiß und andere Nährstoffe ist und daher eine wertvolle und vielleicht lebensrettende Ergänzung der Kost war. Dennoch produzieren die meisten Menschen auf der Welt heute noch keine Laktase und können Milch nicht verdauen. Bei Menschen, denen Laktase fehlt, gelangt Laktose in den Dickdarm, wo sie Bakterien füttert, die Gas und Flüssigkeit erzeugen. Die Folge sind schmerzhafte Blähungen, Krämpfe und Durchfall, eine Störung, die als Laktoseintoleranz oder -malabsorption bekannt ist. In China und Südostasien sind mehr als 90 Prozent der Menschen laktoseintolerant, verglichen mit 2 bis 20 Prozent bei Nordeuropäern. Wie oft diese Intoleranz tatsächlich vorkommt, ist jedoch schwer zu sagen, weil viele Leute sie selbst diagnostizieren, anstatt einen klinischen Test zu machen.

Zahlreiche Testkits für den Hausgebrauch behaupten, sie könnten Laktoseintoleranz diagnostizieren; doch nicht alle sind zuverlässig oder basieren auf seriöser Wissenschaft. Wenn Sie den Verdacht haben, dass Sie laktoseintolerant sind, gehen Sie am besten zu Ihrem Arzt, um einen klinischen Test machen zu lassen. Das ist meist ein Atemtest, der die Fermentierung der Laktose durch Darmbakterien feststellen kann.

Wenn die Diagnose positiv ist, muss sie nicht dauerhaft sein. Die Symptome der Laktoseintoleranz erreichen im Alter von zehn bis sechzehn Jahren ihren Höhepunkt. Zudem können Sie vorübergehend laktoseintolerant werden, wenn Sie an Gastroenteritis, Darmverletzungen oder Stress leiden.

Es gibt noch mehr Irrtümer. Menschen, die Laktose nicht verdauen können, dürfen trotzdem Milch in kleinen Mengen trinken, ohne dass Symptome auftreten – bis zu 240 Milliliter auf einmal oder vielleicht die doppelte Menge über den Tag verteilt. Meist können sie auch Joghurt und harten Käse essen, weil der größte Teil der Laktose während der Produktion abgebaut wurde. Das gilt allerdings nicht für Ziegen-, Büffel-, Schafs- und Yakmilch, die eine ähnliche Menge Laktose enthalten wie Kuhmilch.

Zum Schluss: Obwohl einige Stars Hautprobleme, Gewichtszunahme und Asthma auf Laktoseintoleranz zurückführen, ist es unwahrscheinlich, dass diese Störungen auf einer unzureichenden Laktoseverdauung beruhen.

Wenn Sie laktoseintolerant sind und nach Alternativen zur Milch suchen, finden Sie auf den Seiten 56 und 57 Genaueres über Milchersatzprodukte.

Die Wahrheit über Probiotika

Das Streben nach gesunden Eingeweiden hört nicht bei den FODMAPs auf. Es verlangt regelmäßige Dosen von »guten Bakterien« (wie sie dank einer geschickten Werbestrategie genannt werden).

Probiotika – Nahrungsmittel mit lebenden »guten Bakterien«, zum Beispiel Joghurt oder Bakterien in Kapseln – sind nachweislich hilfreich

bei Krankheiten wie dem Reizdarmsyndrom, vielleicht auch bei Immunschwäche. Ihre langfristige Wirkung auf die generelle Gesundheit ist jedoch nicht bekannt.
Fermentierte Nahrungsmittel und Getränke wie Kimchi, Sauerkraut, Kombucha und Kefir werden immer beliebter. Ihre Wirkung auf die Gesundheit ist zwar noch nicht klar, aber es schadet auch nicht, sie zu verzehren, und sie verbessern vielleicht die Vielfalt der Darmflora.
Gesunde Menschen sollten Präbiotika bevorzugen, die die Vermehrung guter Bakterien fördern. Es ist schwierig, neue Bakterien dazu zu bewegen, den Darm zu bevölkern, aber es ist etwas einfacher, die Vermehrung bereits vorhandener nützlicher Bakterien zu unterstützen.
Der einfachste Weg zu einer gesunden Darmflora ist der Verzehr vieler verschiedener Gemüse- und Obstsorten. Gute Quellen für Präbiotika sind unter anderem grüne Bananen, Spargel, Gemüse der Sonnenblumenfamilie wie Artischocken, Radicchio, Kopfsalat, Chicorée, Estragon und Schwarzwurzeln sowie Alliumgewächse wie Zwiebeln, Lauch, Knoblauch, Schalotten und Schnittlauch. Achten Sie aber auf FODMAPs.

Die Wahrheit über Gewichtsabnahme und das Halten des Gewichts

Wenn Sie abnehmen wollen, ist die Welt Ihre Auster. Oder sind Austern Ihre Welt? Wenn es nach manchen Webseiten geht, die Ernährungsratschläge erteilen, ist der Verzehr von Austern eine großartige Methode, Pfunde abzuwerfen.
Leider ist das nur einer von tausend Ratschlägen, die man hört und liest. Andere Nahrungsmittel, die beim Abnehmen helfen sollen, sind unter anderem Eier, Avocados, Chilis, Vollfettjoghurt, Kokosöl, Grapefruits, Apfelessig, Kerne aller Art und sogar Pellkartoffeln. Auch an Diätplä-

nen besteht kein Mangel. Atkins-Diät, Zone-Diät, Dukan-Diät, Fasten, South-Beach-Diät, vegane Kost, extrem fettarme Kost, eiweißreiche Kost, Rohkost, ketogene Ernährung, Paläodiät ... suchen Sie sich aus, was Ihnen gefällt.

Die wissenschaftliche Literatur ist ähnlich überwältigend. Es gibt buchstäblich Tausende von Studien, die jede vorstellbare Diät untersucht haben, die der Gewichtsabnahme und Gewichtserhaltung dienen soll. Oft sind die Ergebnisse nicht schlüssig oder widersprüchlich. Wie sollen Sie dann durch dieses Informationsminenfeld navigieren, wenn Sie abnehmen wollen?

Zweifellos ist es gut für Ihre Gesundheit, wenn Sie schlank bleiben. Übergewicht oder Fettleibigkeit werden mit vielen Krankheiten in Verbindung gebracht, von Herzkrankheiten und Diabetes bis zum Krebs, und je dicker Sie werden, desto größer ist das Gesundheitsrisiko. Es ist zwar möglich, dick und aerob fit zu sein, aber das ändert nichts daran, dass Übergewicht ungesund ist. Im Durchschnitt leiden fettleibige Menschen viel häufiger an Herz-Kreislauf-Krankheiten, selbst wenn keine Warnsignale wie Bluthochdruck vorliegen.

Wenn Sie übergewichtig oder fettleibig sind (siehe die Definitionen auf Seite 115), sollten Sie versuchen, ihren BMI in den »normalen« Bereich zu senken und dort zu halten.

Deshalb sind Diäten so beliebt. Aber es ist nicht einfach, einen gesunden BMI zu erreichen und zu bewahren. Wir leben in einer Umwelt, die Fettleibigkeit fördert und in der kalorienreiche Nahrungsmittel und Getränke billig und leicht erhältlich sind, und wir haben reichlich Gelegenheit, faul zu sein. Weltweit hat sich die Zahl der Fettleibigen und Übergewichtigen seit 1980 verdoppelt und ein Drittel der Weltbevölkerung gilt heute als übergewichtig oder fettleibig.

Aber hier ist die gute Nachricht: Diäten, die trendig sind oder schnelle Hilfe versprechen, könnten tatsächlich wirken. Im Jahr 2013 stellten das American College of Cardiology und die American Heart Association einen gemeinsamen Ausschuss zusammen, um die Wirksamkeit von Diäten zur Gewichtsabnahme zu prüfen.[15] Die Wissenschaftler untersuchten Diäten und Studien aller Art – Beobachtungsstudien, randomisierte Studien und Metaanalysen – und kamen zu dem Schluss, dass Diäten erfolgreich sind, wenn sie einen entscheidenden Faktor berücksichtigen: eine negative Energiebilanz.

Vor Kurzem kam eine Aktualisierung der Übersichtsarbeit aus dem Jahr 2013 zum gleichen Ergebnis.[16] Man kann nicht eindeutig sagen, dass irgendeine Diät einer anderen überlegen sei. Im Durchschnitt sind alle gleich wirksam, wenn sie uns dazu bringen, weniger Kalorien zu konsumieren, als wir verbrauchen. Langweilig, aber wahr. Um abzunehmen, können Sie so ziemlich alles unternehmen, solange Sie weniger essen und trinken und/oder sich mehr bewegen (allerdings ist der Zusammenhang zwischen Bewegung und Gewichtsabnahme nicht so einfach, wie er aussieht; viel mehr darüber erfahren Sie ab Seite 209). Wie Sie das machen, ist Ihre Sache; aber Sie müssen in Kauf nehmen, dass Sie wahrscheinlich ein wenig hungern werden.

Das Gewicht zu halten, ist eine etwas andere Sache. Wenn das Fett weg ist, brauchen Sie weniger Energie, um Ihren schlankeren Körper zu bewegen, und infolgedessen verlangsamt sich der Stoffwechsel. Dann wird es immer schwerer, die letzten paar Pfunde loszuwerden – das Gesetz vom abnehmenden Ertrag gilt auch hier –, und Sie nehmen leicht wieder zu, sobald Sie die Diät beenden. Das liegt daran, dass der Stoffwechsel schlapp bleibt, selbst wenn Sie allmählich wieder zunehmen. Die meisten Menschen, die erfolgreich abnehmen, setzen innerhalb von Monaten oder Jahren wieder (fast) so viel Gewicht an, wie sie verloren haben, es sei denn, sie halten eine Diät ein, die die Energiezufuhr und den Energieverbrauch im Gleichgewicht hält. Wenn Sie weniger essen, nimmt Ihr Körper an, dass eine Hungersnot droht, und versucht, seine kostbaren Reserven für die nächste Hungerperiode zu bewahren, indem er den Stoffwechsel verlangsamt und auf niedrigem Niveau hält.

Die Wahrheit über den BMI

Wenn Sie abnehmen wollen, brauchen Sie eine Waage. Aber woher wissen Sie, welche magische Zahl Sie anpeilen sollen? Das einfachste – aber vielleicht nicht das genaueste – Messinstrument ist der BMI. Er ist ein grobes und doch nützliches Hilfsmittel, wenn Sie wissen wollen, ob Ihr Gewicht gesund ist.

Um Ihren BMI zu bestimmen, teilen Sie Ihre Größe in Metern durch das Quadrat Ihres Gewichts in Kilogramm. Wenn das Ergebnis zwischen 18,5 und 25 liegt, ist Ihr Gewicht normal. Wenn es unter 18,5 liegt, sind Sie untergewichtig, mit 25 bis 30 sind Sie übergewichtig, mit einem Wert über 30 fettleibig.

Der BMI wird oft kritisiert, weil er einige wichtige Nuancen der Körperform und -zusammensetzung nicht berücksichtigt. Er schätzt beispielsweise nicht den Fettanteil des Körpers oder die Menge des sehr ungesunden Bauchfetts. Große Menschen haben einen höheren BMI als kleine, die genau die gleiche Körperform und -zusammensetzung haben. Der BMI kann sich bei Männern und Frauen mit dem gleichen Körperfettanteil unterscheiden und er kann höher als normal sein, wenn Sie wenig Fett haben, vor allem wenn Sie ein sehr muskulöser Mann sind.

Deshalb wurden verschiedene andere Messinstrumente vorgeschlagen, darunter der Adipositasindex (englisch *body adiposity index* oder BAI), der direkt den Fettanteil des Körpers schätzt. Um ihn zu berechnen, messen Sie Ihren Hüftumfang in Zentimetern und teilen ihn durch Ihre Größe in Zentimetern, mit 1,5 potenziert; dann ziehen Sie 18 ab. Der Durchschnitt bei Männern liegt bei etwa 18 bis 24, bei Frauen bei 25 bis 31. Es ist jedoch nicht leicht, eine ideale Körperfettmenge zu definieren.

Da Bauchfett das Risiko für Herz-Kreislauf-Krankheiten und Diabetes Typ 2 besonders stark vergrößert, empfiehlt der britische staatliche Gesundheitsdienst, auch die Taille zu messen. Suchen Sie den Mittelpunkt zwischen dem unteren Rand des Brustkorbs und dem oberen Rand der Hüften. Atmen Sie aus und messen Sie den Umfang. Unabhängig von der Größe oder vom BMI sollte er nicht mehr als 94 Zentimeter bei Männern und 80 Zentimeter bei Frauen betragen.

Fett und fit?

Es ist extrem ungesund, fettleibig zu sein. Man spricht nicht ohne Grund von morbider Fettleibigkeit. Ein BMI über 40 erhöht das generelle Sterberisiko um bis zu 29 Prozent und er vergrößert auch das Risiko für Typ-2-Diabetes, Herzkrankheiten und bestimmte Krebsarten.

Ein paar Extrapfunde scheinen seltsamerweise die gegenteilige Wirkung zu haben. Vor Kurzem kam eine Analyse von fast hundert Studien mit knapp drei Millionen Teilnehmern zu dem Ergebnis, dass »Übergewicht« – definiert als ein BMI von 25 bis 29 – das Sterberisiko um sechs Prozent verringert, verglichen mit Menschen mit einem »normalen« BMI zwischen 18,5 und 25. Bei denjenigen, deren BMI über 35 liegt, ist das Risiko jedoch erhöht.[17]

Es ist unklar, warum Übergewicht vor einem frühen Tod schützen könnte. Vielleicht helfen ein paar zusätzliche Pfunde dem Körper, Krankheiten oder Infektionen abzuwehren. Möglicherweise wird Übergewichtigen mehr ärztliche Aufmerksamkeit zuteil. Es ist auch denkbar, dass einige Menschen in der normalen Kategorie vor Kurzem wegen einer ernsten Krankheit schlank geworden sind.

Was immer der Grund sein mag, der Befund gibt Ihnen kein grünes Licht, den ganzen Apfelkuchen aufzuessen. Übergewichtige könnten beispielsweise häufiger an Krankheiten leiden, die die Lebensqualität verringern. Dennoch sieht es so aus, als wäre ein bisschen Speck nicht so verheerend für die Gesundheit, wie es immer behauptet wurde.

Die Wahrheit über das Kalorienzählen

Wenn Sie abnehmen wollen, ist es hilfreich, darauf zu achten, wie viel Energie Sie am Tag aufnehmen, oder es sogar genau aufzuschreiben. Die Standardmaßeinheit für die Energie in Lebensmitteln ist die Kalorie (genau genommen die Kilokalorie oder kcal, die aber meist Kalorie genannt wird).

Im Durchschnitt verbrennen Männer etwa 2500 Kilokalorien am Tag und Frauen 2000, aber das hängt natürlich davon ab, wie intensiv Sie sich bewegen. Eine kalorienkontrollierte Diät muss also darauf abzielen, diese Grenze nicht zu überschreiten.

Es ist mühsam, Kalorien zu zählen, doch wenn Sie dauerhaft abnehmen wollen, kann es unentbehrlich sein. Eine der eisernen Regeln der Ernährungswissenschaft ist »CICO« – *calories in, calories out*. Das bedeutet: Wenn Sie mehr Kalorien aufnehmen, als Sie verbrauchen, nehmen Sie zu. Wenn Sie mehr verbrauchen, als Sie aufnehmen, nehmen Sie ab.

Manchmal ist eine Kalorie nicht genau eine Kalorie, also gilt diese Devise nur mit Vorbehalt. Wenn Sie zu den Leuten gehören, die Nährwertangaben auf dem Etikett lesen, kann das der Grund dafür sein, dass Sie abnehmen oder zunehmen. Bereiten Sie sich auf einen Schock vor: Nährwertangaben sind oft falsch. Deshalb ist es gefährlich, mithilfe der Daten auf dem Etikett die Kalorienzufuhr zu schätzen. Die Kalorienangaben auf Etiketten basieren auf fehlerhaften und veralteten Studien und liefern irreführende Informationen darüber, wie viele Kalorien ein Produkt Ihrem Körper tatsächlich zuführt. Einige Nährwertangaben über- oder unterschätzen diese Zahl um bis zu 25 Prozent – genug, um jede Diät zu entwerten und Sie mit der Zeit sogar fettleibig werden lassen.

Kalorienangaben basieren auf einem System, das der amerikanische Chemiker Wilbur Olin Atwater Ende des 19. Jahrhunderts entwickelte. Er berechnete den Energiegehalt verschiedener Nahrungsmittel, indem er kleine Proben unter kontrollierten Bedingungen verbrannte und maß, wie viel Wärme sie abgaben. Um zu schätzen, welchen Teil dieser Rohenergie der Körper nutzte, berechnete Atwater, welche Energiemenge als unverdaute Nahrung im Stuhl und als chemische Energie in Form von Harnstoff, Ammoniak und organischen Säuren im Urin verloren ging. Dann subtrahierte er diese Zahlen von der Gesamtsumme. Mithilfe dieses Verfahrens schätzte er, dass Fett neun Kalorien je Gramm, Kohlenhydrate und Eiweiß vier Kalorien je Gramm und Ballaststoffe zwei Kalorien je

Gramm liefern. Mit wenigen Änderungen werden die Berechnungen der im Stoffwechsel umsetzbaren Energie bis heute verwendet.

Wenn Sie also auf eine Lebensmittelpackung schauen, beträgt die Kalorienmenge ungefähr neunmal die Fettmasse plus viermal die zusammengezählte Masse der Kohlenhydrate und Proteine plus zweimal die Masse der Ballaststoffe.

Diese Werte sind jedoch Annäherungen. Unser Körper verbrennt die Nahrung nicht, er verdaut sie. Und die Verdauung – vom Kauen bis zur Darmpassage und zum zwischenzeitlichen chemischen Abbau – verbraucht Energie, wobei die Menge bei den einzelnen Nahrungsmitteln unterschiedlich ist. Das kann die Kalorienmenge, die Ihr Körper einer Mahlzeit entnimmt, um 5 bis 25 Prozent verringern. Dieser Energieverbrauch spiegelt sich jedoch auf keinem Etikett wider.

Ballaststoffe sind ein gutes Beispiel. Sie widersetzen sich einer mechanischen und chemischen Verdauung stärker als andere Kohlenhydrate, liefern aber der Darmflora Energie, die sich ihren Anteil holt, bevor wir zum Zuge kommen. Diese Faktoren reduzieren die Energie, die wir aus Ballaststoffen gewinnen, um 25 Prozent, sodass von den ursprünglichen zwei Kalorien je Gramm noch 1,5 Kalorien übrig bleiben. Die wahre Kalorienmenge, die Eiweiß uns liefert, beträgt 3,2 Kalorien je Gramm, nicht vier, weil es Energie kostet, Proteine in Aminosäuren, ihre Bausteine, zu zerlegen.

Im wahren Leben können diese relativ kleinen Korrekturen einen großen Unterschied ausmachen. Nehmen wir einen Brownie (kleiner Schokoladenkuchen mit Nüssen) und einen Müsliriegel als Beispiel. Der Brownie enthält laut Packung 250 Kalorien, der Müsliriegel mehr als 300. Das überrascht Sie vielleicht. Aber der Produzent überschätzt die verwertbaren Kalorien, die der mit Ballaststoffen und Eiweiß vollgepackte Riegel liefert, vielleicht so sehr, dass der Riegel letztlich weniger Kalorien enthält als der Brownie. Wenn aus 20 nicht verbrannten Kalorien am Tag im Laufe eines Jahres ein Kilogramm Fett werden, dann ist das eine Menge.

Irrtümer bei den Atwater-Faktoren für Eiweiß und Ballaststoffe sind aber nicht das einzige Problem. Der Brownie ist viel weicher als der Müsliriegel und wir wissen, dass dieser Faktor den Energieverbrauch der Verdauung senkt. Wenn zwei Gruppen von Ratten Futter bekommen, das sich nur in Bezug auf die Härte der Pellets unterscheidet, nehmen die Tiere, die das weichere Futter bekommen, mehr zu, wahrscheinlich weil sie beim Kauen weniger Energie verbrauchen. Menschen, die mehr schwer verdauliche Nahrung essen, sind meist schlanker,[18] und Experimente mit Reptilien, die mit rohen oder gekochten Möhren gefüttert werden, belegen, dass die rohen Wurzeln doppelt so intensiv gekaut werden müssen.

Mehr noch, der Brownie besteht aus raffiniertem Zucker und Mehl, sodass der Körper die verfügbaren Kalorien aus dem Kuchen leichter entnehmen kann als aus den komplexen Kohlenhydraten in den Haferflocken des Getreideriegels. Außerdem nahm Atwater an, dass der Anteil der Nahrung, der unverdaut den Darm passiert, mehr oder weniger konstant ist und etwa zehn Prozent beträgt. Das stimmt jedoch nicht. Der Körper scheidet vielleicht 30 Prozent oder mehr eines grob gemahlenen Weizenmehls aus, während er das heutige fein gemahlene Mehl vielleicht fast vollständig verwertet. Deshalb geben Nahrungsmittel aus feinem Mehl beinahe ihre gesamte Kohlenhydratenergie ans Blut ab.

Auch das Kochen kann Nahrungsmittel weich machen und dadurch die verwertbare Kalorienmenge vergrößern. Auch diesen Faktor berücksichtigt Atwaters System nicht.

Ein großer Teil der Energie, die in pflanzlicher Stärke enthalten ist, wird beispielsweise als Amylopektin gespeichert, das semikristallin, nicht wasserlöslich und schwer verdaulich ist. Wenn Sie Pflanzen aber in Wasser erhitzen, löst sich die kristalline Form auf. Die Stärkekörner absorbieren Wasser, schwellen an und platzen. Das Amylopektin zerbricht in kurze Stärkemoleküle, Amylose genannt, die leicht verdaulich sind.

Auch Kochen macht das Essen also leichter verdaulich. Proteine sind wie Origami – verwickelte dreidimensionale Strukturen, die für die Magensäure und die Enzyme nicht leicht zugänglich sind. Hitze entspannt die Proteine, sodass die Enzyme die Aminosäuren leichter zerteilen und ans Blut abgeben können.

Um herauszufinden, wie sehr Kochen die Kalorienverwertung steigert, brauchen wir Pythons. Das mag sich seltsam anhören. Aber Pythons sind nützliche Modelle, wenn wir die Verdauung studieren wollen, weil sie nach dem Fressen tagelang bewegungslos herumliegen, sodass es einfacher ist, ihr Energiebudget zu messen.

Ein klassisches Experiment untersuchte, welche Auswirkung es hat, wenn Futter gekocht und gemahlen wird. Die Schlangen bekamen eine der folgenden vier Mahlzeiten: ganze rohe Steaks, geriebene rohe Steaks, ganze gekochte Steaks oder geriebene gekochte Steaks. Allein das Reiben oder Kochen verringerte den Energieaufwand für die Verdauung um 12,5 Prozent. Reiben und Kochen zusammen senkten ihn um 23,4 Prozent. Das ist ein erheblicher Rückgang des Verdauungsaufwandes.

Es gibt auch ein paar Studien mit Menschen. Teilnehmer, die beispielsweise gekochtes oder rohes Eiklar zu essen bekamen, nahmen 90 Prozent der Kalorien im gekochten Eiklar auf, aber nur 50 Prozent im rohen.[19]

Trotz dieser großen Unterschiede in der Energieverwertung spiegelt sich nichts davon in den Nährwertangaben wider. Die Verbraucher wissen also nicht genau, für welches Produkt sie sich entscheiden sollen. Wenn die Etiketten also potenziell irreführende Angaben machen, was können wir dagegen tun?

Diese Frage haben sich auch Ernährungswissenschaftler gestellt und ihre Antwort lautet: nichts. Im Jahr 2002 versammelte die Welternährungsorganisation (UN Food and Agricultural Organization oder FAO) eine internationale Gruppe von Wissenschaftlern, um zu prüfen, ob die Nährwertangaben so geändert werden können, dass sie die wahre Kalorienmenge widerspiegeln. Das Gremium beschloss, die eingeführte Methode beizubehalten. In seinem Bericht heißt es: »Die Probleme und Belastungen, die diese Änderung mit sich bringen würden, wiegen offensichtlich bei Weitem schwerer als der Nutzen.«

Ernährungswissenschaftler räumen ein, dass das derzeitige System nicht vollkommen ist; aber die meisten von ihnen geben zu bedenken, dass das Atwater-System eine einigermaßen genaue Berechnung der Kalorienmenge erleichtert, und sie fügen hinzu, dass eine Veränderung dieses eingeführten Systems eine Menge Studien mit Tieren und Menschen voraussetzen würde und dass die Nährwertangaben komplizierter würden, als die Verbraucher es gewöhnt sind, während der Nutzen für die öffentliche Gesundheit gering wäre.

Auf jeden Fall führen die meisten Komplikationen dazu, dass die Kalorienzahlen eher zu hoch als zu niedrig angegeben werden. Wenn Sie also Kalorien zählen, können Sie wahrscheinlich ab und zu ein wenig nachlässig sein.

Die Wahrheit über den Stoffwechsel

Wir alle kennen Leute, die wie Pferde essen und dennoch dünn wie Windhunde sind, und andere, die anscheinend zunehmen, wenn sie ihr Essen nur anschauen. Die Ursache einer Gewichtszunahme ist zweifellos ein Kalorienüberschuss, aber es trifft auch zu, dass nicht alle Menschen gleich zur Gewichtszunahme neigen.

Die übliche Erklärung dafür ist die unterschiedliche Stoffwechselrate: Manche Menschen haben einen schnelleren Stoffwechsel (Metabolismus) als andere und daher fällt es ihnen leichter, schlank zu bleiben. Das ist zum Teil richtig, aber es ist nicht so einfach, wie es sich anhört.

Unter Stoffwechsel verstehen wir die Gesamtheit der chemischen Reaktionen im Körper in einem bestimmten Moment. Doch wenn es um das Körpergewicht geht, sind nur Teile dieser Reaktionen von Belang – jene, die für die Energiespeicherung oder den Energieverbrauch zuständig sind.

Der italienische Arzt Santorio Sanctorius erforschte im 17. Jahrhundert als Erster den Stoffwechsel. Drei Jahrzehnte lang führte er Buch über sein Gewicht, die Speisen und Getränke, die er konsumierte, und über seine

Ausscheidungen. Er stellte fest, dass er pro 3,6 Kilogramm, die er zu sich nahm, nur 1,4 Kilogramm ausschied. Der Rest, schloss er, ging über die Haut verloren.

Heute wissen wir, dass diese Differenz als Wärme verloren geht, wenn die Nahrung in Energie umgewandelt wird. Überschüsse wandern in zwei Energiespeicher: als Glykogen in die Leber und in die Muskeln und, wenn diese Speicher voll sind, in Fettzellen.

Die zentrale Steuerung des Energieverbrauchs obliegt der Schilddrüse im Hals. Sie schüttet Hormone aus, die dafür sorgen, dass die Zellen schneller Energie erzeugen – das ist die Stoffwechselrate. Sie kann auch die Körperform beeinflussen. Menschen mit einer überaktiven Schilddrüse bleiben dünn, einerlei, wie viel sie essen. Eine Unterfunktion der Schilddrüse führt zu Appetitlosigkeit und Gewichtszunahme. Beide Störungen sind jedoch selten; nur etwa eine Person von 1000 ist betroffen.

Bei allen anderen Menschen ist der Einfluss der Stoffwechselrate subtiler. Sie können Ihren Grundumsatz bestimmen, indem Sie 24 Stunden in einer Stoffwechselkammer nicht viel tun. Dort wird gemessen, wie viel Wärme Sie erzeugen, wie viel Sauerstoff Sie verbrauchen und wie viel Stickstoff Sie ausscheiden. Anhand dieser Messungen kann man den Gesamtenergieverbrauch berechnen.

Diese Experimente widerlegen den Mythos, dass dünne Menschen eine schnellere Stoffwechselrate haben. In der Regel verbrauchen Sie sogar umso mehr Kalorien, je fetter Sie sind. Das liegt vor allem daran, dass Sie dann mehr Zellen haben, die mit Energie versorgt werden müssen. Schwerere Menschen haben zudem größere innere Organe, die sehr energiehungrig sind. Ein Kilogramm Herz- oder Nierengewebe verbrennt 440 Kalorien am Tag, während ein Kilogramm Muskelgewebe nur 13 Kalorien verbrennt. Und im Gegensatz zu einer verbreiteten Meinung verbrennt Muskelgewebe in Ruhe kaum mehr Energie als Fettgewebe. Wenn Sie ein Kilogramm Fett durch ein Kilogramm Muskelmasse ersetzen, steigern Sie Ihren Energieverbrauch nur um neun Kalorien am Tag.

Mit anderen Worten: Die angeborenen Unterschiede im Grundumsatz sind klein, von viel größerer Bedeutung ist die Energiemenge, die wir bei körperlicher Aktivität verbrauchen.

Dennoch sollten wir die Vorstellung, dass manche Menschen von Natur aus mehr zur Gewichtszunahme neigen als andere, nicht verwerfen. Bei »Überfütterungsexperimenten« nahmen Teilnehmer, denen man täglich 1000 Kalorien mehr zu essen gab, als sie verbrauchten, unweigerlich zu; aber einige nahmen mehr zu als andere – bis zu dreimal so viel.[20]

Solche Studien belegen, dass es individuelle biologische Unterschiede gibt, was die Neigung zur Gewichtszunahme anbelangt. Es geht dabei um die allgemeine Fitness, die Muskelmasse, den Testosteronspiegel, die Reaktion auf das Sättigungshormon Leptin und die Tendenz, zur Energiegewinnung eher Fett zu verbrennen als Zucker. Im Jargon der Wissenschaftler gibt es fettleibigkeitsresistente und fettleibigkeitsanfällige Menschen. Sie wissen wahrscheinlich aus Erfahrung, wo Sie in diesem Spektrum einzuordnen sind. Leider können Sie nicht viel tun, um Ihre Neigung zur Fettleibigkeit zu ändern, abgesehen von Fitnesstraining.

Die Wahrheit über hungrige Gene

Das Leben ist nicht gerecht. Manche Menschen werden reich, schön oder intelligent geboren (oder reich, schön und klug zugleich), einige sind von Natur aus schlank.

Die Ursache einer Gewichtszunahme ist unstreitig übermäßiger Kalorienkonsum. Aber das bedeutet nicht unbedingt, dass dieser allein auf Völlerei und Faulheit zurückzuführen ist. Einer Volksweisheit zufolge haben manche Menschen einen schnellen oder langsamen Stoffwechsel und manche haben schlechte Gene. Das ist nicht ganz falsch. Manche Menschen sind genetisch anfälliger für eine Gewichtszunahme.

Gene können für bis zu zwei Drittel der Gewichtsunterschiede verantwortlich sein, aber nicht so, wie viele Leute annehmen. Die Vorstellung, dass manche Menschen eine genetisch programmierte langsame Stoffwechselrate haben, ist nicht unbegründet; doch diese Gene sind in der Minderheit. Die meisten »Fettgene« sind heimtückischer: Sie bestimmen auf subtile Weise mit, wie appetitlich uns das Essen vorkommt und wie schnell wir satt werden.

Das ist die sogenannte Sättigungsresponsivität, die Fähigkeit wahrzunehmen, wann wir genug gegessen haben. Sie wird eindeutig vererbt und kann die Neigung zur Gewichtszunahme stark beeinflussen. Wenn Sie zu den Menschen gehören, die immer noch Platz für einen Nachtisch (oder für zwei) haben, sogar nach einer üppigen Mahlzeit, dann ist Ihre Sättigungsresponsivität wahrscheinlich gering. Überschüssige Kalorien können im Laufe der Jahre selbst dann zu einer erheblichen Gewichtszunahme führen, wenn es sich jeweils um kleine Energiemengen handelt.

Wenn Gene unser Schicksal sind, sind manche Menschen dann dazu verdammt, zu viel zu essen? Nicht unbedingt. Selbst eine von Natur aus geringe Sättigungsresponsivität lässt sich nach Ansicht von Experten trainieren und steigern. Achten Sie genau darauf, wie Sie auf Essen reagieren. Leeren Sie immer Ihren Teller, einerlei, wie beladen er war? Verlangen Sie regelmäßig einen Nachschlag? Gibt es »Trigger Foods«, die bewirken, dass Sie nicht aufhören können zu essen? Wenn ja, müssen Sie noch genauer beobachten, wie satt Sie sich fühlen, und zum Beispiel nach der Hälfte der Mahlzeit eine Pause einlegen. Versuchen Sie, sich auf kleinere Portionen umzustellen. Kochen Sie weniger und stellen Sie Reste sofort in den Kühlschrank. Servieren Sie auf einem kleineren Teller und fühlen Sie sich nicht verpflichtet, alles aufzuessen. Anfangs lechzen Sie vielleicht nach mehr; aber nach und nach werden sich Ihre Erwartungen und der Appetit anpassen.

Sie können auch versuchen, »Dammbruch-Lebensmittel« aus dem Haus zu verbannen oder nach und nach einen Schutzdamm gegen sie aufzubauen. Wenn Schokolade Ihre Schwäche ist, kaufen Sie einen kleinen Riegel und tragen Sie ihn mit sich herum; aber essen Sie ihn nicht. Dann geraten Sie mit der Zeit seltener in Versuchung, Ihrem Verlangen nachzugeben.

Wenn Sie immer noch nicht davon überzeugt sind, dass es sich lohnt, gelegentlich auf etwas zu verzichten, dann denken Sie daran, dass falsche Ernährung eine der Hauptursachen für Krankheiten und frühen Tod ist und dass es unglaublich leicht ist, in schlechte Gewohnheiten zurückzufallen. Ernährungswissenschaftler nennen das »sinnloses Essen« – Sie schlingen alles hinunter, worauf Sie Lust haben, wann immer Sie Lust haben. Da unsere Physiologie darauf nicht eingestellt ist und unsere Umwelt Übergewicht begünstigt, ist dies ein sicherer Weg zu Fettleibigkeit und mangelnder Fitness.

Ich faste regelmäßig acht Stunden am Tag und halte gelegentlich eine kalorienarme Reduktionsdiät ein und ich finde, dass die Disziplin, die ich brauche, um ganz bewusst nichts zu essen, obwohl ich hungrig bin, oder ein paar Wochen lang auf Junkfood zu verzichten, eine Art Rückstelltaste ist, die gedankenloses Essen verhindert. Versuchen Sie einmal, eine oder zwei Wochen lang keine Chips zu essen, und essen Sie dann eine ganze Tüte. Sie glauben nicht, wie fettig und salzig das Zeug schmeckt! Dann wird Ihnen klar, wie gierig Sie die Chips verschlungen haben, ohne darüber nachzudenken. Das soll Sie daran erinnern, wie leicht es ist, sich an delikate Aromen zu gewöhnen und über die Stränge zu schlagen.

Das ist zwar nur meine persönliche Erfahrung, aber Studien lassen darauf schließen, dass es viele Vorteile hat, gelegentlich eine Diät einzuhalten. Lernen Sie also, zu verzichten; umso schmackhafter wird Ihr Leben.

DIE WAHRHEIT ÜBER **VITAMINE UND NAHRUNGS-ERGÄNZUNGSMITTEL**

Für manche Leute sind sie eine Versicherung gegen eine minderwertige Ernährung. Andere nehmen sie, um sich noch mehr Gutes zu tun. Wie dem auch sei, es ist zur Routine und zu einem Bestandteil einer gesunden Lebensweise geworden, Tabletten zu schlucken, die Vitamine, Mineralien, Öle, Metallionen und andere Substanzen enthalten.

Auf den ersten Blick scheint das eine gute Idee zu sein. Trotz all ihrer Schwächen bestätigen Ernährungsstudien immer wieder, dass Menschen, die reichlich frisches Gemüse und Obst, Vollkornprodukte, mageres Fleisch und Fisch sowie ungesättigtes Fett essen, seltener an Diabetes, Krebs und Herzinfarkten und anderen Zivilisationskrankheiten leiden. Molekulare Bestandteile dieser Ernährung, zum Beispiel Antioxidantien, Vitamine, essenzielle Fettsäuren und Mineralien sind nachweislich zumindest teilweise für diese positiven Wirkungen verantwortlich. Warum also sollten wir diese Supernährstoffe nicht extrahieren, destillieren, in Kapseln füllen und schlucken? *Voilà:* Eine gesunde Ernährung ohne den

Aufwand und die Kosten einer ausgeklügelten Mahlzeit. Zumindest können uns diese Präparate nicht schaden, richtig?

Falsch. In den letzten Jahren wurden ernste Zweifel daran geäußert, dass Nahrungsergänzungsmittel wirklich gesund sind. Nehmen wir Fischölkapseln mit Omega-3-Fettsäuren als Beispiel. Sie waren einst die Lieblinge der Kapselbefürworter; doch neuere Studien deuten darauf hin, dass sie kaum etwas Gutes bewirken. Andere Studien kamen zu ähnlich ernüchternden Ergebnissen, als sie die Wirkungen einer Vitamin-Buchstabensuppe untersuchten. In manchen Fällen stellen sich Ergänzungsmittel sogar als eindeutig schädlich heraus.

Um den Hype rund um diese Präparate zu verstehen, hilft ein kurzer Blick in die Geschichte. Die Saat wurde Ende des 19. Jahrhunderts gelegt, als Wissenschaftler nach und nach herausfanden, dass die Ernährung die Ursache einiger häufiger, aber bis dahin rätselhafter Krankheiten war. Beispielsweise konnte Beriberi – eine Krankheit mit vielen Symptomen, die damals in Asien verbreitet war – verhindert werden, wenn Menschen braunen statt weißen Reis zu sich nahmen. Im Jahr 1912 isolierte der polnische Chemiker Casimir Funk eine organische Verbindung aus Reishülsen, die sich als ursächlich herausstellte. Sie war ein Amin und deshalb nannte er sie »Vitamin«, ein Schmelzwort aus »vitales Amin«. Er vermutete, dass man ähnliche Verbindungen finden werde, die Pellagra, Skorbut und Rachitis verhindern würden, und er behielt recht. Heute kennen wir die Verbindung, die Beriberi verhindert, als Vitamin B_1 und die anderen als Vitamine B_3, C und D.

In den folgenden zwei Jahrzehnten wurden viele weitere Vitamine und andere Mikronährstoffe entdeckt und man verstand immer besser, warum Mangelzustände weitverbreitete Krankheiten verursachen. Das führte zu Ernährungsstrategien, die alle Arten von vorher unheilbaren Krankheiten kurierten. Heute kennt die Wissenschaft etwa ein Dutzend Vitamine sowie zahlreiche Verbindungen wie Fettsäuren, Aminosäuren und Mineralien, die wir zu uns nehmen müssen, weil der Körper sie nicht herstellen kann. Deshalb heißen sie »essenziell«.

Die Erfolge beim Identifizieren, Verhindern und Heilen ernährungsbedingter Krankheiten führten ganz von selbst zu der Idee, Nährstoffe in Kapseln zu füllen und Lebensmittel damit anzureichern. In den USA wurde dem Tafelsalz 1924 Jod beigegeben, um Kropfbildung zu verhindern. Im Jahr 1933 folgte Vitamin D in der Milch, um der Rachitis vorzubeugen, und 1941 wurden mehrere Vitamine und Mineralien ins Mehl gemischt. Die Öffentlichkeit wurde immer mehr auf Vitamine aufmerksam und wollte von ihnen profitieren. Vitamine waren sehr billig und leicht in Tabletten zu füllen. Einzelne Vitamintabletten kamen in Amerika in den 1930er-Jahren auf den Markt, Multivitaminpräparate ein Jahrzehnt später. Andere Mikronährstoffe folgten, und heute gibt es ein schwindelerregendes Angebot von Ergänzungsmitteln, sowohl mit einzelnen Wirkstoffen als auch mit ausgeklügelten Kombinationen.

Man schätzt, dass die Hälfte der Amerikaner und fast ein Drittel der Briten täglich irgendein Ergänzungsmittel einnehmen. Alle diese Tabletten zusammen sind ein sehr gutes Geschäft. Die Industrie ist ungefähr 50 Milliarden Dollar wert.

Ergänzungsmittel erwecken oft den Anschein, geprüfte Arzneien zu sein. Aber das sind sie nicht. Um für den Verkauf zugelassen zu werden, müssen sie viel geringere rechtliche Hürden überwinden. Medikamente müssen durch die Reifen klinischer Studien springen und umfassend und sehr kostspielig nachweisen, dass sie halten, was sie versprechen, über den Placeboeffekt hinaus. Im Gegensatz dazu werden Ergänzungsmittel meist wie Nahrungsmittel reguliert. Man muss nachweisen, dass sie für Menschen ungefährlich sind und dass sie auf ihren Packungen korrekt ausgewiesen werden; aber man muss nicht wissenschaftlich nachweisen, dass sie die Gesundheit fördern. Die Hersteller von Ergänzungsmitteln dürfen keine gesundheitsbezogenen Angaben machen, aber ihre raffinierten Marketingexperten finden Mittel und Wege, um ihre Botschaft trotzdem zu übermitteln. Denken Sie daran, wenn Sie ein Ergänzungsmittel auswählen. Und vergessen Sie nicht, dass Worte wie »unbedenklich für den menschlichen Gebrauch« nicht unbedingt bedeuten, dass die Präparate auch bei langfristiger Einnahme ungefährlich sind. Falls es dazu Studien gibt, sind sie meist klein und kurz, sodass sie keine subtilen oder langfristigen Wirkungen aufspüren können.

Ist es vernünftig, einzelne Mikronährstoffe zu extrahieren, zu destillieren und in Kapseln zu füllen? Das ist äußerst zweifelhaft. Menschen essen keine isolierten Mikronährstoffe, sondern eine Mischung aus ganzen Lebensmitteln. Wie viel Sie essen, wann Sie essen und welche Mischungen Sie essen, kann erhebliche Folgen haben. In einer neueren Studie bekamen die Teilnehmer frisches Gemüse und Obst entweder allein oder zusammen mit Fett und Gewürzen zu essen. Mit den Beigaben gelangten viel mehr Nährstoffe ins Blut.

Genau das geschieht in der wirklichen Welt. Olivenöl steigert beispielsweise die resorbierte Menge einer gesunden Verbindung namens Lycopin, die in Tomaten enthalten ist. Carotinoide sind nämlich fettlöslich und werden daher ohne Fett nicht aufgenommen. Ähnliches gilt für die fettlöslichen Vitamine A, D, E und K.

Das könnte der Grund dafür sein, dass sich die Einnahme von Ergänzungsmitteln manchmal als Bumerang erweist. Zum Beispiel verringert Kalzium anscheinend das Risiko für Nierensteine, aber Kalziumtabletten werden mit einem vergrößerten Risiko in Verbindung gebracht.

Eine weitere Sorge ist, dass gesunde Nährstoffe, die extrahiert, isoliert und in hohen, konzentrierten Dosen eingenommen werden, möglicherweise schädlich sind. Der Pflanzenfarbstoff Carotin ist beispielsweise ein wichtiger Bestandteil einer gesunden Kost (er wird im Körper in Vitamin A umgewandelt und ist eine der wichtigsten natürlichen Quellen für dieses Vitamin), aber als Ergänzungsmittel vergrößert er bei Rauchern das Risiko für Lungenkrebs. Ein Übermaß an Vitamin E wird mit einem erhöhten Risiko für Schlaganfälle und vielleicht auch Prostatakrebs in Verbindung gebracht (interessant ist, dass beide Vitamine Antioxidantien sind; mehr dazu ab Seite 150).

Dank der fehlenden Überwachung der Ergänzungsmittel hat sich ein gigantisches System der Selbstdiagnosen und Selbsttherapien herausgebildet. Sind Sie wirklich qualifiziert zu entscheiden, ob Sie einen Mangel an einem Nährstoff haben (an einem von Hunderten in einer ausgewogenen Kost), und sich selbst eine Tablette zu verschreiben, um den Mangel zu beheben? Was die Leute schlucken, basiert eher auf magischem Denken, auf Werbung und auf Mund-zu-Mund-Propaganda als auf Wissenschaft.

In der Regel sind ganze Nahrungsmittel die optimale Quelle für die Nährstoffe, die wir brauchen. Wenn Sie eine gemischte und gesunde Kost essen, ist es höchst unwahrscheinlich, dass Sie Vitamine, Mineralien oder andere Nährstoffe ergänzen müssen. Denken Sie daran, dass die Hersteller von Ergänzungsmitteln ursprünglich echte Nährstoffmängel beheben wollten.

Einige Ernährungsforscher sind der Meinung, dass Menschen, denen es wirklich schwerfällt, sich ausgewogen und vielfältig zu ernähren, vielleicht wegen einer Allergie, wegen ihrer selbst gewählten Lebensweise – zum Beispiel vegetarisch oder vegan – oder weil sie bestimmte Nahrungsmittel einfach nicht mögen, möglicherweise von Ergänzungsmitteln profitieren. Wer sich schlecht ernährt, kann die empfohlenen Tagesmengen mit Ergänzungsmitteln in der Tat eher erreichen. Aber Ergänzungsmittel sind kein idealer Ersatz. Die Schulmedizin neigt heute zu der Ansicht, dass die routinemäßige Einnahme von Nahrungsergänzungsmitteln bestenfalls nutzlos und vielleicht sogar gefährlich ist, es sei denn, bei Ihnen liegt ein spezifischer Mangelzustand vor. Ein qualifizierter Mediziner ist am besten in der Lage, solche Mängel zu diagnostizieren.

Wenn Sie darauf bestehen, Ergänzungsmittel einzunehmen, sollten Sie ein paar einfache Regeln beachten: Nehmen Sie die Kapseln immer während einer Mahlzeit ein, die ein wenig Fett enthält, und befolgen Sie die Anweisungen auf der Packung, um eine Überdosierung zu vermeiden. Und besprechen Sie jedes Ergänzungsmittel, das Sie nehmen, mit ihrem Arzt, da einige Vitamine nachweislich Medikamente beeinflussen, zum Beispiel den Blutverdünner Warfarin.

Glauben Sie auf keinen Fall, dass Ergänzungsmittel eine schlechte Ernährung ausgleichen können. Nahrungsmittel enthalten Tausende von aktiven Bestandteilen, und auf einige von ihnen werden wir erst jetzt langsam aufmerksam. Der beste Weg zu einer gesunden Kost ist deren Verzehr.

Die Wahrheit über Nahrungsergänzung von Vitamin A bis Zink

Wenn wir über Ergänzungsmittel reden, ist es nützlich zu wissen, dass es wasserlösliche und fettlösliche Vitamine gibt. B-Vitamine und Vitamin C sind wasserlöslich. Sie werden aus Nahrungsmitteln resorbiert, bis eine Sättigungsschwelle erreicht ist; danach werden sie mit dem Urin ausgeschieden. Da sie nicht gespeichert werden, kommt es schnell zu Mangelerscheinungen, wenn Sie aufhören, sie zu konsumieren.

Die fettlöslichen Vitamine A, D, E und K kann der Körper speichern, vor allem in der Leber. Das bedeutet, dass Sie diese Vitamine nicht jeden Tag aufnehmen müssen.

Wenn wir das alles im Auge behalten – welche Ergänzungsmittel sind ihr Geld wert?

Vitamin A

Vitamin A ist der Sammelbegriff für mehrere Verbindungen, zu denen Retinol und Retinsäure gehören. Dieses Vitamin ist wichtig für die Augen, die Immunfunktion und eine gesunde Haut. Der Tagesbedarf beträgt 0,6 Milligramm für Frauen und 0,7 Milligramm für Männer. Der britische Gesundheitsdienst empfiehlt, keine Kapseln mit Vitamin A einzunehmen, weil das Essen genug davon enthält.

Milchprodukte, Fischöl und Leber sind die ergiebigsten Quellen. Obst und Gemüse enthalten Provitamine, vor allem das orangefarbene Betacarotin, das im Körper in Vitamin A umgewandelt wird. Schon eine halbe Möhre deckt den Tagesbedarf.

Einige Ergänzungsmittel enthalten große Mengen Vitamin A. Wir speichern Überschüsse im Körperfett, wo die Konzentration mit der Zeit gefährlich werden kann. Eine Zufuhr von durchschnittlich mehr als 1,5 Milligramm am Tag kann die nützliche Wirkung von Vitamin D zunichtemachen und die Knochen schwächen. Selbst der übermäßige Verzehr von Leber kann zu Vitamin-A-Vergiftung führen, Hypervitaminose A genannt. Eisbärenleber ist berüchtigt für ihre toxische Wirkung, weil sie sehr viel Vitamin A speichert. Walross- und Elchleber sind ähnlich gefährlich. Falls Sie jemals welche angeboten bekommen, sollten Sie höflich ablehnen.

Machen Sie sich aber keine Sorgen wegen einer Überdosierung mit Möhren. Die Umwandlung von Betacarotin in Vitamin A wird streng reguliert und der Körper verwendet nur das, was er braucht. Anders verhält es sich mit Carotinkapseln. Wenn Sie rauchen oder mit Asbest belastet sind, vergrößern sie das Lungenkrebsrisiko.

In den 1980er-Jahren spekulierten Epidemiologen, dass Vitamin A in hohen Dosen vor Krebs schützen könnte. Doch in mehreren gut geplanten Studien und einer neueren Metaanalyse konnte man keinen Nutzen feststellen.[1] Sie deuten sogar darauf hin, dass das genaue Gegenteil der Fall ist. Vitamin A in Kapseln kann das Krebsrisiko vergrößern.

Fazit: möglicherweise schädlich. Meiden Sie Vitamin-A-Kapseln, es sei denn, bei Ihnen liegt ein Mangelzustand vor. Wenn Sie rauchen, sollten Sie auch Betacarotin in Kapseln meiden.

B-Vitamine

Wenn Sie ein Fan von Vitamin B sind, müssen Sie Ihre Gunst teilen. Es gibt nämlich acht B-Vitamine, die alle für den Stoffwechsel wichtig sind. Aber sie sind chemisch verschieden und haben unterschiedliche Aufgaben. Man fasst sie in einer Gruppe zusammen, weil sie oft in den gleichen Nahrungsmitteln enthalten sind.

Einige Mitglieder der Familie sind unter ihren chemischen Namen besser bekannt: Thiamin (B_1), Riboflavin (B_2), Niacin (B_3), Biotin (B_7) und Folat/

Folsäure (B_9). Die fehlenden Nummern 4, 8, 10, 11 und 13 bis 20 wurden Verbindungen zugewiesen, von denen man früher glaubte, sie seien essenziell; aber heute wissen wir, dass sie es nicht sind.

Die B- Vitamine sind wasserlöslich und Überschüsse werden im Urin ausgeschieden. Deshalb müssen wir sie jeden Tag zu uns nehmen, um Mangelzuständen vorzubeugen. Die zwei bekanntesten sind Beriberi (B_1-Mangel) und Pellagra (B_3-Mangel), die jedoch erst nach langer und schwerer Fehlernährung auftreten. Gut ernährte Menschen können ihren Vitamin-B-Bedarf leicht mit ihrer täglichen Kost decken. Eine Ausnahme sind Veganer, da Vitamin B_{12} in größeren Mengen nur in Fleisch, Eiern und Milchprodukten enthalten ist. Vitamin-B_{12}-Mangel verursacht Hautschäden. Wer keine tierischen Produkte isst, sollte Vitamin B_{12} als Ergänzungsmittel einnehmen oder angereicherte Nahrungsmittel essen, zum Beispiel Frühstücksflocken.

Für Menschen über 50 sind Vitamin-B_{12}-Kapseln ebenfalls empfehlenswert. Wenn wir älter werden, bildet der Magen weniger Säure, und das kann dazu führen, dass das Vitamin B_{12} in der Nahrung schlechter resorbiert wird. Bei älteren Erwachsenen liegt oft ein Vitamin-B_{12}-Mangel vor.

Viele Menschen, die ausreichend mit Vitamin B_{12} versorgt sind, weil sie tierische Produkte essen, nehmen trotzdem andere B-Vitamine ein. Sie können sowohl einzelne Vitamine kaufen als auch alle acht, Vitamin-B-Komplex genannt. B-Vitamine helfen angeblich, Herzkrankheiten, Schlaganfällen und dem Verlust geistiger Fähigkeiten vorzubeugen. Aber randomisierte Studien bestätigen diese Behauptung nicht.[2] Überhöhte Dosen werden mit dem Urin ausgeschieden; daher vergeuden Sie nur Ihr Geld.

Doch obwohl Sie Überschüsse ausscheiden, sind sehr hohe Dosen einiger B-Vitamine nicht harmlos. Zu viel Nikotinsäure (eine Form von Niacin, von dem Sie etwa 15 Milligramm täglich brauchen) kann die Leber schädigen. Die tägliche Zufuhr von mehr als 200 Milligramm Vitamin B_6 über einen längeren Zeitraum hinweg kann zu Taubheit in den Armen und Beinen führen, periphere Neuropathie genannt. Die Symptome legen sich meist, wenn Sie aufhören, die Tabletten einzunehmen, aber schwere Fälle – verursacht von monatelangen exzessiven Dosen Vitamin B_6 – können dauerhaft sein.

Fazit: Für Veganer, Vegetarier, die sehr wenige Milchprodukte essen, und ältere Erwachsene sind Vitamin-B_{12}-Kapseln eine gute Idee. Für Allesesser sind zusätzliche B-Vitamine unnötig.

Vitamin C

Vitamin C ist das populärste einzelne Vitamin in den USA. Es ist ein Antioxidans (siehe Vitamin E auf Seite 138) und soll Erkältungen vorbeugen sowie vor Krebs schützen. Doch wenn Sie kein Soldat in der Subarktis sind, verhindert eine tägliche Vitamin-C-Tablette keine Erkältung.[3] Beweise für eine Schutzwirkung gegen Krebs fehlen ebenfalls.

Vitamin-C-Mangel ist die Ursache der wohl bekanntesten und am meisten gefürchteten Mangelkrankheit, dem Skorbut. Vitamin C hilft uns, Eisen zu resorbieren und Kollagen herzustellen, ein Protein, das die Haut stützt und die Wundheilung fördert. Ohne Vitamin C bekommen Sie Zahnfleischbluten und nässende Wunden. Erwachsene brauchen mindestens 40 Milligramm pro Tag, die sie leicht aufnehmen können, wenn sie Zitrusfrüchte, Paprika, Brokkoli und Erdbeeren essen. Eine Orange deckt den täglichen Bedarf.

Warum aber nehmen so viele Leute Vitamin C, um Erkältungen vorzubeugen? Das ist dem Nobelpreisträger Linus Pauling, einem Chemiker, zu verdanken, der Vitamin C als Allheilmittel anpries und enorme Dosen empfahl. Die wissenschaftlichen Belege sind jedoch dürftig. Eine neuere Analyse kam zu dem Ergebnis, dass die tägliche Einnahme von 200 Milligramm Vitamin C die Schwere und die Dauer einer Erkältung verringern kann, aber sie verhindert die Erkältung nicht, es sei denn, Sie sind ein Soldat, der in extremer Kälte ausgebildet wird, ein Marathonläufer oder ein Skisportler.

Vitamin C in großen Mengen schadet Ihnen wahrscheinlich nicht, aber Megadosen können Durchfall, Sodbrennen und andere Probleme verursachen. Die empfohlene Höchstdosis beträgt 1000 Milligramm am Tag.

Pauling glaubte auch, Vitamin C trage zur Krebsheilung bei. Es gibt einige anekdotische Hinweise darauf, dass Krebspatienten, die Vitamin C intravenös in hohen Dosen bekamen, länger lebten als erwartet; aber es ist unmöglich festzustellen, ob sie das dem Vitamin verdanken. Umfangreiche, qualitativ höherwertige Studien haben keinen Hinweis darauf gefunden, dass Vitamin C das Krebsrisiko verringert.

Fazit: Es verhindert Erkältungen nicht, aber wenn Sie einen Schnupfen haben, kann Vitamin C Ihnen vielleicht helfen, schneller gesund zu werden. Ansonsten ist es wertlos.

Chrom

Es wird heftig darüber diskutiert, ob Chrom ein essenzielles Mineral ist. Seine biologische Funktion bei Menschen ist nicht genau geklärt und vielleicht hat es gar keine Funktion. Gesundheitsexperten in den USA, Australien und Neuseeland halten es für wichtig, die Europäische Behörde für Lebensmittelsicherheit ist anderer Ansicht.

Die Behauptung, dass wir Chrom brauchen, basiert auf unerwarteter Gewichtsabnahme und anderen Gesundheitsstörungen bei Menschen, die längere Zeit intravenös ohne Chrom ernährt wurden. Dort, wo man Chrom für essenziell hält, gelten 25 bis 35 Mikrogramm am Tag für Erwachsene als ausreichend.

Millionen Amerikaner nehmen Chromtabletten ein, wahrscheinlich weil es angeblich Fett abbaut, den Blutzuckerspiegel regulieren hilft und die Menge des guten Cholesterins im Blut erhöht und dadurch das Risiko für Herzinfarkte senkt. Aber das ist bei Weitem nicht bewiesen. Eine neuere Analyse von Studien fand »keine aktuellen, zuverlässigen Belege« dafür, dass Chrom Übergewichtigen helfen kann abzunehmen.[4] Ähnliches gilt für die Stabilisierung des Blutzuckers. Auch für die Cholesterin-These gibt es keine soliden Beweise.

Wenn Sie trotzdem Chrom einnehmen wollen, empfiehlt der britische staatliche Gesundheitsdienst zehn Milligramm am Tag oder weniger. Aber warum Chromtabletten schlucken, wenn alles, was Sie brauchen (oder nicht brauchen), in Obst und Gemüse enthalten ist? Brokkoli ist die ergiebigste Quelle. Eine kleine Portion deckt den Tagesbedarf.

Fazit: Vergeuden Sie nicht Ihr Geld, es sei denn, Sie vertragen Obst und Gemüse wirklich nicht.

Coenzym Q_{10}

Die vielen Behauptungen der Leute, die Coenzym Q_{10} (CoQ_{10}) empfehlen – es soll helfen, Herzversagen, Krebs und Diabetes zu behandeln, die Spermaqualität zu verbessern und sogar das Leben zu verlängern –, stützen sich darauf, dass diese Verbindung in fast jeder Zelle des Körpers eine wichtige Rolle spielt.

Kleine Studien kamen zu dem Ergebnis, dass CoQ_{10} bei Menschen, die an Krebs oder Aids leiden, das Immunsystem und bei Patienten, die sich von einem Herzversagen erholen, das Herz stärkt. Andere Behauptungen sind jedoch unbewiesen, auch die Behauptung, CoQ_{10} könne uns mehr Energie verschaffen. Das ergab eine Metaanalyse der europäischen Verbraucherschutzbehörde.[5]

Wie viel CoQ_{10} brauchen Sie tatsächlich? Es gibt keinen empfohlenen Tagesbedarf, aber eine Studie stellte fest, dass Erwachsene etwa drei bis fünf Milligramm pro Tag aufnehmen. Die meisten Menschen bekommen alles CoQ_{10}, das sie brauchen, von ihrem eigenen Körper und aus ihrem Essen. Leber und fetter Fisch sind gute Quellen.

Fazit: nach heutigem Stand viel Lärm um nichts.

Vitamin D

Vitamin D ist ein einzigartiges Vitamin, weil wir es selbst herstellen können. Deshalb ist fraglich, ob es ein Vitamin ist. Das bedeutet aber nicht, dass Ergänzungsmittel Geldverschwendung sind. Im Gegensatz zu den meisten anderen Vitaminen gibt es nämlich bisweilen gute Gründe dafür, Vitamin-D-Kapseln einzunehmen.

Unsere Haut bildet Vitamin D unter der Einwirkung des Sonnenlichts. Im Sommer können hellhäutige Menschen mehr Vitamin D produzieren, als sie benötigen, wenn sie jeden Tag mit teilweise unbedeckter Haut fünf bis zehn Minuten in die Sonne gehen. Dunkelhäutigere brauchen etwa 30 bis 40 Minuten.

Im Winter ist es schwierig, genügend Vitamin D zu bilden. Wenn Sie nördlich von San Francisco oder Südeuropa oder südlich von Melbourne in Australien leben, steht die Sonne im Winter nicht hoch genug am Himmel, nicht einmal mittags. Die Strahlen, auf die es ankommt – UVB – erreichen dann die Erdoberfläche nicht.

Unser Körper kann im Sommer so viel Vitamin D speichern, dass wir die dunkleren Monate überstehen. Dennoch leiden rund 40 Prozent der erwachsenen Briten und Amerikaner im Winter an Vitamin-D-Mangel, was ihrer Gesundheit schaden kann. Wenn der Blutspiegel sehr niedrig ist, steigt das Gesamtsterberisiko um 57 Prozent im Vergleich mit Menschen, die einen hohen Blutspiegel aufweisen.[6]

Vitamin-D-Mangel ist die Ursache der Knochenkrankheit Rachitis, wird aber auch mit einem vergrößerten Risiko für Autoimmunkrankheiten und größerer Anfälligkeit für Virusinfektionen in Verbindung gebracht.

Brauchen wir Ergänzungsmittel? Die meisten Leitlinien stimmen darin überein, dass kleine Kinder, Schwangere und ältere Menschen sie einnehmen sollten – und vielleicht auch Erwachsene, die nicht oft in die Sonne kommen. Das britische wissenschaftliche Beratungsgremium für Ernährung empfiehlt allen, über die Einnahme von Vitamin D im Winter nachzudenken. Sie können Vitamin D auch über die Nahrung aufnehmen. Thunfisch, Lachs und Eier sind die besten Quellen.

Die empfohlene Tagesmenge beträgt rund 15 Mikrogramm, aber Experten sind der Meinung, dass bis zu 100 Mikrogramm am Tag wahrscheinlich unbedenklich sind. Zu viel Vitamin D kann dazu führen, dass sich Kalzium im Blut anreichert, was Erbrechen und Nierenstörungen verursachen kann.

Vitamin-D-Tabletten sind ein recht wirksamer Ersatz, aber aus unbekannten Gründen haben sie anscheinend nicht alle positiven gesundheitlichen Wirkungen, die Sonnenlicht oder Nahrungsmittel uns bieten.

Fazit: Schwangere und ältere Menschen sollten Vitamin-D-Tabletten einnehmen. Auch andere profitieren möglicherweise davon, aber nur, wenn sie in höheren Breiten als dem 38. Breitengrad (nördlich oder südlich) leben, wenn es Winter ist, wenn sie im vergangenen Sommer nicht viel Sonne abbekommen haben und wenn sie wenig fetten Fisch essen.

Vitamin E

Vitamin E ist der Inbegriff des Antioxidans. Das bedeutet, es kann toxische freie Radikale entschärfen, zumindest im Reagenzglas. Radikale sind ein unvermeidliches Nebenprodukt des Zellstoffwechsels. Sie verursachen oxidative Schäden in den Zellen, Organellen und Biomolekülen.

Deshalb nahm man früher an, dass Vitamin E (wie die Vitamine A und C sowie Selen) als Ergänzungsmittel zur Vorbeugung gegen Krebs und andere Krankheiten beiträgt, die mit Schäden durch freie Radikale zusammenhängen. Aber die Belege dafür sind nicht überzeugend. Hochdosiertes Vitamin E in Kapseln vergrößert anscheinend sogar das Prostatakrebsrisiko (mehr über Antioxidantien lesen Sie auch ab Seite 150).

Wir brauchen Vitamin E, um Blutgerinnseln vorzubeugen und das Immunsystem zu stärken. Ein Mangel kann zu Muskelschwäche und Sehschwäche führen, wenn er lange Zeit anhält, auch zu Nerven-, Leber- und Nierenschäden.

Bei gesunden Menschen ist Vitamin-E-Mangel selten. Selbst ein kleines Defizit ist offenbar nicht schädlich, vor allem deshalb, weil Vitamin E in

den Fettzellen gespeichert wird. Die empfohlene Tagesmenge für Erwachsene beträgt 7 bis 15 Milligramm. Er ist mit der Nahrung leicht zu decken. Ergiebige Quellen sind Pflanzenöle, Nüsse, Kerne und grünes Blattgemüse.
Es gibt keine Beweise dafür, dass Vitamin E andere Krankheiten verhindert, beispielsweise Herzkrankheiten und Demenz. Und die Wissenschaft kann auch den verbreiteten Glauben nicht bestätigen, Vitamin E in Salben oder Gels lasse Narben verblassen.
Fazit: möglicherweise schädlich. Nehmen Sie keine Vitamin-E-Kapseln ein, wenn bei Ihnen kein Mangel diagnostiziert wurde, den wahrscheinlich eine Krankheit ausgelöst hat.

Eisen

Der menschliche Körper enthält angeblich genug Eisen, um daraus einen sieben Zentimeter langen Nagel zu machen. Es ist ein Hauptbestandteil des Hämoglobins, das Sauerstoff im Blut transportiert, und des Myoglobins, das die gleiche Aufgabe in den Muskeln erfüllt. Außerdem ist es in mehreren Enzymen enthalten, die am Stoffwechsel, an der Immunreaktion und an der Produktion von Neurotransmittern beteiligt sind. Deshalb ist Eisen wichtig für die Gesundheit.
Aber es dürfte einfach sein, die empfohlene Tagesmenge von acht Milligramm (15 für Frauen vor den Wechseljahren) mit dem Essen zu decken, da viele Nahrungsmittel eine Menge Eisen enthalten. Fleisch und Fisch sind ergiebige Quellen, ebenso Hülsenfrüchte, dunkelgrünes Blattgemüse sowie angereichertes Brot und Getreideflocken.
Der einzige zwingende Grund, Eisentabletten einzunehmen, ist eine Eisenmangelanämie, die ein Arzt diagnostizieren muss, nicht zuletzt deshalb, weil sie ein Symptom einer schlimmeren Krankheit sein kann. In Betracht kommen zum Beispiel Krebs oder Magengeschwüre.
Die klassischen Symptome einer Eisenmangelanämie sind Müdigkeit und Energiemangel. Aber auch ein Eisenüberschuss im Körper löst diese Sym-

ptome aus. Bei manchen Menschen ist das Risiko dafür erhöht: Bei starken Trinkern, bei Menschen, die an Entzündungen leiden, zum Beispiel an Rheuma, bei Trägern einer bestimmten genetischen Mutation – und bei denjenigen, die zu viele Eisentabletten schlucken.

Überschüssiges Eisen ist sehr reaktionsfreudig. Es bildet freie Radikale, die Zellen schädigen, was zu Diabetes Typ 2 und bestimmten Krebsarten führt. Eine akute Überdosis kann tödlich sein. Kleine Kinder sind besonders anfällig.

Wenn Sie glauben, dass Sie Eisentabletten brauchen, sollten Sie zuerst versuchen, mehr eisenreiche Nahrungsmittel zu essen und Tee, Kaffee, Milch und Vollkornprodukte meiden, da sie die Eisenresorption stören. Wenn das nicht hilft, gehen Sie zum Arzt.

Fazit: Sprechen Sie mit einem Arzt, bevor Sie Eisentabletten einnehmen. Zu viel Eisen ist mindestens so gefährlich wie zu wenig.

Fischöl

Das Ölgeschäft boomt. Fischöl ist unter anderem in Großbritannien und Deutschland eines der beliebtesten Ergänzungsmittel. Diese glänzenden goldenen Kapseln enthalten die Vitamine A und D, aber sie werden am meisten wegen ihrer kostbaren Omega-3-Fettsäuren geschätzt (siehe dazu ab Seite 24).

Omega-3-Fettsäuren sind sicherlich wichtig. Sie sind ein unentbehrlicher Bestandteil der Zellmembranen und haben zahlreiche positive Wirkungen. Unter anderem schützen sie vor Herz-Kreislauf-Krankheiten. Da der Körper sie nicht selbst herstellen kann, müssen wir sie mit der Nahrung aufnehmen. Sie werden immer mit fettem Fisch in Verbindung gebracht, obwohl die wichtigste Fettsäure, Alpha-Linolensäure (englisch *alpha-linolenic acid* oder ALA, siehe auch Seite 103), nicht im Fischöl zu finden ist. Die besten Quellen sind Chiasamen, Kiwis, Walnüsse, Leinsamen, Rapsöl, Sojaöl, Algen und grünes Blattgemüse.

Aber Fischöl enthält in der Tat die beiden anderen wichtigen Omega-3-Fettsäuren Eicosapentaensäure (englisch *eicosapentaenoic acid* oder EPA) und Docosahexaensäure (englisch *docosahexaenoic acid* oder DHA). Das Öl in den Kapseln stammt von fettreichen Kaltwasserfischen wie Sardellen, Heringen, Makrelen, Lachsen und Sardinen.

In den USA und Großbritannien liegt die durchschnittlich aufgenommene Tagesration bei Erwachsenen unter der empfohlenen Menge, vor allem deshalb, weil viele Menschen wenig oder gar keinen fetten Fisch essen. Fischölkapseln beheben einen Mangel an EPA und DHA, doch im Gegensatz zu ihrem goldenen Image tun sie anscheinend gar nichts für die Gesundheit des Herzens und der Blutgefäße.

Eine neuere Metaanalyse sammelte die Daten von 79 Studien und untersuchte die langfristigen Auswirkungen von Omega-3-Fettsäuren oder Fischölkapseln auf die Gesundheit des Herzens und der Gefäße. Sie kam zu dem Schluss, dass sie nur eine kleine oder gar keine Wirkung haben.[7]

Der Grund könnte sein, dass sie keine Alpha-Linolensäure (ALA) enthalten, aber es könnte auch andere, noch unbekannte Ursachen dafür geben.

Fazit: Es ist wahrscheinlich am besten, wenn Sie Omega-3-Fettsäuren mit dem Essen zu sich nehmen. Aber wenn Sie keinen fetten Fisch mögen, können Kapseln Sie mit zweien der wichtigen drei versorgen. Achten Sie aber darauf, auch Nahrungsmittel zu essen, die Alpha-Linolensäure (ALA) enthalten.

Folsäure

Der Besitz von Folsäuretabletten gilt oft als klares Zeichen dafür, dass Sie schwanger werden wollen oder es bereits sind. Aus gutem Grund, denn sie beugen einer offenen Wirbelsäule (*Spina bifida*) und anderen Wirbelsäulenschäden vor, zu denen es im Mutterleib kommen kann. Andere Menschen nehmen Folsäure (auch Folat oder Vitamin B_9 genannt) ein, um das Herz und die Gefäße zu schützen. Lohnt sich das?

Folsäure ist wichtig für die Bildung roter Blutkörperchen und kann auch an der Produktion von DNS und RNS beteiligt sein. Erwachsene brauchen täglich 200 bis 400 Mikrogramm.

Vor und während der Schwangerschaft steigt der empfohlene Tagesbedarf auf 400 bis 600 Mikrogramm oder mehr, wenn in der Familie der Frau Wirbelsäulenschäden bei Feten vorgekommen sind. Ihre Ursache ist meist ein Schaden am Neuralrohr, das sich im Frühstadium der Schwangerschaft bildet. Die Einnahme von Folsäure vor der Zeugung und zu Beginn der Schwangerschaft verringert das Risiko für Schäden am Neuralrohr um bis zu 70 Prozent.

In mehr als 70 Ländern – darunter die USA, Kanada und Australien, nicht aber Großbritannien und Deutschland – müssen Mehl und Frühstücksflocken mit Folsäure angereichert werden. In den USA ist die Anreicherung seit 1998 weitverbreitet und die Zahl der Babys, die mit einem Neuralrohrdefekt geboren wurden, ist gesunken. Doch die Anreicherung hat das Problem nicht beseitigt. Schäden am Neuralrohr treten immer noch jedes Jahr bei etwa 3000 schwangeren Amerikanerinnen auf; darum wird Schwangeren empfohlen, zusätzlich Folsäure einzunehmen.

Für die Einnahme von Folsäure aus anderen Gründen gibt es weniger Belege. Eine ausgewogene Kost sollte alles liefern, was wir brauchen. Gute Quellen sind grünes Blattgemüse, Lachs und Bohnen. Eine Analyse mehrerer Studien kam zu dem Ergebnis, dass eine tägliche Einnahme das Risiko für Herzkrankheiten oder Schlaganfälle nicht verringert.[8]

In hohen Dosen (mehr als ein Milligramm) kann Folsäure Symptome eines Vitamin-B_{12}-Mangels überdecken, ohne dieses Vitamin zu ersetzen. Das kann mit der Zeit zu Nervenschäden führen.

Fazit: Folsäuretabletten sind während der Schwangerschaft empfehlenswert. Ansonsten sollten Sie mit der Nahrung genügend aufnehmen.

Glucosamin

Das Zuckerderivat Glucosamin ist ein Baustein der Knorpel und ein Bestandteil der Gelenkflüssigkeit. Daher überrascht es nicht, dass es oft als Heilmittel für Arthritis angepriesen wird. In Tierstudien kann Glucosamin Schmerzen und Entzündungen lindern und die Abnutzung von Knorpeln verlangsamen. Das Design dieser Studien ist jedoch extrem unterschiedlich, sodass es schwierig ist, eindeutige Schlüsse zu ziehen.

Die Ergebnisse kleiner Studien mit Menschen deuten darauf hin, dass eine Tablette am Tag Schmerzen und Entzündungen bei Arthritis lindern kann; doch Metaanalysen zeigten nur einen geringen Unterschied zwischen Glucosamin und einem Placebo.[9] Aber es wurden auch keine schädlichen Wirkungen gefunden. Glucosamin hilft vielleicht nicht viel, aber es verschlechtert den Zustand von Arthritikern wahrscheinlich nicht.

Trotzdem rät das britische National Institute for Health and Care Excellence (NICE) den Ärzten, Glucosamin nicht bei Arthritis zu empfehlen, weil es keine überzeugenden Belege gebe und ein Risiko für Menschen mit einer Allergie gegen Schalentiere, Bluthochdruck und Diabetes bestehe.

Für diese Menschen ist Glucosamin ungeeignet, da es oft aus Muschelschalen gewonnen wird. Einige Präparate enthalten viel Salz, das Bluthochdruck verschlimmern kann, und es gibt einige Hinweise darauf, dass Glucosamin die Glukoseverwertung hemmen kann.

Fazit: Bei den meisten Menschen schadet es nicht, Glucosamin bei Arthritis einzunehmen. Aber es gibt nicht genug Belege dafür, dass es tatsächlich hilft.

5-HTP (5-Hydroxytryptophan)

Diese Aminosäure, die im Körper produziert wird, reguliert die Menge des Neurotransmitters Serotonin im Gehirn. Befürworter von 5-HTP in Tablettenform behaupten, es steigere die Energie und helfe sogar bei Depressionen. Für die letztere Behauptung gibt es zwar einige Belege, aber vielleicht ist 5-HTP das Risiko nicht wert.

Eine Analyse von 111 veröffentlichten Studien zu 5-HTP fand nur zwei, die rigorosen Standards genügen.[10] Diese lassen darauf schließen, dass 5-HTP bei Depression besser als ein Placebo ist; dennoch wollten die Forscher es nicht empfehlen. Sie wiesen darauf hin, dass 5-HTP mit einem sehr seltenen, aber potenziell tödlichen Syndrom namens Eosinophilie-Myalgie

zusammenhängen könnte, das extreme Schmerzen verursacht. Vielleicht stört 5-HTP auch das Gleichgewicht zwischen anderen Chemikalien im Gehirn und hat Nebenwirkungen, zum Beispiel Unruhe.
Fazit: Es gibt zu wenige Belege dafür, dass 5-HTP einen Nutzen hat, aber genügend Hinweise darauf, dass es schädlich sein kann.

Jod

Jod ist ein essenzieller Mikronährstoff, der im menschlichen Körper nur eine einzige Funktion hat: Er ist Bestandteil der Hormone Thyroxin und Trijodthyronin, die die Schilddrüse bildet. Beide sind wichtige Regulatoren des Stoffwechsels.
Der Tagesbedarf ist sehr gering, nur 0,14 Milligramm. Der einzige Grund, Jodtabletten einzunehmen, ist ein Mangelzustand; doch es ist äußerst unwahrscheinlich, dass Sie an Jodmangel leiden. Eine ausgewogene Kost liefert reichlich Jod, zudem wird es dem Tafelsalz beigegeben, um möglichen Mangelzuständen vorzubeugen. Es schadet nicht, wenn Sie bis zu 0,5 Milligramm am Tag einnehmen, außer dass Sie Ihr Geld verschwenden.
Fazit: Sie brauchen es fast mit Sicherheit nicht.

Vitamin K

Der Verkauf von Vitamin-K-Tabletten boomt, dank des Versprechens, dass sie die Knochen stärken. Das mag sein, aber die Belege dafür sind nicht überzeugend.
Vitamin K gibt es in zwei Formen: K_1, das in grünem Blattgemüse enthalten ist, und K_2, das Bakterien im Darm herstellen. Am bekanntesten ist dieses Vitamin wegen seiner Rolle bei der Blutgerinnung (sein Name ist vom Wort »Koagulationsvitamin« abgeleitet). Die sehr seltenen Mangelzustände bei Erwachsenen hängen mit Blutungen zusammen. Vitamin K kann blutverdünnende Medikamente schwächen; deshalb raten Ärzte den Patienten, die solche Arzneien einnehmen, von Vitamin-K-Tabletten ab.

Der Bedarf ist sehr gering, etwa ein Mikrogramm je Kilogramm Körpergewicht am Tag. Inzwischen wird es Sie nicht mehr überraschen zu hören, dass Nahrungsmittel Sie ausreichend mit Vitamin K versorgen. Grünes Blattgemüse, Pflanzenöle und Getreide sind gute Quellen.

Es gibt ein paar kleine Studien zu Vitamin-K-Tabletten und nicht alle deuten in die gleiche Richtung. Einige lassen darauf schließen, dass sie die Gesundheit der Knochen fördern, andere fanden keinen Unterschied. Falls exzessive Dosen schädliche Wirkungen haben, so sind diese nicht bekannt.

Fazit: Essen Sie lieber Brokkoli.

Kalium

Kalium arbeitet mit Natrium zusammen, um das Blutvolumen im Körper zu regulieren. Außerdem hilft es, im Urin überschüssiges Salz – und mit ihm überflüssiges Wasser – auszuscheiden.

Bluthochdruck ist eine Hauptursache für Herzkrankheiten. Die Beliebtheit verarbeiteter Produkte, die meist viel Salz und wenig Kalium enthalten, vergrößert das Problem. Bei Gesunden sollte das Natrium-Kalium-Verhältnis etwa eins zu eins betragen. Wie bekommen wir die 3,5 Gramm am Tag, die die WHO empfiehlt? Die meisten Menschen – Sie haben es erraten – brauchen nur frisches Obst und Gemüse zu essen.

Trotzdem sind Ergänzungsmittel beliebt; aber bei gesunden Menschen ist Kaliummangel sehr selten. Ergänzungsmittel können für Menschen mit Bluthochdruck oder bestimmten Nierenkrankheiten, die die Kaliumausscheidung lahmlegen, gefährlich sein; ansonsten schaden sie wahrscheinlich nicht.

Fazit: Für die meisten Menschen sind Kaliumtabletten ihr Geld nicht wert. Essen Sie stattdessen lieber eine Banane.

Kalzium

Die Hälfte der erwachsenen Amerikaner nimmt Kalziumtabletten ein, vor allem um die Knochen und Zähne zu stärken. Es stimmt, dass Kalzium wichtig für starke Knochen und Zähne ist und dass schwerer Kalziummangel zu Knochenbrüchen und Osteoporose führen kann. Damit Ihre Knochen gesund bleiben, brauchen Sie mindestens 700 Milligramm Kalzium am Tag, und wenn Sie älter als 50 sind, 1200 Milligramm.

Aber Kalziumtabletten sind eine sehr schlechte Idee. In einigen großen Studien wurde untersucht, ob Kalziumtabletten das Knochenbruchrisiko senken, aber es wurden keine Hinweise darauf gefunden. Im Gegenteil, es gibt Anzeichen dafür, dass sie der Gesundheit erheblich schaden.

Zu viel Kalzium führt zu Arterienverkalkung. Deshalb sollten Sie nicht mehr als 2,5 Gramm täglich zu sich nehmen. Sie müssten sich aber anstrengen, um so viel zu konsumieren – diese Menge ist ungefähr in 350 Gramm Käse enthalten.

Aber mit Tabletten können Sie sehr hohe Dosen zu sich nehmen, und das ist gefährlich, weil sie das Risiko für Nierensteine um 17 Prozent vergrößern und auch so schwere Magen-Darm-Störungen verursachen können, dass eine Behandlung im Krankenhaus notwendig ist. Meist handelt es sich um Verstopfung, aber es drohen auch Krämpfe, Blähungen, Schmerzen, Erbrechen und Durchfall. Noch bedenklicher sind die Risiken für das Herz. Eine fünfjährige Studie mit Frauen nach den Wechseljahren hatte zum Ergebnis, dass Frauen, die Kalziumtabletten einnahmen, häufiger an Herz- oder Schlaganfällen litten als jene, die keine einnahmen.[11] Nachfolgende Studien lassen darauf schließen, dass das Risiko für Herzinfarkte bei Menschen, die Kalziumtabletten zu sich nehmen, um bis zu 40 Prozent steigt.[12] Jedes dieser Risiken genügt schon für sich allein, um einen möglichen Nutzen zu überwiegen; zusammen sind sie eine große rote Flagge: Sie nehmen Kalziumtabletten auf eigene Gefahr.

Zum Glück können Sie Ihren Bedarf leicht mit dem Essen decken.

Milchprodukte sind eine sehr gute Quelle, ebenso fetter Fisch. Wenn Sie Veganer sind oder keine Laktose vertragen, können Sie reichlich Kalzium

mit Grüngemüse, Okra, Feigen, Chiasamen und Mandeln zu sich nehmen. Viele Nahrungsmittel werden mit Kalzium angereichert und, soweit wir wissen, ihr Verzehr ist im Gegensatz zu Tabletten ungefährlich.
Fazit: keine Kalziumtabletten.

Magnesium

Viele Enzyme benötigen Magnesium, um ihren Zweck zu erfüllen, auch diejenigen, die an der Nerven- und Muskelfunktion beteiligt sind oder den Blutzucker und den Blutdruck regulieren.
Sie brauchen etwa 300 Milligramm am Tag. Eine ausgewogene Kost sollte diesen Bedarf decken. Nüsse und Spinat sind gute Quellen. Aber Teenager und Menschen über 70 nehmen oft zu wenig Magnesium zu sich, Erstere, weil sie viel Junkfood essen, und Letztere, weil sich im Alter die Resorption verschlechtert. Diabetes und bestimmte Medikamente können ebenfalls einen Mangel verursachen.
Magnesiummangel führt jedoch selten zu Krankheiten und abgesehen von extremem Mangel ist der Nutzen von Ergänzungsmitteln fraglich. Bis zu 400 Milligramm am Tag sind in Ordnung, doch was darüber hinausgeht, kann zu Durchfall führen. Megadosen – mehr als fünf Gramm täglich – können Atemprobleme und sogar einen Herzinfarkt auslösen.
Magnesium wird als Mittel gegen Diabetes, Herz-Kreislauf-Krankheiten und Migräne angepriesen. Aber die Beweise dafür sind nicht überzeugend.
Fazit: Wenn bei Ihnen kein Magnesiummangel diagnostiziert wurde, sind Magnesiumtabletten Geldverschwendung.

MSM

MSM (Methylsulfonylmethan) ist eine schwefelhaltige Verbindung, die unter anderem in Fleisch und Gemüse enthalten ist. Befürworter von MSM-Ergänzungsmitteln behaupten, sie seien eine gute Quelle für »biologisch aktiven Schwefel«. Aber das ist ein biologisch bedeutungsloser Begriff.

Schwefel ist ein wichtiger Bestandteil vieler Proteine und daher auch unserer Nahrung. Aber Mangelzustände sind unbekannt, weil die meisten Nahrungsmittel viel Eiweiß enthalten.
MSM-Präparate werden als hilfreich bei vielen Leiden angepriesen, von Schmerzen über Krebs bis zu brüchigen Nägeln. Aber es gibt nur sehr wenige veröffentlichte Studien zu MSM. Die meisten befassten sich mit Osteoarthritis und fanden keine Wirkung.[13] MSM gilt zwar nicht als schädlich, aber es ergibt kaum einen Sinn, das Pulver einzunehmen.
Fazit: Schwefel riecht wie faule Eier und das Gleiche gilt für die MSM-Werbesprüche.

Multivitaminpräparate

Multivitamine werden für die Gesundheitsvorsorge angepriesen und bringen in den USA jedes Jahr 5,2 Milliarden Dollar ein. Studien zeigen jedoch, dass sie meist Geldverschwendung sind. Wenn Sie daran zweifeln, lesen Sie die Abschnitte über die Vitamine A, B, C, D und E (sowie über Eisen, das oft beigegeben wird), zählen Sie alles zusammen und ziehen Sie dann Ihre eigenen Schlüsse. Das nationale Gesundheitsinstitut der USA sieht keinen Grund, diese Präparate zu empfehlen.
Menschen mit einer Krankheit, die die Resorption essenzieller Nährstoffe behindert, zum Beispiel Morbus Crohn, könnten allerdings von Multivitaminen profitieren.
Eine neuere Studie fand ein etwas geringeres Krebsrisiko bei Männern, die Multivitamine einnehmen; aber sie fand keine Wirkung auf die Herz-Kreislauf-Gesundheit und die Ergebnisse vieler anderer Studien, die nach einem möglichen Nutzen suchten, sind ein totales Durcheinander. Experten teilen diese Ansicht und äußern Besorgnis darüber, dass Ergänzungsmittel, die Vitamin A, Vitamin E und Eisen in hohen Dosen enthalten, nicht nur unwirksam sind, sondern sogar schädlich sein können.
Fazit: nur sinnvoll bei seltenen Krankheiten. Vitamin A, Vitamin E und Eisen können in hohen Dosen schädlich sein.

Selen

Selen ist ein Spurenelement, das in Fisch, Fleisch, Getreide und Milchprodukten enthalten ist. Es ist essenziell für die Produktion von Selenoproteinen, einer kleinen, aber lebenswichtigen Gruppe von Proteinen. Erwachsene brauchen nur etwa 60 Mikrogramm am Tag, die sie leicht aufnehmen können, wenn sie Fleisch, Fisch oder Nüsse essen. Im Westen ist Selenmangel sehr selten.

Selen wird oft als Antioxidans angepriesen und soll gegen Krebs, den Verlust der geistigen Fähigkeiten im Alter und Herz-Kreislauf-Krankheiten helfen.[14] Aber Ergänzungsmittel mit Antioxidantien sind wirkungslos (siehe ab Seite 150).

Selen soll auch gegen Asthma helfen, das Risiko für rheumatoide Arthritis senken und den Alterungsprozess verlangsamen. Selbst wenn das stimmt, gibt es keinen zwingenden Grund, ein Ergänzungsmittel einzunehmen, nicht einmal dann, wenn Sie weder Fleisch noch Fisch essen. Eine einzige Paranuss enthält mehr als Ihren Tagesbedarf.

In großen Dosen kann Selen giftig sein und eine Selenose auslösen. Mögliche Folgen sind Nagel- und Haarausfall und der Tod. Der britische staatliche Gesundheitsdienst empfiehlt, nicht mehr als 350 Mikrogramm am Tag aufzunehmen. Die meisten Ergänzungsmittel enthalten 50 bis 200 Gramm.

Fazit: Kaufen Sie sich stattdessen eine Packung Paranüsse.

Zink

In einer klassischen Folge der *Simpsons* schauen sich Bart und seine Schulfreunde einen Lehrfilm an, der den Titel »Eine Welt ohne Zink« trägt. Aus Gründen, die nicht erklärt werden, will ein Mann namens Jimmy ohne Zink leben. Sein Wunsch wird erfüllt, aber er bereut ihn bald. Er kann nicht zu seiner Verabredung fahren, weil sein Auto nicht anspringt, und er kann seine Freundin nicht anrufen, weil sein Telefon nicht funktioniert. Entsetzt versucht er, sich zu erschießen – aber seine Pistole zündet nicht, weil der Schlagbolzen aus Zink bestehen müsste.

Eine reale Welt ohne Zink wäre aus einem anderen Grund tatsächlich tödlich. Zink ist ein essenzieller Mikronährstoff. Er spielt eine wichtige Rolle bei der Zellteilung, wird für die Funktion von etwa hundert Enzymen benötigt und unterstützt den Stoffwechsel, die Wundheilung und die DNS-Produktion.

Die empfohlene Tagesmenge beträgt sieben Milligramm für Frauen und 9,5 Milligramm für Männer. Ein Defizit kann das Immunsystem schwächen und Haarausfall und geistige Trägheit verursachen. Vielleicht überrascht es Sie zu erfahren, dass Sie Ihren Tagesbedarf leicht mit der Nahrung decken können. Austern sind eine ergiebige Quelle, ebenso Fleisch, Käse und Vollkornprodukte aus Weizen.

Aber Sie wundern sich vielleicht auch zu erfahren, dass es manchmal gute Gründe gibt, Zinktabletten einzunehmen. Wir haben recht gute Belege dafür, dass sie die Dauer einer Erkältung verkürzen können, sofern Sie innerhalb von 24 Stunden nach der Erkrankung mit der Einnahme beginnen.[15] Aber wenn Sie nicht erkältet sind, gibt es keinen guten Grund, Zink einzunehmen, und wenn Sie es doch tun, sollten es nicht mehr als 25 Milligramm am Tag sein, um einer Anämie und einer Knochenschwäche vorzubeugen.

Fazit: gut bei Schnupfen, nutzlos für alles andere.

Die Wahrheit über Antioxidantien

Multivitamine. Cranberrykapseln. Grünteeextrakte. Vitamin E. Granatapfelkonzentrat. Betacarotin. Selen. Traubenkernextrakt. Gelée royale.

Egal, was es ist, wenn es als Antioxidans angepriesen wird, schlucken wir es. Schätzungsweise einer von zwei erwachsenen Amerikanern nimmt täglich eines oder zwei dieser Präparate ein. Doch es hat sich herausgestellt, dass wir womöglich ein Märchen schlucken.

Antioxidantien haben sich einen Ruf als Wundermittel erworben, dank der Forschung, die in den 1950er-Jahren begann. Damals entdeckten

Wissenschaftler, dass viele Krankheiten – unter anderem Herzinfarkte, Schlaganfälle, Krebs, Diabetes, grauer Star, Arthritis und neurodegenerative Störungen – mit Schäden zusammenhängen, die durch höchst destruktive Chemikalien verursacht werden, freie Radikale genannt.

Freie Radikale sind Verbindungen mit unpaarigen Elektronen aus anderen Molekülen, zum Beispiel aus Proteinen, Kohlenhydraten, Fetten und der DNS. Dabei entstehen weitere freie Radikale, die eine Kette der Zerstörung in Gang setzen. Oxidative Schäden begleiten die meisten oder gar alle Krankheiten und könnten sogar eine Hauptursache der Alterung sein.

Freie Radikale sind eine unvermeidliche Gefahr des Lebens. Etwa ein Prozent des Sauerstoffs, den wir einatmen, verwandelt sich in freie Radikale. Das bedeutet, dass der menschliche Körper jährlich 1,7 Kilogramm davon erzeugt. Ozon, Luftschadstoffe, Tabakrauch, Sonnenstrahlen, Infektionen und Industriechemikalien lösen ebenfalls eine Produktion von freien Radikalen aus.

Aber in den 1980er-Jahren tauchte eine starke Waffe gegen freie Radikale auf. Man wusste seit Langem, dass Menschen, die reichlich Obst und Gemüse aßen, seltener an Krankheiten litten, die mit Schäden durch freie Radikale zusammenhingen. Jetzt gab es eine Erklärung dafür. Obst und Gemüse enthalten eine Menge Antioxidantien, die freie Radikale neutralisieren, indem sie ihnen Elektronen spenden. Pflanzen sind aus gutem Grund reich an Antioxidantien. Sie sind besonders empfindlich gegen oxidative Belastungen, weil sie während der Fotosynthese reinen Sauerstoff produzieren.

So wurde eine lukrative Hypothese geboren: Antioxidantien saugen freie Radikale auf wie Schwämme und können Alterskrankheiten vorbeugen. Wenn man sie extrahiert, isoliert und in Kapseln verkauft, kann jeder den Lohn einer gemüsereichen Kost ernten, ohne Gemüse zu essen.

Die bekanntesten antioxidativen Ergänzungsmittel sind Vitamin A, Vitamin E (auch unter seiner chemischen Bezeichnung Tocopherol bekannt), Vitamin C und zwei große Gruppen von pflanzlichen Wirkstoffen namens Polyphenole (dazu gehören auch die Flavonoide) und Carotinoide (einschließlich Betacarotin und Lycopin). Die meisten Ergänzungsmittel, die als Antioxidantien angepriesen werden, enthalten mindestens eine dieser Substanzen, oft als reine Chemikalie, manchmal als konzentrierten Pflanzenextrakt.

Es war eine sehr einleuchtende und vernünftige Hypothese. Doch wie viele andere Hypothesen überlebte sie die Begegnung mit der Wirklichkeit nicht.

Als Nahrungsergänzungsmittel mussten Kapseln mit Antioxidantien vor der Vermarktung nicht in klinischen Studien geprüft werden. Einfache Sicherheitstests genügten. Trotzdem beschlossen Wissenschaftler, Studien durchzuführen, und sei es nur, um zu beweisen, dass Antioxidantien wie erwartet wirkten.

In den 1990er-Jahren wurden nach und nach die Resultate von Studien zu den populärsten Ergänzungsmitteln – darunter Betacarotin, Vitamin E und Vitamin C – bekannt. Zur Verblüffung der Forscher kamen sie immer wieder zu dem Schluss, dass diese Substanzen zwar im Reagenzglas starke Antioxidantien sind, in Kapselform aber keinen Nutzen haben.

Einige Studien lassen sogar darauf schließen, dass Antioxidantien schädlich sind. Eine Analyse von fast 70 Studien mit 230 000 Teilnehmern im Jahr 2007 hatte zum Ergebnis, dass Antioxidantien als Ergänzungsmittel die Lebensspanne nicht verlängern und dass einige von ihnen – Betacarotin und die Vitamine A und E – sie sogar verkürzen.[16] Als die Ergebnisse im angesehenen *Journal of the American Medical Association* veröffentlicht wurden, weigerten sich viele Leute, sie zu glauben.

Bisher gibt es jedoch keine Studien, die Wissenschaftler veranlassen könnten, diese Schlussfolgerung zu revidieren. In einer Studie von 2011, in der vorbeugende Maßnahmen gegen Prostatakrebs untersucht wurden, kam heraus, dass das Risiko an Prostatakrebs zu erkranken bei Männern, die fünfeinhalb Jahre lang Vitamin E eingenommen hatten, um 17 Prozent größer war als bei Männern, die ein Placebo bekommen hatten.[17]

Heute gilt es als sicher, dass der angebliche Nutzen von Antioxidantien in Kapseln ein medizinisches Märchen ist.

Aber es ist nicht ganz klar, warum sie nicht wirken. Nahrungsmittel, die reich an Antioxidantien sind, zum Beispiel Obst und Gemüse, schützen eindeutig vor den Krankheiten, die angeblich durch freie Radikale verursacht werden. Vielleicht sind die Antioxidantien in ganzen Nahrungsmitteln besser bioverfügbar und bioaktiver als extrahierte und isolierte Antioxidantien und womöglich haben Letztere ihre Wirksamkeit verloren. Es kann aber auch sein, dass der gesundheitliche Nutzen von Gemüse wenig oder nichts mit Antioxidantien zu tun hat. Vielleicht leben Menschen, die Gemüse essen, generell gesünder. Oder Gemüse ist nützlich, weil die Antioxidantien und anderen Phytochemikalien, die sie enthalten, leicht giftig sind und unseren eigenen inneren Schutzmechanismus aktivieren. Diesen Prozess nennt man Hormesis (mehr dazu ab Seite 248).

Aber diese Hypothesen erklären nicht, warum manche Antioxidantien als Ergänzungsmittel schädlich sein können. Es gibt viele denkbare Gründe dafür. Eine Idee lautet: Freie Radikale in großer Zahl stimulieren die Zellen, ihre eigene Produktion von Antioxidantien hochzufahren. Diese interne Abwehr ist viel effektiver, als es die Antioxidantien sind, die wir schlucken. Wenn wir Ergänzungsmittel einnehmen, deaktivieren wir womöglich einen erstklassigen Verteidigungsmechanismus und ersetzen ihn durch einen zweitklassigen.

Eine andere Möglichkeit ist, dass unser Immunsystem freie Radikale einsammelt und benutzt, um Bakterien und Krebszellen zu vernichten. Vielleicht schwächen Antioxidantien in Kapseln unsere eigene Abwehr und sind daher kontraproduktiv.

Denkbar ist auch, dass Antioxidantien die positiven Wirkungen körperlicher Bewegung verhindern. Es gibt jedenfalls Hinweise darauf, dass der Körper freie Radikale einsetzt, um Zellschäden nach dem Sport zu vermeiden.

Trotz dieser soliden und immer zahlreicheren Belege dafür, dass die Ergänzungsmittel unwirksam sind, rollt der Antioxidantienzug weiter. Im Jahr 2015 betrug der Umsatz fast drei Milliarden Dollar und man nimmt an, dass er bis 2022 auf 4,5 Milliarden Dollar steigt.

Ergänzungsmittel haben oft einen leicht unkonventionellen Touch; sie sind das Müsli und die Linsen im Arzneischrank. Aber lassen Sie sich nicht täuschen: Hier handelt es sich um Big Business. Nach neueren Schätzungen kaufen wir jedes Jahr Ergänzungsmittel für insgesamt 128 Milliarden Dollar. In den USA – auf dem größten Markt der Welt – geben Erwachsene jedes Jahr durchschnittlich 160 Dollar dafür aus.

Sie könnten das Geld ebenso gut in der Toilette hinunterspülen. Wie wir gesehen haben, hat nur eine winzige Handvoll der Nahrungsergänzungsmittel einen Nutzen. Die meisten sind nutzlos und einige sogar schädlich.

Wenn Sie daran denken, ein Ergänzungsmittel zu kaufen – oder bereits eines oder mehrere einnehmen und zögern, darauf zu verzichten –, sollten Sie daran denken, dass die Hersteller nicht in klinischen Studien beweisen müssen, dass ihre Tabletten wirksam sind. Zur Strafe dafür dürfen sie zwar keine gesundheitsbezogenen Aussagen machen, aber das brauchen sie auch gar nicht – das übernehmen die »Wellness«-Industrie und ihre gutgläubigen Medien.

Ich weiß, wie leicht man sich verführen lässt. Ich war bekannt dafür, Multivitamine, Eisen, Omega-3-Fettsäuren und Vitamin C zu schlucken. Damit habe ich aufgehört. Ich nehme nur noch Vitamin D im Winter und auf den Rat eines Ernährungswissenschaftlers hin Vitamin-B_{12}-Tabletten, weil ich kein Fleisch esse. Aber dafür gibt es nachweislich Gründe. Schlucken Sie nicht den Hype. Narren und ihr Geld werden schnell getrennt.

DIE WAHRHEIT ÜBER GETRÄNKE (UND DROGEN)

Haben Sie Lust auf einen Drink? Irgendwann heute wird Ihre Antwort »Ja« lauten. Menschen müssen trinken, um am Leben zu bleiben. Wenn Sie jetzt aufhören würden zu trinken, wären Sie innerhalb einer Woche tot. Wasser ist der einzige Nährstoff, dessen Fehlen so schnell tödlich ist. Unsere Urahnen hatten nur Wasser, um ihren Durst zu stillen. Obwohl Wasser die einzige Flüssigkeit ist, die wir trinken müssen, um am Leben zu bleiben, versorgt uns das moderne Leben mit einer deutlich größeren Vielfalt an Getränken: Saft, Limonade, Tee, Kaffee, Sportgetränke, Smoothies und Gesundheitsdrinks aller Art. Alle diese Flüssigkeiten spielen für die Ernährung und die Gesundheit eine wichtige Rolle, aber sie werden oft nicht beachtet und häufig falsch verstanden.

Viele Leute trinken auch Alkohol. Um dieses hochwirksame kleine Molekül ranken sich noch mehr Mythen und Missverständnisse. Und wenn wir das Thema gefährliche psychoaktive Substanzen behandeln, machen wir auch einen kurzen Abstecher zu Freizeitdrogen, von Tabakzigaretten bis zu Methamphetaminen.

Die Wahrheit über das ausreichende Trinken

Wie viel sollen Sie trinken? Das ist ein überraschend umstrittenes Thema. Der durchschnittliche Erwachsene trinkt etwa 1,7 Liter Flüssigkeit am Tag: Wasser, Tee, Kaffee, Limonade, Milch, Fruchtsaft und mehr. Trotzdem hören wir immer wieder, dass wir acht Gläser Wasser am Tag – etwa zwei Liter – trinken müssen, selbst wenn wir nicht durstig sind.

Im Jahr 2002 versuchte der Physiologe Heinz Valtin von der Dartmouth Geisel School of Medicine in New Hampshire, die Quelle dieser Empfehlung zu ermitteln. Der Lösung am nächsten kam er mit einem Buch, das 1974 beiläufig riet, täglich sechs bis acht Getränke einzunehmen. Wie sah es mit der wissenschaftlichen Validität aus? Valtin fand keine.[1]

Wie dem auch sei, die Menge ist zu niedrig. Sie verlieren ständig Wasser im Urin, im Schweiß und mit der Ausatmung, und das muss ersetzt werden. Das amerikanische Institute of Medicine geht von einem zu ersetzenden Wasserverlust von etwa 2,7 Litern bei Frauen und 3,7 Litern bei Männern aus. Insofern sind acht Gläser am Tag wenig.

Aber das Institut weist auch darauf hin, dass alle Getränke zählen: Tee, Kaffee, Saft, Smoothies, Limonaden und sogar alkoholische Getränke. Das Wasser im Essen – vor allem im Obst und im Gemüse, die zum größten Teil aus Wasser bestehen – füllt Ihren Tank ebenfalls auf.

Etwa 20 bis 30 Prozent unserer Wasserzufuhr stammen aus der Nahrung. Manche Nahrungsmittel sind offensichtlich sehr wässrig, zum Beispiel Wassermelonen. Aber auch einige sehr nicht wässrige Nahrungsmittel sind überraschend wasserhaltig. Huhn und Lachs enthalten etwa 40 Prozent Wasser, Rindfleisch 50 Prozent und Brot 40 Prozent. Auch eine Pizza besteht zu rund 40 Prozent aus Wasser. Sogar einige der trockensten Produkte, die man sich vorstellen kann – trocken geröstete Erdnüsse, Kräcker, Getreideflocken und Brezeln –, enthalten bis zu zehn Prozent Wasser.

Der Ausschuss für Nahrung und Ernährung der amerikanischen Akademie für Wissenschaft, Technik und Medizin rät: »Die weitaus meisten gesunden Menschen decken ihren täglichen Wasserbedarf, indem sie sich vom Durst leiten lassen.« Die einzigen Ausnahmen sind manche älteren Menschen, deren Feedbacksystem unzuverlässig geworden ist, sodass sie an Wassermangel leiden können, ohne durstig zu sein.

In der Regel ist es nicht sinnvoll, mehr zu trinken, wenn der Durst gelöscht ist. Im Gegensatz zu einer verbreiteten Meinung entfernt Wasser kein Gift aus der Haut und es verbessert weder den Teint noch heilt es Verstopfung. Es gibt einige Hinweise darauf, dass kaltes Wasser hilft, Kalorien zu verbrennen, und dass Wasser, während einer Mahlzeit getrunken, die Gesamtkalorienaufnahme verringert, vielleicht weil es den Magen füllt oder weil Sie dann seltener ein zuckerhaltiges Getränk zu sich nehmen. Aber der generelle Einfluss des Wassers auf das Gewicht ist bei Weitem nicht klar.

Es gibt Hinweise darauf, dass eine ausreichende Wasserzufuhr vor Gesundheitsstörungen schützen kann, zum Beispiel vor Dickdarm- und Blasenkrebs, Herzkrankheiten, Bluthochdruck, Infektionen des Harntrakts und Nierensteinen. Eine gute Versorgung mit Wasser erleichtert es den Nieren, Abfallprodukte auszuscheiden, und reduziert ihren Verschleiß. Wassermangel kann tatsächlich Kopfschmerzen auslösen und Wasser kann sie lindern (allerdings gibt es Hunderte von anderen Ursachen für Kopfschmerzen). Wenn Sie während einer Erkältung viel Wasser trinken, löst sich vielleicht Schleim und die Symptome werden milder.

Wasser ist zwar kein Allheilmittel, aber die Nachteile eines übertriebenen Konsums sind gering. Abgesehen von seltenen Todesfällen durch übermäßiges Wassertrinken bei Marathonläufern und Konsumenten von Freizeitdrogen (vor allem Ecstasy) leiden viele Menschen, die zu viel trinken, schlimmstenfalls an leichtem Natriummangel.[2] Das ist kein großes Problem, aber es kann mit einer milden kognitiven Störung einhergehen und bei älteren Menschen die Sturzgefahr vergrößern.

Insgesamt hat Wassertrinken jedoch nur wenige nachteilige Folgen und die Beweise für positive Wirkungen sind ziemlich eindeutig.[3]
Für die wohl unglaubwürdigste Behauptung gibt es die stärksten Belege: Wasser kann die Konzentration schärfen, zumindest bei Kindern. Mehrere Studien ergaben, dass Kinder zwischen sieben und neun Jahren aufmerksamer sind, wenn sie Wasser trinken, und bei manchen verbessert sich sogar das Gedächtnis. Vielleicht neigen Kinder in diesem Alter mehr zum Wassermangel; dieser kann in der Tat die Aufmerksamkeit, die Konzentration und das Arbeitsgedächtnis schwächen.

Die Wahrheit über Leitungswasser versus Mineralwasser

Manche finden Leitungswasser zu sauber, weil es mit Verbindungen angereichert wird, die Chlor enthalten, damit es steril wird. Für andere ist es nicht sauber genug; sie sind der Meinung, dass es darin von garstigen Krankheitserregern und Spuren von Chemikalien wimmelt. Zudem wird es oft mit Chlor angereichert, um die Zähne zu kräftigen. Diese Praxis wurde in den 1950er-Jahren in Amerika als kommunistische Verschwörung gebrandmarkt und ist in einigen Gegenden heute noch umstritten.
Sei es aus diesen Gründen oder sei es wegen des Geschmacks: Viele Leute bevorzugen Wasser in Flaschen. Das könnte zumindest in den meisten Teilen des Westens Geldverschwendung sein. Etwa 25 Prozent des in Flaschen abgefüllten Wassers, das in den USA verkauft wird, ist nichts weiter als Leitungswasser. Ein großer Teil des abgefüllten Wassers ist ebenso chloriert wie Leitungswasser, und zwar aus gutem Grund. Chlor eignet sich hervorragend, um schwere Krankheiten zu verhindern, zum Beispiel Dysenterie, Cholera und Typhus. Die Belege dafür, dass Chlorierung zur Bildung von krebserregenden Nebenprodukten oder zu Verbindungen führen kann, die der Fruchtbarkeit des Mannes schaden, sind laut WHO

»unzureichend« und das Risiko ist extrem gering im Vergleich mit der Gefährdung durch schlecht sterilisiertes Wasser.

Leitungswasser enthält Spuren von Medikamenten, Hygieneartikeln und Kosmetika, doch die amerikanische Umweltschutzbehörde beruhigt: »Für Menschen haben solche geringen Spuren im Trinkwasser keine bekannten gesundheitlichen Folgen.« Was die Fluoridierung anbelangt, gibt es keine Belege dafür, dass sie gesundheitliche Störungen hervorruft, außer wenn Unglücksfälle einen zu großen Fluorgehalt verursachen, der dann zu Erbrechen und Durchfall führen kann.

Stärkere Hinweise gibt es darauf, dass die Mineralien, die manchmal in abgefülltem Wasser enthalten sind, schädlich sein können. Der gesundheitliche Nutzen von Mineralwasser wird seit Langem gepriesen, doch die erheblichen Unterschiede zwischen den Marken machen einen Test unmöglich.

Mineralwasser mit Kohlensäure wird bisweilen verdächtigt, dem Zahnschmelz zu schaden. Das klingt plausibel, weil die Bläschen Kohlendioxid sind, das sich in Wasser löst und zu Kohlensäure wird. Doch der Säuregehalt reicht bei Weitem nicht aus, um Zahnschmelz anzugreifen. Machen Sie sich also deswegen keine Sorgen.

Die Unterschiede im Geschmack sind eine subjektive Angelegenheit. Aber wenn das ein Problem ist, brauchen Sie Leitungswasser nur zu kühlen, um einen unangenehmen Geschmack abzuschwächen.

Die Wahrheit über Softdrinks

Zuckerhaltige Getränke wie Limonade, Säfte der Eistee zerstören die Zähne und je mehr Sie trinken, desto schlimmer wird es.[4] Limonade gilt als schädlichstes Getränk, nicht wegen des gelösten Kohlendioxids – wie beim Mineralwasser schadet Kohlensäure den Zähnen nicht –, sondern wegen des Zuckers in Verbindung mit häufig verwendeten Aromastoffen, zum Beispiel Phosphorsäure.

Der hohe Zuckergehalt führt dazu, dass Limonaden und Fruchtsaftgetränke Kalorienbomben sind, ohne satt zu machen – sie liefern »leere Kalorien«. Eine normale Dose Limonade, die nicht kalorienarm ist, enthält mehr freien oder beigegebenen Zucker, als die WHO für gesund hält. Sie »empfiehlt dringend«, nicht mehr als 50 Gramm, besser: nicht mehr als 25 Gramm Zucker am Tag zu konsumieren. Eine 330-Milliliter-Dose klassisches Coca-Cola enthält 35 Gramm. Die überschüssige Energie wird als Fett gespeichert. Wenn Sie regelmäßig zuckerhaltige Getränke konsumieren, ist das Risiko für Übergewicht größer. Wer täglich eine Dose süßen Sprudel oder ein ähnliches Produkt trinkt, vergrößert das Risiko für Typ-2-Diabetes um 25 Prozent.[5] Insgesamt gibt es wenig Gründe, solche Getränke zu empfehlen.

Vielleicht denken Sie nun, dass Sportgetränke, eine andere Art Limonade, gesünder sind. Schließlich behaupten die Hersteller ja, dass sie die sportliche Leistung verbessern und die Erholung beschleunigen, weil sie Wasser, Energie und Elektrolyte – Natrium, Kalium und Chlorid – ersetzen, die während der Belastung ausgeschwitzt wurden. Eine im Jahr 2000 veröffentlichte Analyse kam in der Tat zu dem Ergebnis, dass Sportgetränke, verglichen mit Wassertrinken, wahrscheinlich die Leistung verbessern. Im Jahr 2006 stimmte die Europäische Behörde für Lebensmittelsicherheit dieser Einschätzung zu.

Aber die meisten Sportgetränke enthalten auch sehr viel Zucker, und neuere Studien lassen an früheren Schlussfolgerungen zweifeln. In einer Analyse, die im *British Medical Journal* veröffentlicht wurde, stellte man »einen erstaunlichen Mangel an Belegen für Behauptungen rund um Sportgetränke« fest.[6] Vielleicht helfen sie Leistungssportlern mit einem außergewöhnlichen Energiestoffwechsel, aber es ist unwahrscheinlich, dass sie dem Durchschnittsbürger auf durchschnittlichem Sportniveau etwas nützen.

Es gibt jedoch einige Anhaltspunkte dafür, dass ein bestimmtes Getränk Ihnen helfen kann, sich von einem intensiven Training zu erholen: fettarme Schokomilch.[7] Sie enthält Kohlenhydrate und Eiweiß im Verhältnis vier zu eins und ist anscheinend ideal für die Muskelregeneration nach einem Training; zudem ist sie billiger als die meisten Alternativen.

Zuckerreduzierte Getränke

Wenn das Hauptproblem bei zuckerhaltigen Getränken der Zucker ist, brauchen wir doch nur den Zucker zu entfernen, und das Problem ist gelöst, stimmt's?

Nicht so schnell. Sogenannte »zuckerfreie« Limos sind meist mit anderem Süßungsmitteln versetzt. Einige Studien deuten darauf hin, dass kalorienarme Limonade beim Abnehmen hilft, aber andere stellten eine scheinbar paradoxe Beziehung zur Gewichtsabnahme fest. Bei Mäusen, die künstliche Süßstoffe fressen, kann sich sogar eine Glukoseintoleranz entwickeln, eine Vorstufe zu Diabetes Typ 2.

Es ist schwierig, in Studien mit Menschen Ursache und Wirkung zu unterscheiden, denn wer bereits übergewichtig ist, trinkt vielleicht kalorienarme Limonade, um abzunehmen, und verfälscht die Statistik. Zudem werden die Tierstudien als unrealistisch kritisiert, weil die Mäuse oder Ratten in manchen Experimenten Süßstoffe in einer Menge fressen, die bei Menschen einigen Hundert Tütchen am Tag entsprechen.

Aber es gibt viele Gründe dafür, dass kalorienarme Süßstoffe nicht immer die beabsichtigte Wirkung haben. Der eine ist psychologischer Natur: Sie haben heute Nachmittag eine kalorienarme Limonade getrunken, also dürfen Sie heute Abend Eiscreme essen. Es könnte auch sein, dass die intensive Süße dieses künstlichen Zeugs – es kann 200-mal süßer als Zucker sein – zu Zuckersucht oder zu einer generellen Vorliebe für Süßes führt. Womöglich schaden Süßstoffe auch der Darmflora oder sie stören die normale hormonelle Reaktion auf Zuckerkonsum und die Folge ist, dass der Körper nicht mehr so gut reagiert, wenn wir echten Zucker essen. Die Konsequenz wäre Gewichtszunahme.

Wissenschaftler stimmen darin überein, dass kalorienarme Getränke als Ersatz für zuckerhaltige Getränke die Gewichtsabnahme unterstützen können.[8] Aufgrund der erwähnten Unsicherheiten ist es jedoch ratsam, auch beim Konsum kalorienreduzierter Getränke zurückhaltend zu sein.

Die Wahrheit über Fruchtsaft

Reiner Fruchtsaft fühlt sich wie ein gesundes Getränk an. Immerhin besteht er zu 100 Prozent aus Früchten und enthält gute Inhaltsstoffe, die in Limonaden nicht enthalten sind, zum Beispiel Vitamine, Mineralien und Antioxidantien. Der britische staatliche Gesundheitsdienst ist sogar der Ansicht, dass ein kleines Glas (150 Milliliter) reiner Fruchtsaft bei den täglichen fünf Portionen Obst und Gemüse mitgezählt werden kann.

Aber nur ein Glas, jedes weitere zählt nicht. Das liegt daran, dass dem Fruchtsaft vieles fehlt, was ganze Früchte enthalten. Der Saft einer Orange enthält 0,4 Gramm Ballaststoffe, eine Orange enthält 1,7 Gramm. Und der Saft ist so zuckerreich wie gesüßte Getränke: Das 150-Milliliter-Glas enthält fast zehn Gramm Zucker. Die WHO empfiehlt, den natürlichen Zucker im Fruchtsaft mit den Zuckerzusätzen im Essen und in gesüßten Getränken gleichzusetzen, und rät zu einer strikten Begrenzung des Konsums. Orangensaft und Coca-Cola enthalten etwa gleich viel Zucker, manche Säfte noch mehr. Roter Traubensaft liefert rund 25 Gramm Zucker pro 150-Milliliter-Glas. Das lässt darauf schließen, dass reiner Fruchtsaft die gleichen Gesundheitsrisiken mit sich bringt wie Getränke mit Zuckerzusätzen.

Wir wissen nicht, ob Fruchtsäfte besser oder schlechter für die Gesundheit sind als Limonade. Andere Faktoren wie Einkommen, Rauchen und Bewegung können sich zwischen gewohnheitsmäßigen Safttrinkern und gewohnheitsmäßigen Limonadentrinkern unterscheiden, sodass es schwierig ist, wasserdichte Schlüsse zu ziehen. Aber als Faustregel gilt: Abgesehen von den ersten 150 Millilitern sind Säfte und Limonaden in etwa gleich schlecht.

Die Wahrheit über Kaffee und Tee

Tee und Kaffee gehören zur täglichen Routine vieler Menschen. Eine Studie kam 2016 zu dem Ergebnis, dass in Großbritannien, Irland und der Türkei am meisten Tee getrunken wird. Türken verbrauchen pro Person mehr als drei Kilogramm Tee im Jahr, genug, um 1200 Teebeutel zu füllen. Eine andere Studie aus dem Jahr 2016 setzte Finnland auf der Liste der fleißigsten Kaffeetrinker der Welt auf den ersten Platz. Die Finnen konsumieren pro Person 12,5 Kilogramm Kaffee im Jahr, genug, um 1800 Tassen zu füllen. Was wissen wir wirklich über den Tee und den Kaffee, die ein so großer Teil der Weltbevölkerung trinkt?

Kaffee

Kaffee hat oft einen schlechten Ruf. Kritiker weisen darauf hin, dass er eine Menge Koffein enthält, das süchtig und manchmal nervös macht und den Schlaf stört. Übermäßiger Kaffeekonsum wird mit Herzkrankheiten und Krebs in Zusammenhang gebracht. Zwar steigert Kaffee die Aufmerksamkeit und die Konzentration, aber diese Wirkung ist recht kurzlebig und starke Kaffeetrinker gewöhnen sich rasch an das Koffein. Menschen, die regelmäßig Kaffee trinken, sind im Durchschnitt nicht aufmerksamer als jene, die keinen Kaffee mögen. Bei Koffeinsüchtigen lindert der Kaffee am Morgen lediglich die Entzugserscheinungen und hilft ihnen zurück in den Normalzustand.

Aus diesen Gründen meiden viele Leute Kaffee oder sie trinken wenig davon. Aber das könnte ein Fehler sein. Wenn Sie eine gute Gesundheit anstreben, sieht Kaffee nach einer ziemlich guten Option aus. Eine neuere britische Studie mit fast einer halben Million Teilnehmern, die zehn Jahre lang Protokoll über ihren Kaffeekonsum führten, fand »einen umgekehrten Zusammenhang mit der Sterblichkeit« bei einem Konsum von bis zu zehn Tassen Kaffee am Tag.[9] Mit anderen Worten: Je mehr Kaffee wir trinken, desto geringer ist das Risiko, aus irgendeinem Grund tot umzufallen. Dieser Befund stimmt mit anderen Forschungsergebnissen aus Nordamerika, Asien und Kontinentaleuropa überein.

Den Grund dafür kennen wir nicht genau. Vielleicht ist Kaffee gesund oder die Lebensweise der Kaffeetrinker ist im Allgemeinen gesund. Koffein selbst ist anscheinend keine magische Zutat, denn der Zusammenhang besteht auch bei Menschen, die koffeinfreien Kaffee trinken.

Es könnte auch sein, dass Chlorogensäure, ein Bestandteil des Kaffees, die Glukoseresorption verlangsamt und dadurch das Risiko für Diabetes Typ 2 senkt. Was immer der Grund sein mag, die Ergebnisse der Studien geben wenig Anlass, Kaffee zu dämonisieren.

Einen bestimmten Kaffeetyp sollten Sie jedoch meiden. Zwei ölige Komponenten im Kaffee, Cafestol und Kahweol, erhöhen offenbar die Menge des schlechten Cholesterins im Blut, das die Blutgefäße verstopft. Doch der größte Teil des Kaffees, den wir trinken, enthält von beiden nur eine geringe Menge. Espressomaschinen filtern sie fast ganz heraus und Kaffeepressen leisten ebenfalls gute Arbeit. Verzichten Sie aber auf den gekochten, ungefilterten Kaffee, der in der Türkei, Norwegen und Schweden beliebt ist.

Türkischer Kaffee wird zudem mit Krebs in Verbindung gebracht. Aber Studien mit anderen Kaffeetypen finden meist keinen Zusammenhang oder sogar eine leicht günstige Wirkung, außer bei Menschen, die 40 (!) Tassen oder mehr am Tag trinken. Die WHO änderte kürzlich ihre Meinung zum Kaffee von »möglicherweise krebserregend« auf »keine eindeutigen Hinweise«. Sie wies nur warnend darauf hin, dass sehr heiße Getränke – über 70 °C – das Risiko für Speiseröhrenkrebs vergrößern. Genießen Sie also Ihren Kaffee, aber tun Sie Ihrem Verdauungstrakt einen Gefallen und lassen Sie ihn abkühlen. Und denken Sie daran, dass Sie Milch, Sahne und/oder Zucker berücksichtigen müssen, wenn Sie Ihre Ernährung insgesamt beurteilen.

Unter dem Strich sieht es also gut aus für den Kaffee. Studien, die von der britischen Herzstiftung finanziert wurden, fanden kein erhöhtes Risiko für Arterienerkrankungen bei Menschen, die bis zu 25 Tassen Kaffee am Tag tranken. Die Wirkung des Koffeins auf die Blase wurde ebenfalls übertrieben. Es ist leicht harntreibend, doch die Wassermenge, die Sie mit dem Kaffee aufnehmen, übertrifft fast mit Sicherheit die Menge, die Sie verlieren. Lassen Sie sich auch hier vom Durst leiten.

Falls Sie sich Sorgen wegen einer Sucht machen, versichere ich Ihnen, dass Kaffee überraschend leicht aufzugeben ist. Sie brauchen Ihren Konsum nur innerhalb einiger Wochen allmählich zu verringern.

Tee

Anders als Kaffeesüchtige gelten Teetrinker oft als sehr gesund. Das Getränk ihrer Wahl enthält viele pflanzliche Wirkstoffe namens Polyphenole, die antioxidative und krebshemmende Wirkungen haben, zumindest für Zellen in einer Petrischale. Grüntee – der weniger stark verarbeitet wird als Schwarztee – ist besonders reich an Polyphenolen. Kräuter- und Früchtetees enthalten sie ebenfalls, aber die Menge ist je nach Sorte sehr unterschiedlich.

Der echte Tee (ein Aufguss mit den Blättern und Knospen der Pflanze *Camellia sinensis*, nicht mit Früchten oder Kräutern) enthält Koffein, doch wie beim Kaffee scheint das kein Problem per se zu sein. Teeblätter enthalten sogar mehr Koffein als Kaffeebohnen, aber eine normale Tasse Tee enthält weniger Koffein als eine normale Tasse Kaffee, weil Tee schwächer aufgebrüht wird.

Doch während Kaffee nicht so schlecht ist, wie manche Leute behaupten, ist Tee nicht so gut. Manche Studien lassen darauf schließen, dass Grüntee (und in geringerem Maße auch Schwarztee) das Risiko für Brust-, Darm- und Lungenkrebs senkt; aber eine Analyse von 51 Studien mit insgesamt 1,6 Millionen Teilnehmern kam zu dem Schluss, dass die Belege dafür uneinheitlich und widersprüchlich seien.[10]

Wie Kaffee verursacht auch heißer Tee Speiseröhrenkrebs. Und wieder müssen Sie Milch und Zucker berücksichtigen. Dennoch wird eine gute Tasse Tee Ihnen wahrscheinlich nicht viel schaden. Tee ist gut für die Zähne, sofern Sie nicht übermäßig viel davon trinken. Eine Frau verlor im

Alter von 47 Jahren alle Zähne, weil sie mit dem Tee zu viel Fluorid zu sich nahm – allerdings hatte sie 17 Jahre lang mehr als 100 Tassen am Tag getrunken. Bei normalem Konsum schützen das Fluorid im Tee und seine antibakteriellen Komponenten unsere Zähne. Eine Studie zu Grüntee als Mundwasser stellte fest, dass er ebenso viele Bakterien abtötet wie ein Mundwasser mit Chlorhexidin und wahrscheinlich preiswerter ist.[11] Schwarztee bekämpft Karies ebenfalls und stimuliert die eigenen antibakteriellen Enzyme im Mund.

Die Wahrheit über gesundheitsfördernde Getränke

Kokoswasser, Weizengras-Smoothies, Essig, Rote-Bete-Saft, sogar Urin – die Liste der flüssigen Allheilmittel ist lang. Aber wie viele von ihnen haben tatsächlich eine Wirkung?

Kokoswasser

Was könnte besser als Wasser sein, wenn wir Durst haben? Wenn Sie den Werbesprüchen glauben, lautet die Antwort: Kokoswasser. Diese klare Flüssigkeit wird jungen grünen Kokosnüssen entnommen; sie wirkt angeblich »superhydrierend« und gilt als Sportgetränk der Natur. Studien, die Kokoswasser mit gewöhnlichem Wasser verglichen, fanden jedoch keinen Unterschied, wenn man Freiwilligen nach einem anstrengenden Training davon zu trinken gab.

Kokoswasser wird deshalb so angepriesen, weil es mehr Kalium enthält und deshalb angeblich besser aufgenommen wird. Das trifft jedoch nicht zu, denn einer anderen neueren Studie zufolge werden weder Kokoswasser noch ein kaliumreiches Sportgetränk besser aufgenommen als Wasser. Außerdem sollten Sie keine Schwierigkeiten haben, Wasser aufzunehmen, solange Sie genügend Salz zu sich nehmen.

Es gibt noch mehr angeblich »superhydrierende« Getränke, zum Beispiel Wassermelonensaft und Birkensaft. Bisher gibt es keine wissenschaftlichen Beweise dafür, dass sie besser sind als Wasser.

Rote-Bete-Saft

Es gibt einige wissenschaftliche Belege dafür, dass der Saft der Roten Bete gesundheitsfördernd ist.[12] Er ist reich an Nitraten, die die Blutgefäße entspannen und folglich die Durchblutung verbessern. Aber trinken Sie ihn in Maßen, denn er enthält ebenso viel Zucker wie Orangensaft und andere beliebte Fruchtsäfte. Außerdem könnte zu viel Nitrat das Risiko für Magenkrebs vergrößern.

Weizengras

Weizengras enthält zahlreiche Vitamine und Mineralien sowie Chlorophyll, das, wie manche Leute behaupten, die Bildung von roten Blutkörperchen steigern soll. Aber Studien belegen, dass Sie von Weizengras wahrscheinlich nicht mehr profitieren als von Brokkoli und Spinat.

Kefir

Kefir ist ein fermentiertes Milchgetränk, ähnlich wie Joghurt, und wird wegen seiner vorteilhaften Wirkung auf die Darmflora gelobt. Studien lassen darauf schließen, dass es einen Zusammenhang geben könnte; aber es ist zu früh, um zu entscheiden, ob Kefir tatsächlich eine Wirkung auf die menschliche Darmflora hat und wie groß diese ist.

Urin

Hier ist ein Getränk für sehr Abenteuerlustige: eine gute Tasse Pipi.
Urin als Getränk (in der Regel der eigene, aber über Geschmack lässt sich streiten) wird oft als letzte Rettung für Menschen bezeichnet, die sich in der Wildnis verirrt haben und kein Wasser finden. Aber auch das Trinken aus Gesundheitsgründen hat eine lange Geschichte und ist seit Kurzem

wieder in Mode. Fans behaupten, Urin heile alle möglichen Krankheiten: Akne, Anämie, Allergien, Fettleibigkeit und einige Krebsarten. Zur Begründung weisen sie darauf hin, dass Urin Vitamine, Mineralien, Eiweiß, Enzyme, Hormone, Antikörper und Aminosäuren enthält, die der Körper ausgeschieden hat.

Aber es gibt einen Grund dafür, warum der Körper sie loswerden wollte. Entweder brauchte er sie nicht oder sie sind giftig. Es überrascht daher nicht, dass keine wissenschaftlichen Beweise dafür vorliegen, dass es gut ist, Urin zu trinken. Er hydriert nicht einmal – die Abfallprodukte müssen erneut ausgeschieden werden. Der Rat der echten Survival-Experten ist einmütig: Wenn es darum geht, kostbare Körperflüssigkeiten zu schützen, zählt das Handbuch der US-Armee aus dem Jahr 1999 Urin zusammen mit Blut, Meerwasser und Fischsaft zur Kategorie »Nicht trinken«.

Urin zu trinken ist daher so sinnlos, wie es eklig ist, aber es ist wenigstens harmlos, stimmt's? Vielleicht nicht. Ein Bestandteil des Urins, der von Leuten, die ihn als Getränk empfehlen, selten erwähnt wird, ist Phosphor, der möglicherweise toxisch für das Herz ist. Das Märchen, dass Urin steril ist, bleibt ein Märchen. Wenn Sie ihn trinken, drohen Ihnen bakterielle Infekte aller Art.

Lassen Sie mich bekräftigen, falls Sie noch nicht überzeugt sind: Trinken Sie weder Ihren Urin noch den Urin anderer Leute.

Essig

Wenn wir über ungenießbare Flüssigkeiten sprechen, die die meisten Leute nicht einmal mit Handschuhen anfassen würden, müssen wir auch Essig erwähnen. Kleopatra löste angeblich Perlen in Essig auf, um einen Liebestrank für Marcus Antonius zu mischen. Heutzutage wird Essig eher als Appetithemmer und Helfer beim Abnehmen getrunken.

Zahlreiche kleine Studien haben das getestet, aber ihre Designs – von der Menge und Art des Essigs bis zur Gesundheit der Teilnehmer – und die Ergebnisse sind derart unterschiedlich, dass es unmöglich ist, allgemeine

Schlüsse zu ziehen.[13] Falls Essig den Appetit unterdrückt, könnte es daran liegen, dass uns übel wird, wenn wir ihn trinken.

Wenn Sie ihn allerdings im Magen behalten können, bereichert eine kleine Menge Essig vielleicht Ihre Kost um einige nützliche Nährstoffe. Er enthält viele Aminosäuren und Polyphenole. Das Gleiche gilt aber für Hunderte anderer Nahrungsmittel und wir müssen jeden Nutzen gegen den Schaden aufrechnen, den die Säure dem Zahnschmelz zufügt.

Die Wahrheit über Alkohol

Welches Gift bevorzugen Sie? Für Milliarden Menschen auf der ganzen Welt lautet die Antwort: ein kleines organisches Molekül, das von Hefepilzen abgesondert wird, wenn sie Zucker verdauen. Chemiker nennen es Ethanol, normale Leute kennen es als Alkohol. König Alkohol.

Der gesundheitliche Nutzen des Alkohols und seine Risiken für die Gesundheit werden in der Ernährungswissenschaft so heftig diskutiert wie kaum ein anderes Thema. Viele Leute glauben, dass mäßiger Alkoholkonsum gut für sie ist, vor allem wenn das Getränk Rotwein ist. Da es mehr als hundert veröffentlichte Studien gibt, die einen Zusammenhang zwischen moderatem Alkoholkonsum und einem geringeren Risiko für Herz- und Schlaganfälle feststellten, ist es verlockend, auf das Zeug anzustoßen. Aber nur einmal, höchstens zweimal. Mäßiger Alkoholgenuss bedeutet ein oder zwei Getränke am Tag und ein Getränk ist definiert als zehn Gramm Alkohol. Eine Studie, die Daten von mehr als 300 000 Menschen zwölf Jahre lang auswertete, fand keinen Vorteil für das Herz und den Kreislauf bei denjenigen, die mehr als vier Getränke am Tag konsumierten. Und es gibt gute Gründe zu der Annahme, dass selbst diese kleine Menge nicht wirklich gesund ist.

Ein Störfaktor in den meisten Studien ist der Umstand, dass die meisten Menschen, die moderat trinken, auch in anderer Hinsicht zu einer Lebensweise neigen, die das Risiko für Herzkrankheiten senkt. Sie treiben regelmäßig Sport, haben ein gesünderes Gewicht, schlafen besser und sind wohlhabender. Diese Faktoren maskieren möglicherweise die Schäden, die Alkohol verursacht. Zudem unterscheiden viele Studien nicht zwischen denjenigen, die nie Alkohol getrunken haben, und denen, die aufgehört haben zu trinken, vielleicht, weil zu viel Alkohol ihnen bereits geschadet hat. Ihre gesundheitlichen Probleme könnten ebenfalls die Vorteile der Abstinenz kaschieren.

Trotz vieler Studien, die einen kleinen Nutzen des moderaten Trinkens belegen, sind die Wissenschaftler sich nicht einig. Einige behaupten leidenschaftlich, dass es gesundheitliche Vorteile habe, andere führen den vermeintlichen Nutzen ebenso vehement auf falsche Daten zurück.

Offizielle Empfehlungen tendieren heute eher zur Abstinenz. Eine große WHO-Studie, die 2018 veröffentlicht wurde, lässt den Schluss zu, dass es keine ungefährliche Alkoholmenge und erst recht keine nützliche gibt.[14] Alkohol schadet Ihnen, Punkt. Er senkt keineswegs das Risiko für Herz-Kreislauf-Krankheiten, sondern vergrößert es. Und er verursacht Leberkrankheiten und mindestens sieben Arten von Krebs. Deshalb wird er als Karzinogen der Gruppe 1 eingestuft; das bedeutet, dass er bei Menschen mit Sicherheit Krebs verursacht. Zudem schwächt er das Immunsystem und vergrößert die Gefahr, an Unfällen und durch Gewalteinwirkung zu sterben. Und wenn Sie diese Tatsachen als einen Rat unter vielen abtun wollen, sollten Sie darüber nachdenken, dass die Studie Millionen von Menschen in 195 Ländern und Gebieten mehr als 16 Jahre lang beobachtete.

Dieses zunehmende Wissen über die wahren Folgen des Alkohols für die Gesundheit spiegelt sich in den Leitlinien der britischen Regierung wider, die vor Kurzem verschärft wurden – sie empfehlen jetzt für Männer und Frauen höchstens 14 Einheiten in der Woche, das sind sechs halbe Bier (etwa 0,3 Liter), gleichmäßig verteilt auf drei oder mehr Tage. Diese niedrigeren Grenzen sind bewusst streng. Zweieinhalb Millionen Menschen trinken regelmäßig mehr als 14 Einheiten an einem einzigen Tag.

Viele Länder gestatten Männern mehr Alkohol als Frauen, aber die britische Empfehlung basiert auf der Bewertung des generellen Schadens.

Alkohol hat bei Männern und Frauen in der Tat eine unterschiedliche Wirkung. Bei Frauen ist der Blutalkoholspiegel nach dem Trinken der gleichen Menge höher, aber sie verstoffwechseln den Alkohol schneller. Außerdem ist das Risiko für einige alkoholbedingte Krebsarten bei Frauen größer. Andererseits sind Männer häufiger starke Trinker und neigen eher zu riskantem Verhalten. Insgesamt heben sich diese Faktoren auf.

Die nationalen Leitlinien können allerdings die individuellen Risiken nicht bewerten. Viele Faktoren beeinflussen den Schaden, den Alkohol bei jedem von uns anrichtet, von den sozialen Verhältnissen bis zur geistigen Gesundheit. Selbst die Gene können eine Rolle spielen: Studien mit Mäusen belegen Zusammenhänge zwischen bestimmten Genen und der Neigung, Alkohol zu trinken.

Wichtig ist auch, wie Sie trinken: Studien zum Alkoholkonsum in Frankreich und Russland zeigen, dass etwas Wein zu den täglichen Mahlzeiten weniger gefährlich ist als die gleiche Menge Wodka während eines einzigen Gelages. Raten Sie, welches Land welchem Muster folgt.

Dieser Befund könnte auch etwas mit dem angeblichen gesundheitlichen Nutzen des Weines, vor allem des Rotweines, zu tun haben. Rotwein enthält viel Resveratrol, einen pflanzlichen Wirkstoff, dem man eine Schutzwirkung gegen die Auswirkungen von Stress und falscher Ernährung nachsagt. Er soll auch vor altersbedingten Krankheiten wie Arthritis, Makuladegeneration und Demenz schützen. Zwar wurden viele dieser Studien mit Tieren durchgeführt, aber auch Studien mit Menschen deuten darauf hin, dass Resveratrolkapseln das Fortschreiten der Alzheimerkrankheit verlangsamen können. Einen Haken hat die Sache: Sie müssten 1000 Flaschen Rotwein täglich leer trinken, um die gleiche Menge Resveratrol aufzunehmen.

Und selbst wenn diese Verbindung gesund ist, stammt sie aus Weintrauben. In dem unwahrscheinlichen Fall, dass Sie Wein nur wegen seiner Polyphenole trinken, wäre es viel gesünder, stattdessen rote Weintrauben zu essen.

Es gibt noch eine Ausrede, die Sie probieren könnten: Was ist mit der Entspannung und der Geselligkeit, die Alkohol fördert? Er ist doch gut gegen

Stress und wir wissen, dass Stress ein heimlicher Mörder ist (mehr dazu ab Seite 245). Daran mag etwas Wahres sein. Aber diese Wirkung ist schwer zu messen. Wenn sie ein wichtiger Faktor wäre, würden epidemiologische Studien zur Sterblichkeit von moderaten Trinkern und von Abstinenzlern ihn enthüllen. Das haben wir bereits besprochen.

Wie gefährlich ist Trinken genau? Die WHO-Studie berechnete, dass zehn Gramm Alkohol am Tag das Risiko für eine alkoholbedingte Krankheit um 0,5 Prozent vergrößern.[15] Das ist eine kleine Zunahme, aber das Risiko steigt, je mehr Sie trinken.

Eine andere multinationale Studie stellte beispielsweise fest, dass der Konsum von 100 Gramm Alkohol in der Woche – etwas mehr als eine Flasche Wein oder fünf Halbe Bier – das Sterberisiko vergrößert.[16] Ein 40-Jähriger, der regelmäßig 200 bis 350 Gramm Alkohol in der Woche trinkt, senkt seine Lebenserwartung um etwa ein bis zwei Jahre.

Das ist ernüchternd. Aber nichts im Leben ist risikofrei und selbst die Autoren der Studie räumen ein, dass diese Zahl »weder praktisch noch statistisch signifikant« ist. Sie bedeutet, dass 25 000 Menschen täglich zehn Gramm Alkohol mehr trinken müssten, damit sich jedes Jahr ein Mensch mehr eine alkoholbedingte Krankheit zuzieht. Sie können durchaus die Meinung vertreten, das Trinken sei dieses Risiko wert, so wie die meisten von uns fröhlich ins Auto steigen oder salzige Nahrungsmittel essen.

Aber viele Leute nehmen zu große Risiken in Kauf. Die WHO schätzt, dass Alkohol jedes Jahr weltweit drei Millionen Menschen umbringt und für zwölf Prozent der Todesfälle bei Männern im Alter von 15 bis 49 Jahren verantwortlich ist.

Wenn Sie über Ihren Alkoholkonsum besorgt sind, gibt es eine bekannte Strategie, um ihn einzuschränken: Versuchen Sie, im Januar nichts zu trinken. Wenn Sie einen Monat lang auf Alkohol verzichten, verschaffen Sie Ihrem Körper eine Atempause, sodass er sich von den vergangenen Exzessen erholen und Ihr Verhältnis zum Alkohol neu einstellen kann.

Zumindest kurzfristig scheint ein trockener Monat der Gesundheit gutzutun. Eine Studie mit moderaten bis starken Trinkern, die diesen Rat befolgten, belegte eine Abnahme des Blutdrucks, des Cholesterinspiegels und zweier Wachstumsfaktoren, die mit Krebs zusammenhängen. Außerdem stellte sie einen signifikanten Rückgang der Insulinresistenz fest, was darauf schließen lässt, dass das Risiko für Diabetes Typ 2 sank.[17]

Ob ein trockener Januar langfristige Verhaltensweisen ändert, ist jedoch weniger klar. Nur eine einzige Studie hat das nachgeprüft.[18] Sie ergab, dass Menschen, die diese Herausforderung bewältigten, sechs Monate später behaupteten, weniger Alkohol zu trinken. Aber 36 Prozent der Teilnehmer hielten den trockenen Monat nicht durch, und bei dieser Gruppe war der Rückgang des Alkoholkonsums sechs Monate später geringer.

Einige Alkoholexperten warnen vor dem trockenen Januar, weil sie fürchten, dass er den Eindruck vermittelt, man dürfe nun im restlichen Jahr beliebig viel trinken. Es sei viel besser, »feucht« statt trocken zu werden, also jede Woche mindestens zwei aufeinanderfolgende alkoholfreie Tage einzuschieben. Die Experten glauben, dass die Wirkung des Alkohols auf die Leber dadurch verringert und die Gewohnheit, täglich zu trinken, durchbrochen wird.

Wir können die Sache auch unter der Lupe des »Mikrolebens« betrachten. Das ist eine nützliche Methode, um die Folgen einer Lebensweise zu verstehen, die Sie fast mit Sicherheit heute nicht umbringt, aber langfristig Ihre Gesundheit untergräbt. Ein Mikroleben ist ein Millionstel eines Lebens und entspricht etwa einer halben Stunde.

Das Mikroleben soll die psychische Blockade überwinden, die auftritt, wenn wir über die langfristigen Folgen unseres Tuns nachdenken. Man nennt das »Zukunftsdiskontierung«. Es bedeutet, dass wir dazu neigen, kurzfristige Gewinne (eine Halbe Bier) höher zu bewerten als Schmerzen (alkoholbedingte Krankheiten) in der Zukunft.

Das Mikroleben erinnert Sie daran, dass die Schmerzen *jetzt* da sind. Jede Einheit Alkohol zwackt vom gesamten Leben ein halbes Mikroleben ab. Auch eine Zigarette fordert ein halbes Mikroleben, ebenso eine Stunde, die Sie vor dem Fernseher verbringen. 20 Minuten Sport verlängern ein Mikroleben. Wenn Sie also trinken, sollten Sie auch Sport treiben.

Denken Sie nicht nur darüber nach. Tun Sie es. Eine neuere Analyse der Daten von 36 370 Menschen im Alter ab 40 Jahren belegte, dass bei Menschen, die wenig oder gar keinen Sport treiben, ein unmittelbarer Zusammenhang zwischen Alkoholkonsum und Krebs besteht. Demgegenüber war das Risiko, an Krebs oder Herzkrankheiten zu sterben, bei denjenigen, die mäßig tranken und mindestens siebeneinhalb Stunden in der Woche aktiv waren, geringer.[19]

Die Wahrheit über den Kater

Wenn Sie je einen Kater hatten, können Sie sich wenigstens damit trösten, dass Sie eine lange, unedle historische Tradition fortsetzen. Beschreibungen eines Katers wurden in altägyptischen und altgriechischen Texten gefunden und sogar im Alten Testament. Etwa die Hälfte aller Menschen hat mindestens einmal im Jahr einen Kater.

Dennoch bleibt der Kater ziemlich rätselhaft. Es gibt 47 anerkannte Symptome, aber viele haben keine bekannte Ursache und die Medizin ist außerstande, sie zu verhindern oder zu heilen. Einer Umfrage unter 1410 niederländischen Studenten zufolge – alle hatten schon einmal einen Kater gehabt – sieht die Liste der Symptome, nach Häufigkeit geordnet, so aus: Müdigkeit, Durst, Trägheit, Schläfrigkeit, Kopfschmerzen, Mundtrockenheit, Übelkeit, Schwäche, geringere Aufmerksamkeit, Konzentrationsstörungen, Apathie, längere Reaktionszeit, Appetitlosigkeit, Unbeholfenheit, Unruhe, Schwindel, Gedächtnisstörungen, Magen-Darm-Beschwerden, Benommenheit, Magenschmerzen, Tremor, Gleichgewichtsstörungen, Unruhe, Zittern, Schwitzen, Orientierungslosigkeit, Überempfindlichkeit gegen Geräusche und Licht, abgestumpfte Gefühle, Muskelschmerzen, Geschmacksverlust, Reue, Verwirrung, schlechtes Gewissen, Gastritis, Impulsivität, Hitze- und Kältewallungen, Erbrechen, Herzklopfen, Depression, Tinnitus, Nystagmus (ungesteuerte Augenbewegungen), Wut, Atemprobleme, Angst, Suizidgedanken.[20]

Der Hauptgrund dafür, dass ein Kater sich unangenehm anfühlt, sind die Auswirkungen des Ethanols, der magischen und dämonischen Verbindung, die uns betrunken macht. Viele klassische Katersymptome, darunter Kopfschmerzen, Übelkeit, Schwitzen, Müdigkeit, Apathie und Selbstvorwürfe, werden unmittelbar mit Ethanol in Verbindung gebracht.

Aber Ethanol ist nicht alles. Müde werden Sie auch, wenn Sie zu lange aufbleiben, weil Sie Zeit für das Trinkgelage brauchen. Es kann auch sein, dass Alkohol – und vielleicht ein Snack zu später Stunde – den Schlaf stören.

Andere Symptome, etwa Dehydrierung, sind Nebenwirkungen. Der trockene Mund und das Herzklopfen hängen wahrscheinlich mit der Wirkung des Alkohols auf die Blase zusammen. Er unterdrückt das Hormon Vasopressin, das den Harndrang hemmt; also müssen Sie mehr urinieren. Was die restlichen Symptome anbelangt, wissen wir nichts Genaues. Dass der Kater am folgenden Morgen eintritt, deutet darauf hin, dass die Abbauprodukte des Ethanols die Hauptverdächtigen sind, vor allem Acetaldehyd, eine giftige Verbindung, die die Leber am Anfang des Alkoholabbaus produziert.

Vielleicht tröstet es Sie, dass es Ihnen viel besser geht, sobald Sie das Acetaldehyd ausgeschieden haben. Aber Ihre Organe haben weniger Glück. Sie spüren die Wirkungen des Acetaldehyds viel länger.

Für ein so einfaches Molekül ist Acetaldehyd überraschend giftig. Es reagiert mit Proteinen und bildet stabile Verbindungen, Addukte genannt, die irreversible Schäden anrichten, indem sie die Struktur und die Funktion des Proteins zerstören. Nach einem Trinkgelage bilden sich Addukte in der Leber, in den Muskeln, im Herzen, im Gehirn und im Magen-Darm-Trakt. Acetaldehyd greift aber auch die DNS an. Die Internationale Agentur für Krebsforschung der WHO (IARC) stuft Acetaldehyd als Karzinogen der Klasse eins ein. Das bedeutet, dass es beim Menschen definitiv Krebs verursacht.

Der Körper verfügt über eine Batterie von Enzymen, die Acetaldehyd zu Acetat abbauen, das harmlos ist und von den Muskeln als Energiequelle benutzt wird. Sie sind sehr effektiv und beseitigen mehr als 99 Prozent des Acetaldehyds. Aber winzige Mengen entkommen ins Blut, wo sie Schäden anrichten.

Die durchschnittliche Leber kann etwa sieben Gramm Ethanol pro Stunde verarbeiten – bei starken Trinkern können es zehn Gramm sein –, was bedeutet, dass es rund zwölf Stunden dauert, bis alles Ethanol aus einer Flasche Wein ausgeschieden ist. Sie sind also zwölf Stunden lang ständig einem Rinnsal aus giftigem, krebserregendem Acetaldehyd ausgesetzt.

Es könnte auch noch andere Gründe für den Kater geben. Mehrere Studien untersuchten die Rolle der Kongenere (»Artverwandte«) der anderen organischen Chemikalien, die bei der Fermentierung entstehen, also während des Prozesses, der jedem Drink seinen typischen Geschmack und sein typisches Aroma verleiht. Dazu gehören Acetaldehyd und andere Alkoholarten, unter anderem giftiges Methanol, kollektiv Fuselalkohole genannt.

Als Faustregel gilt: Je dunkler das Getränk ist, desto mehr unterschiedliche Kongenere entstehen und desto wahrscheinlicher ist es, dass Sie einen Kater bekommen. Und weil verschiedene alkoholische Getränke verschiedene Kongenere enthalten, ist ein Getränkemix der sicherste Weg zu einem brummenden Schädel. Rotwein und Whisky ergeben einen besonders starken Kongenere-Cocktail.

Einige Forscher glauben, dass Kongenere den Abbau des Ethanols hemmen und dadurch wenigstens den Kater hinausschieben. Aber das ist ein schwieriger Balanceakt. Und auf jeden Fall ist es dafür zu spät, wenn Sie bereits dunklen Spirituosen zugesprochen haben. Die Volksweisheit »Bier auf Wein, das lass sein, Wein auf Bier, das rat ich dir« stimmt also nicht. Ein rigoroser Test des Katerpotenzials beider Mischungen fand keine Unterschiede.[21]

Was die Heftigkeit des Katers anbelangt, ist natürlich die Menge des konsumierten Alkohols der wichtigste Faktor. Aber diese Regel gilt nicht immer. Wie jeder erfahrene Trinker weiß, ist es möglich, sich mit einer kleinen Menge Alkohol einen fürchterlichen Kater anzutrinken oder nach einem Gelage ungeschoren davonzukommen. Das kann an anderen Faktoren liegen, zum Beispiel daran, wie schnell Sie trinken und was Sie trinken, ob Sie bereits dehydriert oder müde waren, was und wann Sie gegessen haben, wie Sie geschlafen haben, und sogar davon, in welcher Stimmung Sie sind.

Das ist der Nagel zum Sarg der ohnehin fadenscheinigen Katerforschung. Es gibt zu viele Variablen rund um den Kater, um zuverlässige Korrelationen herzuleiten. Wer Menschen am folgenden Morgen fragt, was sie in welcher Reihenfolge getrunken haben – und welche anderen möglicherweise wichtigen Variablen vorliegen, zum Beispiel, ob sie Wasser getrunken haben, wann und was sie gegessen haben, ob sie geraucht haben und so weiter –, gerät in Schwierigkeiten. Wie bei den Ernährungstagebüchern vergessen und lügen die Menschen. Und wenn wir berücksichtigen, dass Alkohol das Gedächtnis stört, gibt es einfach zu viel Spielraum für Fehler.

Wenn wir älter werden, wird angeblich auch ein Kater schlimmer, aber es hat nie eine Studie mit einer statistisch ausreichenden Teilnehmerzahl gegeben, um das zu untersuchen. Die beste Methode, einen Kater zu heilen – egal in welchem Alter –, besteht darin, keinen zu bekommen. Wenn Sie trotzdem morgens mit einem Kater aufwachen, können Sie einiges dagegen tun.

Wasser trinken lindert die Dehydrierung und Schmerztabletten lindern die Kopfschmerzen. Koffein macht Sie wacher. Bleiben Sie im Bett, wenn Sie nicht aufstehen müssen, und lassen Sie die Vorhänge geschlossen. Dunkelheit verkürzt nachweislich die Genesungszeit, jedenfalls bei Mäusen.

Manche Leute schwören auf intensive Bewegung. Das schadet zumindest nicht und kann den Abbau des restlichen Ethanols und Acetaldehyds beschleunigen. Aber es gibt keine klaren Beweise dafür, dass es hilft.

Es gibt auch keine Beweise dafür, dass ein Mangel an Elektrolyten wie Natrium, Kalium und Magnesium mit der Schwere des Katers zusammenhängt. Deshalb dürfte ein isotonisches Getränk kaum mehr bewirken, als den Durst zu löschen; alles andere ist ein Placeboeffekt. Das Gleiche gilt für alle anderen »bewiesenen« Heilmittel: fettes Essen, rohe Eier, Bananen, frische Luft, Eisbeutel, Sauna, Vitamine. Der Placeboeffekt kann allerdings viel bewirken – auch, und vor allem dann, wenn Sie nicht wissen, dass es ein Placeboeffekt ist (mehr über den Placeboeffekt lesen Sie auf Seite 220). Also tun Sie das, was Ihnen hilft.

Aber hüten Sie sich vor der Arznei des eingefleischten Trinkers: dem Katerbier. Vielleicht fühlen Sie sich danach vorübergehend besser, aber Sie schieben das Unvermeidliche nur hinaus. Es ist unwahrscheinlich, dass es jemals ein zuverlässiges Heilmittel geben wird. Ein Kater ist eine komplexe Bestie, bei der viele Faktoren mitspielen. Und Studien dazu sind schwierig.

Die Forscher haben drei Möglichkeiten, und alle drei sind ungenießbar. Erstens gibt es die notorisch unzuverlässigen Selbstberichte. Zweitens kämen Tierversuche in Betracht, die aber ethisch bedenklich und von zweifelhaftem Wert sind, wenn man bedenkt, wie viele Faktoren bei Menschen zu einem Kater beitragen. Drittens könnte man Laborexperimente mit Freiwilligen unter kontrollierten Bedingungen durchführen. Aber auch sie wären nur eine vage Simulation des realen Trinkverhaltens und es käme der Beobachtereffekt ins Spiel: Menschen verhalten sich nicht normal, wenn sie wissen, dass man sie beobachtet.

Letztlich ist es vielleicht besser, dass wir einen Kater nicht heilen können. Studien deuten darauf hin, dass die Furcht vor dem Morgen danach dazu beiträgt, Menschen von Trinkgelagen abzuschrecken. Ein Kater ist die Methode der Natur, Ihnen zu sagen: »Tu das nie wieder!« Aber weil Sie ein Mensch sind, gehen Sie aus und tun es doch wieder.

Die Wahrheit über das Rauchen

Rauchen gehört zu den schlimmsten Dingen, die Sie Ihrer Gesundheit antun können. Bei einem Gewohnheitsraucher verkürzt jede Zigarette das Leben um etwa 15 Minuten. Aber was ist mit dem Gelegenheitsraucher, der ab und zu vor der Kneipe eine Kippe pafft, oder mit Passivrauchern, die den Rauchschwaden anderer ausgesetzt sind?

Einige Risiken des gelegentlichen Rauchens verblassen im Vergleich mit den Risiken des Kettenrauchens. Das Lungenkrebsrisiko nimmt beispielsweise linear zu, je mehr Sie rauchen.

Aber so etwas wie kein Risiko gibt es nicht. Jede Zigarette, die Sie rauchen – oder jede mit dem Rauch anderer gefüllte Lunge –, vergrößert das Risiko für Lungenkrebs oder andere Lungenkrankheiten. Feinstaub im Rauch schädigt die Lungenschleimhaut und die Folge können schwere Atembeschwerden sein.

Gelegenheitsraucher, die glauben, sie könnten die Schäden mit Sport, guter Ernährung oder Antioxidantien wettmachen, betrügen sich selbst. Es ist unmöglich, die Lungen vor diesem Schaden zu bewahren oder ihn vollständig zu reparieren, wenn er einmal eingetreten ist. Selbst wenn Sie mit dem Rauchen aufhören, können Sie Ihre Lungen nicht mehr in ihren ursprünglichen Zustand zurückversetzen.

Das größte akute Risiko für Gelegenheitsraucher sind Herz-Kreislauf-Krankheiten und Herzinfarkte. Im Gegensatz zum Risiko für Krebs und Lungenkrankheiten, das mit jeder Zigarette linear zunimmt, steigt das Risiko für Herzkrankheiten nicht linear. Der größte Sprung kommt nach der ersten Zigarette; danach nimmt das Risiko langsamer zu.

Wenn Ihr relatives Risiko bei null Zigaretten 1,0 ist, dann erhöht eine Zigarette es auf 1,4. Wenn Sie dann statt einer Zigarette fünf rauchen, nimmt das relative Risiko nur auf 1,5 zu und eine weitere erhöht es um 0,1. Mit anderen Worten: Um Ihr Risiko für Herzinfarkte zu verdoppeln, müssen Sie 30 Zigaretten am Tag rauchen. Passivrauchen erhöht das relative Risiko auf 1,3.

Denken Sie aber daran, dass es sich hier um ein relatives Risiko handelt. Es sagt Ihnen, wie stark das Risiko für einen Herzinfarkt über das Risiko vor dem Rauchen hinaus steigt. Das Letztere ist bei jedem Menschen unterschiedlich. Wenn Sie also ein sehr geringes Herzinfarktrisiko haben, weil Sie fit sind und einen normalen BMI, Blutdruck und Cholesterinspiegel haben, wird eine heimliche Kippe es nicht sehr stark erhöhen. Aber ist es das wert?

Wenn Sie das Rauchen ganz aufgeben, verringert sich das Risiko teilweise. Innerhalb eines Jahres halbiert sich das Risiko für eine Herzkrankheit, die mit Rauchen zusammenhängt.[22] Vielleicht verlängern Sie dadurch auch Ihr Leben um einige Jahre. Unter den Menschen, die an Herz-Kreislauf-Krankheiten sterben, sind Raucher im Durchschnitt fünfeinhalb Jahre jünger als Nichtraucher. Bei ehemaligen Rauchern verringert sich der Abstand auf zweieinhalb Jahre – selbst wenn sie erst in ihren Sechzigerjahren aufgehört haben.

Vielleicht haben Sie schon vom »Raucherparadoxon« gehört. Es besagt, dass Raucher, die nach einem Herzinfarkt ins Krankenhaus eingeliefert werden, eine bessere Überlebenschance haben als lebenslange Nichtraucher. Das erinnert an die Behauptung, ein bisschen Alkohol sei gut, und es ist ebenso unwahr.

Die schützende Wirkung könnte auf einige gefährliche Wirkungen des Rauchens zurückzuführen sein, zum Beispiel auf die exzessive Entzündungsreaktion oder die Verklumpung der Blutplättchen. Diese Wirkungen haben auch traumatische Verletzungen. Aber dieser Nutzen verblasst völlig im Vergleich mit den Schäden und er ist eine schlechte Ausrede, wenn Sie weiterrauchen wollen.

Es gibt also viele gute Gründe, mit dem Rauchen aufzuhören. Aber das ist oft leichter gesagt als getan, und es wird nicht viel leichter, wenn Sie nur gelegentlich rauchen. Selbst Menschen, die weniger als eine Zigarette am Tag rauchen, fällt es schwer, vollkommen darauf zu verzichten, und 65 Prozent von ihnen werden innerhalb von sechs Monaten wieder rückfällig.

Die britische Gesundheitsbehörde rät Rauchern, die ihr Laster aufgeben wollen, ein lokales Netzwerk aus Leidensgenossen und Experten zu nutzen, bei Bedarf auch Verhaltenstherapie und Medikamente. Selbst dann haben nur 16 Prozent der Menschen, die diesen Weg gehen, Erfolg, das heißt, nur so viele sind nach einem Jahr Nichtraucher. Die am wenigsten effektive Methode ist Willenskraft allein. E-Zigaretten sind zwar umstritten, doch die meisten Mediziner sind der Meinung, dass sie bei der Entwöhnung helfen können und weniger schädlich sind als Zigaretten, wenn jemand nicht auf Nikotin verzichten kann oder will.

Ein neueres Nikotin-Verabreichungssystem namens *heated tobacco products* (erhitzte Tabakprodukte, HTP) oder *heat-not-burn* (»erhitzen, nicht verbrennen«) wird mit allerlei Behauptungen aufgewertet. Angeblich besitzt es viel weniger schädliche Substanzen als eine Zigarette, ist dieser aber ähnlicher als eine E-Zigarette. Tabakfirmen drängen Raucher, die nicht aufhören wollen oder können, immer häufiger, auf HTP umzusteigen. Ein Produkt heißt sogar IQOS, was für *I quit ordinary smoking* (»Ich gebe das normale Rauchen auf«) steht. Wissenschaftler haben jedoch Einwände: Selbst wenn die Behauptung stimmt, dass der Rauch weniger schädliche Substanzen enthält, folgt daraus nicht, dass IQOS den Lungen weniger schadet. Es ist zu früh, um zu beurteilen, welche langfristigen Folgen für die Gesundheit E-Zigaretten und HTP haben.

Wenn Sie wirklich aufhören wollen zu rauchen, können Sie Ihre Erfolgsaussichten mit einigen kleinen Verhaltensänderungen verbessern. Erstellen Sie einen Plan und halten Sie sich an ihn; finden Sie eine Strategie, mit der Sie heftiges Verlangen nach Nikotin durchstehen – zum Beispiel zügiges Spazierengehen – und achten Sie auf Ihre Ernährung. Aus unbekannten Gründen steigert der Verzehr bestimmter Nahrungsmittel, vor allem Fleisch, das Nikotinbedürfnis und den -genuss. Andere, darunter Käse, Gemüse und Obst, bewirken, dass Zigaretten furchtbar schmecken. Machen Sie sich keine Vorwürfe, wenn Sie rückfällig werden. Eine positive Einstellung kann den Unterschied zwischen Erfolg und Misserfolg ausmachen.

Die Wahrheit über Freizeitdrogen

Es ist sehr sinnvoll, Alkohol und Tabak mit anderen Freizeitdrogen zu vergleichen. Der wohl beste Ansatz dazu stammt vom britischen Independent Scientific Committee on Drugs (ISCD), das 20 Drogen nach 16 Maßstäben auf ihre Gefährlichkeit untersuchte.[23] Dazu gehörten kurz- und langfristige Gesundheitsstörungen, Sucht und Unfälle.

Die gefährlichste illegale Droge ist demnach Heroin, das auf einer Skala, die bis 100 reichte, 55 Punkte bekam. Crack erhielt 54 Punkte. LSD und psilocybinhaltige Pilze gehören zu den Drogen, die am wenigsten gefährlich sind und bei denen das Suchtrisiko am geringsten ist. Cannabis, die beliebteste illegale Droge der Welt, bekam 20 Punkte. Tabak steht an sechster Stelle, was die Schädlichkeit anbelangt, knapp hinter Kokain und knapp vor den Amphetaminen. Aber was ist die gefährlichste Droge von allen? Alkohol, dessen Schädlichkeit mit 72 Punkten bewertet wurde.

Das könnte manche Leute verleiten, eine Alternative zu suchen, die ihnen weniger schadet als Alkohol. Neben dem traditionellen Menü aus Cannabis, Kokain, Speed, Ecstasy, LSD und Pilzen gibt es einen wachsenden »langen Schwanz« von neuen psychoaktiven Substanzen. Psychonauten können also die Grenzen Ihres Bewusstseins auf immer kreativere Weise erkunden.

Aber Vorsicht. Es gibt einen Grund dafür, dass Drogen einen schlechten Ruf haben. Man kann die Schäden, die Drogen anrichten, grob in zwei Gruppen einteilen: in diejenigen, die Sie treffen, und in diejenigen, die andere treffen. In die erste Gruppe gehören Tod, Gesundheitsstörungen (einschließlich der psychischen Störungen), Unfälle, Sucht, zerstörte Beziehungen und juristischer Ärger. Schäden, unter denen andere leiden, sind beispielsweise Gewalt, finanzielle Schwierigkeiten, Straftaten und Umweltschäden – sowohl zu Hause als auch dort, wo die Drogen hergestellt werden.

Eine Faustregel besagt, dass die Risiken bei wiederholtem Drogenkonsum schwerwiegender werden. Nehmen wir die Sucht als Beispiel. Das amerikanische National Institute on Drug Abuse weist darauf hin, dass nur »einige wenige« Trips notwendig sind, um abhängig zu werden. Allerdings ist das Suchtpotenzial je nach Droge und konsumierendem Menschen unterschiedlich. Es ist schwierig, genaue Zahlen zu nennen; in einer 2005 veröffentlichten Studie wurde jedoch festgestellt, dass in einer großen

Gruppe von Menschen, die zum ersten Mal Kokain genommen hatten, zwei Jahre später mehr als einer von 20 davon abhängig war.[24]

Drogenmischungen vergrößern die Risiken. Wenn Sie beispielsweise Kokain mit Amphetaminen oder Ecstasy konsumieren, steigt das Risiko für eine akute Vergiftung über die addierten einzelnen Risiken hinaus. Das gilt auch für Nikotin.

Natürlich sind die meisten dieser Drogen in vielen Ländern illegal. Zudem können Konsumenten nicht nur mit dem Gesetz in Konflikt geraten, sondern sie wissen nie genau, was sie konsumieren. Einige Nachtklubs bieten an, Partydrogen zu analysieren; aber meist ist das Wort des Dealers die einzige »Garantie«.

Was den Nutzen der Drogen anbelangt, ist das Bild noch unschärfer. Keine Studie hat bisher berücksichtigt, dass Menschen, die Drogen nehmen, Genuss, Spaß und Abenteuer suchen, die sich langfristig womöglich positiv auf die Gesundheit auswirken. Wissenschaftler, die die Anwendung von psychedelischen Drogen wie LSD und Psilocybin im Rahmen einer Therapie bei Depressionen untersuchten, berichteten, dass schon eine einzige Dosis die Patienten experimentierfreudiger, weniger autoritär, politisch liberaler, naturverbundener und menschenfreundlicher machen kann. Es ist jedoch nicht bekannt, ob diese Wirkungen die Gesundheit fördern.

Unter dem Strich ist es also klug, davon auszugehen, dass es sich nicht lohnt, Drogen zu konsumieren, jedenfalls dann nicht, wenn Ihnen Gesundheit und Wohlbefinden wichtig sind.

Wenn Sie dieses Kapitel total ernüchternd fanden, sind Sie nicht allein. Mir ging es genauso. Wasser ist gut, aber ich mag Säfte und Limo wirklich. Wahrscheinlich kippe ich mehr Getränke mit künstlichem Süßstoff hinunter, als gut für mich ist. Ich trinke eine Menge Kaffee und Tee – immer ohne Milch – und mache mir jetzt Sorgen, dass ich sie nicht ausreichend abkühlen lasse, um Speiseröhrenkrebs vorzubeugen. Wenn ich Wasser trinke, dann mit Kohlensäure. Offenbar muss ich den Tatsachen ins Auge sehen.

Und was den Alkohol anbelangt ... Für mich war es besonders ernüchternd zu entdecken, dass es keine ungefährliche Alkoholmenge gibt und schon gar keine nützliche. Ich denke, ich wusste das bereits, aber ich klammerte mich an den Glauben, dass mäßiges Trinken zumindest harmlos und vielleicht sogar ein wenig gesund sei. Inzwischen habe ich eingesehen, dass ich mir etwas vorgemacht habe. Wie ich in der Einführung gestanden habe, kann ich mich nicht daran erinnern, dass ich jemals weniger als die empfohlene wöchentliche Höchstmenge von 14 Einheiten getrunken hätte. Um brutal ehrlich zu sein: Ich schaffe selten die zwei alkoholfreien Tage in der Woche. Jetzt will ich mich anstrengen, um das zu erreichen und dann noch einen Schritt weiter zu gehen.

Und es ist Zeit, ganz auf das Rauchen zu verzichten. Die Tage, als ich Drogen konsumierte, sind endgültig vorbei. Heute werde ich woanders high: im Fitnessstudio und auf der Straße in Laufschuhen. Und das ist ein nahtloser Übergang zum nächsten Kapitel.

DIE WAHRHEIT ÜBER **SPORT**

Wenn Sie gesund, schlank und jugendlich sein wollen, gibt es ein Wundermittel, das Sie unbedingt ausprobieren sollten. Es steht fast jedem Menschen zur Verfügung, zu jeder Jahres- und Tageszeit und in unbegrenzter Menge. Es kostet nichts außer ein wenig Zeit und Mühe. Es kann Sie ebenso gut high machen wie jede Droge. Ihr Lohn ist Schutz vor Herzinfarkten, Schlaganfällen, Diabetes, Fettleibigkeit, Krebs, Alzheimer und Depression. Es kann aber nicht nur vor Krankheiten schützen, sondern einige sogar heilen. Alles in allem kann es einen frühen Tod effektiver verhindern als jeder medizinische Eingriff, und das ganz ohne Nebenwirkungen.

Wie dieses Wundermittel heißt? Körperliche Bewegung jeder Art, vom Einkaufsspaziergang bis zum Ultramarathon. Wir alle wissen, dass Bewegung gut für uns ist und dass Faulheit uns schadet. Und es wird immer klarer, wie enorm groß der Nutzen der Bewegung ist und welche Nachteile Bewegungsmangel hat.

An diesem Punkt spüren Sie wahrscheinlich eine wohlige Wärme, weil Sie bereits Sport treiben, oder ein flaues Gefühl, weil Sie ein Bewegungsmuffel sind. Einerlei, zu welchem Lager Sie gehören, glauben Sie bloß nicht, dieses Kapitel sei nichts für Sie. Es ist einfacher, Sport zu treiben, und schwerer, richtig zu trainieren, als Sie vielleicht glauben.

Die Wahrheit darüber, warum Sport gut für Sie ist

Bewegung galt immer als Grundlage eines gesunden Lebens, aber erst seit Kurzem ist das wahre Ausmaß ihres Nutzens bekannt. Ein wichtiges Aha-Erlebnis war eine Studie im Jahr 1953 über die Arbeiter in Londons berühmten Doppeldeckerbussen, die damals sowohl Kontrolleure als auch Fahrer hatten. Die Fahrer saßen den ganzen Tag, während die Kontrolleure viel Zeit auf den Beinen verbrachten und oft treppauf und treppab liefen. Ein Medizinerteam entdeckte, dass es unter ihnen nur halb so viele Herzinfarkte gab wie bei ihren Kollegen am Steuer.[1]

Der offensichtlichste Nutzen der Bewegung ist körperliche Fitness. Das ist eine etwas unklare Aussage, aber sie bedeutet nur, dass Ihr Körper sich an die Belastung anpasst, sodass er sie effektiver und länger bewältigen kann.

Mit Fitness ist aerobe Fitness gemeint, auch kardiorespiratorische oder kardiovaskuläre Fitness genannt. Letztlich geht es darum, wie gut der Körper die Muskelzellen mit Sauerstoff versorgen kann.

Wenn Sie aktiver werden, spielen sich in Ihrem Körper zahlreiche Veränderungen ab, die Ihre aerobe Fitness steigern. Muskelfasern wachsen und werden stärker mit Blutgefäßen durchzogen und somit besser mit Blut versorgt. In den Muskelzellen nimmt die Zahl der Mitochondrien, die Energie aus Glukose gewinnen, an Zahl und Größe zu.

Vor allem das Herz macht erhebliche Veränderungen durch. Ultraschallscans zeigen, dass das Herz eines Sportlers anders aussieht als das Herz eines Faulpelzes. Die linke Kammer – die beim Pumpen des Blutes durch den Körper die Hauptarbeit leistet – ist wahrscheinlich viel größer und die Wände sind muskulöser. Wenn das Herz angestrengt pumpt, fördert das schnell strömende Blut in den Arterien die Bildung von Stickstoffmonoxid, das die Muskeln entspannt, die Blutgefäße elastisch hält und ihre Reparatur unterstützt.

Bewegung lindert chronische Entzündungen und reduziert die physiologischen Reaktionen auf Stress, was das Risiko für Herzkrankheiten, Krebs und Diabetes senkt.

Auch die Knochen profitieren vom Sport. Ein Knochen ist mehr als ein starres Gerüst; er ist lebendes Gewebe, das auf Bewegung reagiert, indem es stärker und dichter wird. Das ist in jedem Alter nützlich, vor allem aber später im Leben, wenn die Knochendichte zurückgeht und das Risiko für Osteoporose zunimmt.

Aber »Fitness« bedeutet nicht nur stärkere Muskeln und Knochen und bessere sportliche Leistungen. Sie hat so viele folgenreiche Vorteile für die allgemeine Gesundheit, dass es ein lohnendes Ziel für alle Menschen ist, sie wenigstens ein bisschen zu steigern.[2]

Die zuverlässigsten Belege dafür stammen von der Initiative »Sport ist Medizin« des American College of Sports Medicine in Indianapolis. Forscher haben dort Studien mit Menschen durchgeführt, die die Empfehlung der Regierung befolgen und sich 150 Minuten in der Woche moderat aerob bewegen. Sie gehen zum Beispiel zügig spazieren oder sie fahren Rad, laufen oder schwimmen. Die Studien belegen, dass diese wöchentliche Bewegungsdosis das Risiko für einen vorzeitigen Tod durch Herzkrankheiten um 40 Prozent verringert, etwa gleich stark wie die Einnahme von Statinen.

Es ist nicht schwer zu verstehen, wie körperliche Bewegung Herz-Kreislauf-Krankheiten verhindert. Bewegung sorgt dafür, dass das Blut im Gefäßsystem in Bewegung bleibt und dabei Fettablagerungen an den Arterienwänden fortspült, die ansonsten zu Fettklumpen herangewachsen wären und die Gefäße blockiert, also einen Herz- oder Schlaganfall verursacht hätten.

Bewegung trägt dazu bei, das gefährlichste Fett abzubauen, das unter anderem von VLDL-Partikeln (Lipoproteine sehr geringer Dichte, englisch *very low density lipoproteins*) im Blut transportiert wird. Viele Risiken für den Kreislauf sind auf eine erhöhte Menge von VLDL-Partikeln zurückzuführen. Je geringer ihre Anzahl im Blut ist und je größer die einzelnen

Partikel sind, desto weniger gefährlich sind sie, und die Studien zeigen, dass Sport sie um etwa ein Viertel vergrößert.

Es geht aber nicht nur um die Herz-Kreislauf-Gesundheit. Die empfohlene wöchentliche Bewegung senkt das Risiko für Diabetes Typ 2 um 58 Prozent. Das ist doppelt so viel wie das am häufigsten verschriebene Anti-Diabetes-Medikament Metformin.[3] Sie kann auch helfen, Diabetes Typ 2 zu heilen, und ist natürlich Teil der erfolgreichsten Strategien zur Gewichtsabnahme.

Sport verringert auch das Krebsrisiko, obwohl wir nicht genau wissen, wie. Vielleicht liegt es daran, dass er Fettleibigkeit verhindert, einen bekannten Risikofaktor für einige Krebsarten. Das Gleiche gilt für neurodegenerative Krankheiten. Bewegung tut der Psyche gut und schützt vor Depression und Angst.

Wenn wir altern, ist es besonders wichtig, fit zu bleiben. Bei älteren Erwachsenen, die in sechs Minuten mindestens 365 Meter gehen können, ist das Risiko, im folgenden Jahrzehnt zu sterben, nur halb so groß wie bei denjenigen, die keine 290 Meter schaffen. Krafttraining, zum Beispiel mit Gewichten, trägt dazu bei, die Muskelmasse zu bewahren. Muskelabbau, Sarkopenie genannt, gilt heute als Mitursache vieler altersbedingter Krankheiten.

Die Wahrheit über Faulheit

Faulheit ist nicht einfach »nicht gut« für Sie, sie ist eindeutig schlecht. Leider sind wir Menschen von Natur aus Faulpelze und wir müssen uns meist selbst in den Hintern treten, damit wir aktiv werden.

Einige andere Tiere haben mehr Glück – sie werden leicht fit. Bären kommen in guter körperlicher Verfassung aus dem Winterschlaf, obwohl sie sich monatelang kaum bewegt haben, und Nonnengänse können auf ihrem Vogelzug 3000 Kilometer fliegen und brauchen dafür kaum mehr Vorbereitung als Faulenzen und Fressen. Wir wissen nicht genau, welche physiologischen Anpassungsvorgänge diese Geschöpfe vor körperlichem

Abbau schützen. Uns Menschen sind sie auf jeden Fall nicht vergönnt. Noch ein biologisches Hindernis müssen wir überwinden: Während Mäuse und Hunde sich unbedingt bewegen wollen, sind wir anscheinend auf Faulheit programmiert. Das geht offensichtlich auf unsere evolutionäre Vergangenheit zurück, als Nahrung knapp und das Leben unvorhersehbar waren. Unsere Urahnen waren meist gezwungen, zu sammeln, zu jagen oder vor einer Gefahr wegzulaufen. Ihr Motto lautete: Beweg dich oder stirb. Es kam nie infrage, sich nicht zu bewegen; deshalb war der evolutionäre Druck, Bewegung zu genießen, gering. Wenn überhaupt, gab es Druck in die andere Richtung: unnötige Bewegung zu vermeiden. In Phasen der Fülle und Sicherheit war es evolutionär sinnvoll, sich auszuruhen und nicht zu viel Energie zu verbrauchen.

In diesen guten Zeiten war es sogar eine Anpassung, Muskelmasse zu verlieren. Muskeln sind ein ziemlich kostspieliges Gewebe, das rund 15 Kalorien je Kilogramm Körpergewicht benötigt, um nicht zu schrumpfen. Muskeln machen etwa 40 Prozent der Körpermasse eines Durchschnittsmenschen aus; deshalb verbrauchen die meisten von uns 20 Prozent ihres Grundumsatzes, um sie zu versorgen.

Dieser Faulheitsinstinkt war in der Savanne nützlich, weil der nächste Ausflug zum Sammeln, Jagen oder Fliehen kurz bevorstand. Doch in der modernen Welt, in der sehr nährstoffreiches Essen fast immer zur Verfügung steht und wir selten vor einer Gefahr fliehen müssen, ist er zu unserer Voreinstellung geworden.

Das ist eine ganz neue Entwicklung. Selbst nach der Erfindung der Landwirtschaft arbeiteten die meisten Menschen auf Äckern und Wiesen. Nach der industriellen Revolution arbeiteten sie mit den Händen und bewegten sich unter ihrem eigenen Dampf. Aber der Rückgang der landwirtschaftlichen Arbeit und die Erfindung von Autos, arbeitssparenden Geräten und – was am schädlichsten ist – der Heimunterhaltungssysteme, die das Faulenzen begünstigen, haben zu einem kollektiven Stillstand geführt. Das gilt sogar für diejenigen, die zwar regelmäßig Sport treiben, aber in der übrigen Zeit des Tages nichts tun. So seltsam es klingen mag, diese

Menschen sind vermutlich weniger gesund als jene, die zwar unsportlich sind, jedoch auch aufs Faulenzen verzichten.

Zu lange Inaktivität ist ein unabhängiger Risikofaktor für allerlei Zivilisationskrankheiten. Das bedeutet, dass Bewegung zu einer anderen Zeit sie nicht ausgleichen kann. Es ist ähnlich wie beim Rauchen: Sie können 20 Zigaretten am Tag nicht kompensieren, indem Sie am Wochenende zehn Kilometer laufen. Anfallweises hochintensives Training macht die Wirkung stundenlangen Fernsehens nicht ungeschehen.

Das Risiko ist anscheinend auf längere Phasen der Untätigkeit zurückzuführen. Bei Erwachsenen, die regelmäßig eine oder zwei Stunden ohne Pause sitzen, ist das Risiko für einen vorzeitigen Tod deutlich höher als bei denjenigen, die zwar gleich lange sitzen, aber etwa jede halbe Stunde aufstehen und sich bewegen.[4]

Lange Inaktivität schadet unserer Gesundheit, weil sie eine komplexe Kaskade aus Stoffwechselveränderungen in Gang setzt. Nicht genutzte Muskeln schrumpfen und aus den Muskelfasern, die auf Ausdauer angelegt sind, werden schnell zuckende Fasern, die mehr auf Glukose angewiesen sind. Inaktive Muskeln verlieren auch Mitochondrien und verbrauchen daher weniger Energie. Da die Muskeln sich mehr auf Kohlenhydrate verlassen, sammeln sich nicht verbrannte Lipide im Blut an. Das könnte der Grund dafür sein, dass Sitzen mit Herzkrankheiten zusammenhängt. Fett wird auch in den Muskeln, in der Leber und im Dickdarm gespeichert – an Orten, wo es nicht gespeichert werden soll.

Dafür zahlen wir einen hohen Preis. Im Westen ist unzureichende kardiorespiratorische Fitness heute einer der wichtigsten Risikofaktoren für einen verfrühten Tod. Sie ist für rund 16 Prozent aller Todesfälle bei Männern und Frauen verantwortlich. Andere Krankheiten nehmen ebenfalls stark zu. Fettleibigkeit war einst selten; heute ist mehr als ein Drittel der erwachsenen Amerikaner fettleibig, ebenso etwa 17 Prozent der Kinder. Dem entspricht die Zunahme von Krankheiten, deren Ursache Fettleibigkeit ist. Im Jahr 1935, als gut zwei Milliarden Menschen auf der Erde lebten, litten einer Schätzung zufolge 15 Millionen Menschen an Diabetes

Typ 2. Im Jahr 2010 hatte sich die Weltbevölkerung mehr als verdreifacht, aber die Zahl der Diabetiker war um das Fünfzehnfache gestiegen.

Das ist ein sehr großes Problem. Wir verbringen durchschnittlich 55 bis 75 Prozent unserer wachen Stunden im Sitzen. Moderate bis intensive Bewegung beansprucht nur fünf Prozent unserer Zeit.

Wir müssen uns regelmäßig bewegen. Das ist leicht gesagt, aber viele Menschen sitzen während ihrer Arbeit am Schreibtisch. Wenn das auch für Sie gilt, ist es sehr wichtig, während des Tages immer wieder eine Pause einzulegen und sich zu bewegen. Schon eine Minute sanfte Bewegung – zum Beispiel ein Gang ins Bad oder in die Küche – genügt, um die Perioden des Sitzens zu durchbrechen. Als absolutes Minimum sollten Sie anstreben, den Schreibtisch alle 30 Minuten kurz zu verlassen. Wenn Ihre Arbeit Sie wirklich auf dem Stuhl festnagelt, ist eine Laufband-Arbeitsstation eine mögliche Lösung. Wenn das nicht geht, zappeln Sie eben herum. Heben Sie die Fersen an, wackeln Sie mit den Zehen, rollen Sie die Schultern. Jede Kleinigkeit zählt.

Dieser Rat gilt auch außerhalb der Arbeitszeit, wenn Sie versucht sind, sich hinzulümmeln und nicht von der Stelle zu bewegen. Es ist überraschend einfach, mehrere Stunden ohne Pause auf dem Sofa zu verbringen, vor allem wenn der Arbeitstag anstrengend war. Gewöhnen Sie sich an aufzustehen und jedes Mal, wenn das, was Sie anschauen, lesen oder tun, eine natürliche Unterbrechung erfährt, ums Sofa herumzugehen.

Die Wahrheit darüber, wie viel Bewegung Sie brauchen

Nun sind Sie also von den zahllosen Vorteilen der Bewegung und von den Gefahren der Faulheit überzeugt und haben beschlossen, fit oder noch fitter zu werden. Was nun? An diesem Punkt werden die guten Vorsätze bei vielen Menschen allmählich ein Weg zur Hölle.

Motivation in Aktion umzuwandeln, ist nicht einfach (mehr über Motivation, Willenskraft und Gewohnheiten lesen Sie im nächsten Kapitel). Wir müssen unsere instinktive Faulheit überwinden, aber wir müssen auch wissen, was wir wann und wie lange tun sollen. Was gilt überhaupt als Aktivität?

Wenn Sie die Berichte in den Medien verfolgen, gleicht körperliche Bewegung manchmal einem Minenfeld. Wie die Ernährungsratschläge (ist Schokolade diese Woche gut oder schlecht für Sie?) scheinen die Empfehlungen zur körperlichen Bewegung sich ständig zu ändern. Heute gelten Golf oder Gartenarbeit oder Sex als Training, morgen nicht mehr. Obendrein werden wir mit Ratschlägen der »Experten« überhäuft und von den Trainingsplänen der Stars betört, die wundersame Ergebnisse in kurzer Zeit versprechen. Die Folge ist, dass wir bald verwirrt, zynisch und demoralisiert sind.

Im Grunde ist körperliche Bewegung ziemlich einfach. Wenn Sie aus eigener Kraft hin und her gehen, ist das Training, und je öfter und energischer Sie das tun, desto besser.

Es lohnt sich, die Medienberichte mit der Skepsis zu betrachten, die sie in der Regel verdienen. Wie die Ernährungsforscher stürzen sich auch die Medien auf kleine Studien mit unerwarteten oder kontraintuitiven Ergebnissen. Ein Dutzend Studien, die herausfinden, dass Laufen Sie fitter macht, haben keinen Neuigkeitswert. Aber eine Studie, die zu dem Ergebnis kommt, dass Laufen Sie dicker macht, ist eine Schlagzeile wert (es gibt keine solche Studie; mir geht es nur ums Argument). Aber wer hat recht? Wie in der Ernährungswissenschaft müssen Sie die gesamte Beweislage prüfen.

Wenn Sie versucht sind, das Workout eines Stars nachzuahmen, das verspricht, Ihnen in sechs Wochen einen Sixpack zu verschaffen, sollten Sie ebenfalls innehalten und nachdenken. Hört es sich zu gut an, um wahr zu sein? Wenn es so einfach wäre, warum hat dann nicht jeder einen wohlgeformten Bauch? Ist es glaubhaft, dass jemand, der im Fernsehen auftritt, ein Wundertrainingsprogramm entdeckt hat, das der Sportwissenschaft jahrzehntelang entgangen ist? Also: Wie, wann und wie viel sollen Sie trainieren?

Die WHO empfiehlt Erwachsenen mindestens 150 Minuten moderate körperliche Aktivität oder 75 Minuten intensive Aktivität (oder eine ausreichende Kombination, etwa 100 Minuten moderate plus 25 Minuten intensive Aktivität). Das ist das Minimum; im Idealfall sollten Sie mehr tun. Dieser Rat berücksichtigt nicht den Unterschied zwischen Herz-Kreislauf-Training und Krafttraining, obwohl beide oft als verschiedene und einander ergänzende Trainingsformen gelten. Darauf kommen wir später in diesem Kapitel zurück.

Andere Leitlinien sind ebenfalls erhältlich. In den USA empfehlen die Centers for Disease Control and Prevention mindestens 25 Minuten moderates und intensives Training am Tag oder 175 Minuten in der Woche. Es gibt jedoch gute Gründe für die Kritik, dass selbst dieses wöchentliche Training hoffnungslos unzureichend ist. Da die Evolution uns zu Jägern und Sammeln gemacht hat, sind Menschen, die noch so leben wie unsere Urahnen, gute Vorbilder, die uns zeigen, wie viel Bewegung wir wirklich brauchen.

Die Hadza im Tiefland des Großen Afrikanischen Grabenbruchs und in der Serengeti Tansanias sind ein Volk dieser Art. Sie sind meist etwa zwei Stunden täglich moderat bis intensiv in Bewegung. Häufig gehen sie zügig durch das hügelige Gelände, graben Knollen aus dem steinigen Boden, klettern auf Bäume, ziehen Brennholz nach Hause und schleppen Wasserbehälter. Erwachsene leben in der Regel bis in ihre Sechziger- und Siebzigerjahre ohne die altersbedingten Krankheiten, die wir grollend als unvermeidlich hinnehmen. Das ist der Lohn für die tägliche Dosis Aktivität, die Menschen ihrer Natur nach brauchen. Mit anderen Worten: Zwei Stunden zügiges Gehen am Tag sind die optimale Bewegungsdosis.

Daraus kann man schließen, dass die derzeitigen öffentlichen Gesundheitsleitlinien bei Weitem nicht ehrgeizig genug sind. Deshalb ist es vielleicht kein Wunder, dass etwa die Hälfte der erwachsenen Briten sich nicht ausreichend bewegt.

Aber es gibt eine gute Nachricht für Trainingsmuffel: Sie können sich mehr bewegen, ohne Mitglied in einem Fitnessstudio zu werden oder ein Paar Laufschuhe zu kaufen. Sie müssen nicht einmal schwitzen. Zum moderaten Training zählen auch Gehen (ein halber Golfplatz zählt ebenfalls), Gartenarbeit, Staubsaugen und andere Hausarbeiten – und leidenschaftlicher Sex.

Die Intensität eines Trainings wird anhand des metabolischen Äquivalents (englisch *metabolic equivalents* oder MET) gemessen. Das ist das Verhältnis des Arbeitsumsatzes zum Ruheumsatz. Moderate Aktivität ist definiert als ein MET zwischen 3,5 und 6,5.

So weit, so theoretisch. Um die Stoffwechselrate im Ruhezustand oder beim Sport tatsächlich zu messen, müssen Sie in ein sportwissenschaftliches Labor gehen. Aber wenn Sie nicht aus einem höchst unwahrscheinlichen Grund eine exakte Messung benötigen, können Sie das MET bei fast allen denkbaren Aktivitäten nachschlagen – vom Reinigen der Dachrinne bis zum Fahren mit dem Einrad –, zum Beispiel auf einer Webseite namens Compendium of Physical Activities.[5]

Um ein Gefühl für den Begriff »moderat« zu gewinnen, sollten Sie wissen, dass Gehen in stetigem Tempo einen Wert von 3,5 hat. Das Gleiche gilt für normale Arbeiten im Haushalt wie Staubsaugen oder Putzen. Vielleicht kommt Ihnen das nicht wie Training vor; aber eine neuere Studie mit mehr als 130 000 Teilnehmern in 17 Ländern hatte zum Ergebnis, dass 150 Minuten Gehen und/oder Hausarbeit in der Woche genügen, um das Risiko für einen zu frühen Tod um 28 Prozent zu senken.[6]

Intensives Training – alles über 6,5 – ist noch besser, langsames Treppensteigen oder Radfahren liegen auf der Grenze. Laufen in einem gemächlichen Tempo von acht Kilometern pro Stunde bekommt eine 8, ebenso Radfahren mit 20 Kilometern pro Stunde. Schnelles Kraulschwimmen ist eine 10 wert und Treppenlaufen eine 15.

Training mit Gewichten (auch Widerstandstraining genannt) zählt ebenfalls, wenn auch nicht so viel, wie Sie vielleicht gedacht haben. Eine typische Serie von 8 bis 15 Wiederholungen an einem Krafttrainingsgerät ergibt ein MET von 3,5, eine Einheit mit freien Gewichten ein MET von etwa 6. Aber ein solches Krafttraining verbessert die Fitness in anderer Hinsicht, wie wir noch sehen werden.

Über das »beste« Training wird oft debattiert und häufig werden dann Schwimmen und Laufen genannt. Aber das ist ein fruchtloser Streit. Das »Beste« ist, was für Sie am besten ist, und die Auswahl richtet sich nach Ihren persönlichen Präferenzen. Es spielt keine Rolle, ob Sie Zumba oder Walzer bevorzugen oder ob Sie lieber laufen als schwimmen. Die Intensität der Belastung und die beteiligten Muskelgruppen mögen unterschiedlich sein, aber das ist unwichtig im Vergleich zum Nutzen der Aktivität und den Nachteilen des Bewegungsmangels. Wenn Sie fürchten, eine Muskelgruppe auf Kosten einer anderen zu stärken, können Sie die vernachlässigten Muskeln mit etwas Krafttraining in Schwung bringen.

Unterschiedliche Aktivitäten bringen auch unterschiedliche Verletzungsrisiken mit sich. Wenn Sie beispielsweise viel laufen, lohnt sich eine Beratung über Sicherheitsmaßnahmen. Das würde aber den Rahmen dieses Buches sprengen.

Natürlich ist es besser, einen Sport auszusuchen, der Ihnen Spaß macht oder den Sie zumindest nicht verabscheuen. Je weniger kompliziert und teuer er ist, desto wahrscheinlicher ist es, dass Sie am Ball bleiben. Laufen können Sie fast überall, während Snowboarding Planung, Geld und Mühe erfordert. Eine Mitgliedschaft in einem Verein oder das Setzen von Zielen kann Ihre Motivation verbessern. Aber es wird immer Tage geben, an denen Sie sich zusammenreißen müssen.

In diesem Fall sollten Sie daran denken, dass selbst ein kurzes Training nützlich ist. Sportwissenschaftler glaubten früher, eine Belastung müsse mindestens zehn Minuten andauern, um etwas zu nützen; aber sie befinden sich immer mehr auf dem Rückzug. Vor Kurzem wurden die amerikanischen Leitlinien für körperliche Aktivität geändert. Sie räumen jetzt ein, dass jede körperliche Aktivität zählt.

Eine weitere Frage lautet: Wie oft? Die meisten Mediziner empfehlen, täglich ein wenig zu trainieren oder das Training wenigstens über die Woche zu verteilen. Doch etwa die Hälfte der Menschen, die regelmäßig Sport treiben, zwängt ihre gesamte sportliche Aktivität in einen einzigen Tag hinein. Daten von mehr als 63 000 erwachsenen Briten zeigen, dass solche Wochenendsportler ihr Risiko für einen frühen Tod – auch das Risiko für Krebs und Herz-Kreislauf-Krankheiten – etwa gleich stark senken können wie diejenigen, die wenig, aber oft trainieren.[7] Selbst Wochenendsportler, die unter der Woche weniger aktiv waren als empfohlen, schnitten besser ab als inaktive Menschen. Wenn Sie also tagelang nichts getan haben, dürfen Sie nicht die ganze Woche abschreiben.

Und selbst wenn Sie Ihr Soll erfüllt haben, ist das kein Grund aufzuhören. Übertraining ist zwar möglich, aber das ist eine Gefahr für Spitzensportler, nicht für normale Menschen, die in ihrer Freizeit Sport treiben. Nehmen Sie sich genügend Zeit für die Erholung – lassen Sie sich von Ihrer Müdigkeit und Steifheit leiten – und achten Sie darauf, sich nicht zu verletzen. Dann können Sie gar nicht zu viel trainieren.

Kann Sport mich umbringen?

Ob es Ihnen gefällt oder nicht, während eines intensiven Trainings steigt das Risiko für einen Herzinfarkt. Faulpelze verweisen gerne auf den Fall Jim Fixx, der den Amerikanern in den 1970er-Jahren die Lust am Laufen eingeimpft haben soll. Im Jahr 1984 brach er im Alter von 52 Jahren in der Mitte seiner täglichen Laufstrecke mit einem Herzinfarkt tot zusammen. Wie stark sich das Risiko für einen Herzinfarkt erhöht, hängt sehr davon ab, wie gut Sie an die Belastung gewöhnt sind. Wenn Sie total unfit sind und trotzdem laufen, kann Ihr Risiko 100-mal größer sein als im Ruhezustand. Selbst wenn Sie fünfmal in der Woche laufen, ist Ihr Risiko etwa doppelt so hoch. Wenn man aber bedenkt, dass das Risiko für einen Herzinfarkt zu jedem Zeitpunkt sehr niedrig ist, bleibt selbst dieses erhöhte Risiko gering.

Auf jeden Fall verblasst dieses erhöhte Risiko bis zur Bedeutungslosigkeit, wenn man es mit dem lebenslangen Nutzen eines regelmäßigen Trainings vergleicht. Eine Studie nach der anderen belegt, dass Sie Ihr Risiko für einen Herzinfarkt um 50 bis 80 Prozent senken können, wenn Sie aktiv bleiben. Bleiben Sie aber auch vernünftig. Wenn Sie nicht fit sind, aber fit werden wollen, sollten Sie langsam anfangen und sich allmählich steigern. Eine sportärztliche Untersuchung kann sich ebenfalls lohnen. Fixx' Autopsie enthüllte, dass er an einer fortgeschrittenen Atherosklerose litt, die wahrscheinlich vererbt war.

Was soll ich tun, wenn Sport mir nichts nützt?

Körperliche Aktivität ist notwendig, um fit zu werden; aber sie wirkt nicht bei allen. Menschen reagieren unterschiedlich auf Training und manche reagieren gar nicht.

Die klassische Studie auf diesem Gebiet ist die HERITAGE Family Study, die in den 1990er-Jahren begann. Die Forscher rekrutierten 481 Menschen mit sitzender Lebensweise aus 98 Familien, unterzogen sie einem 20-wöchigen Trainingsprogramm und beobachteten ihre Fortschritte – oder deren Fehlen.[8] Während sich die aerobe Fitness der meisten Teilnehmer drastisch verbesserte, sprachen andere weniger auf das Training an, und bei etwa zehn Prozent zeigte sich keinerlei Wirkung, obwohl auch sie dreimal wöchentlich 45 Minuten intensiv trainiert hatten.

Wie sich herausstellte, liegt es in der Familie, ob man ein *low responder* oder ein *high responder* ist. Wahrscheinlich sind die Gene dafür verantwortlich. Wenn Sie glauben, dass auch Sie nie aerob fit werden, einerlei, wie stark Sie schwitzen, sollten Sie nicht aufgeben. Selbst diejenigen, deren aerobe Fitness nicht zunahm, wiesen Verbesserungen in Bezug auf den Blutdruck, den Cholesterinspiegel, die Insulinreaktion und das Bauchfett auf. Totale *non responder* (Teilnehmer, die überhaupt nicht auf Training ansprechen) gibt es nämlich nicht.

Die Wahrheit über die 10 000 Schritte

Im Zeitalter des Fitness-Trackings werden Trainingsziele oft mithilfe der Zahl der Schritte pro Tag formuliert, wobei 10 000 Schritte üblich sind. In der modernen Welt ist das eine ordentliche Herausforderung. Amerikaner und Briten machen durchschnittlich etwa 1500 Schritte am Tag. Aber die Forschungen bei den Hadza lassen darauf schließen, dass das nicht annähernd genug ist.

Wer täglich zwei Stunden zügig geht, legt rund 15 000 Schritte zurück. Eine Studie mit Postarbeitern in Glasgow belegt,[9] dass das Herz und der Stoffwechsel bei Westlern, die mehr als 15 000 Schritte am Tag zurücklegen, ebenso fit sind wie bei den Hadzas.

Das sagt uns zugleich, dass das Ziel von 10 000 Schritten – es war ursprünglich eine Marketingstrategie, die sich ein japanischer Hersteller von Pedometern in den 1960er-Jahren ausgedacht hatte, – nicht optimal ist. Dieser Trainingsumfang ist wahrscheinlich mit den empfohlenen 25 Minuten vergleichbar. Moment mal, denken Sie vielleicht, wenn 15 000 Schritte das Gleiche sind wie zwei Stunden zügiges Gehen, dann sollten 10 000 Schritte etwa 80 Minuten entsprechen. Aber viele der Schritte, die wir in unserem modernen Leben gehen, sind nicht sehr anstrengend und zählen daher weniger. Die Hadzas wandern durch hügeliges, raues Gelände und suchen Nahrung. Wir schlendern durch flache Stadtstraßen und durch die Gänge zwischen Supermarktregalen. Die 10 000 Schritte auf dem Fitnesstracker sind ungefähr so viel Wert wie 3000 Schritte der Jäger und Sammler. Wenn Sie vier Treppenfluchten hinaufsteigen, entspricht das 50 Schritten der Hadzas. Wenn Sie einen Kilometer zügig gehen, entspricht diese Belastung 1250 Schritten der Hadzas und eine Stunde Laufen ist 3500 Schritten der Jäger und Sammler gleichwertig.

Vielleicht kommen Ihnen 10 000 oder gar 15 000 Schritte in moderatem bis zügigem Tempo wie ein fernes Ziel vor; aber lassen Sie sich nicht entmutigen. Ein Schritt ist besser als keiner. Studien zeigen immer wieder, dass selbst moderates Training, verglichen mit Nichtstun, eine deutliche positive Wirkung auf die Gesundheit hat.[10]

Für einen Durchschnittsmenschen, der kein Spitzensportler ist und daher nicht fürchten muss, sich völlig zu verausgaben, ist null die einzige gefährliche Trainingsdosis. Ihr Ziel sollte ein Trainingsumfang sein, den Sie, realistisch betrachtet, bewältigen können, ohne die Freude an der Bewegung zu verlieren. Welches Training ist also das beste? Ein Training, das Sie veranlasst dranzubleiben, weil Sie mehr davon wollen.

Die Wahrheit über den schnellen Weg zur Fitness

Wenn Sie Leute fragen, warum sie nicht genug Sport treiben, ist Zeitmangel einer der Gründe, die sie am häufigsten nennen. Oft ist das nur eine Ausrede. Aber wenn Sie wirklich unter Zeitdruck stehen, sollten Sie das hochintensive Intervalltraining (englisch *high intensity interval training* oder HIIT) in Betracht ziehen. Es verspricht, Sie in nur 90 Sekunden fit zu machen, was zu schön klingt, um wahr zu sein. Aber Sportwissenschaftler bestätigen, dass es sein Versprechen hält, – sofern Sie durchhalten.

Forscher am National Institute of Fitness and Sports in Japan erfanden das HIIT in den 1990er-Jahren. Sie wiesen nach, dass ein sechswöchiger, an vier Tagen in der Woche abgehaltener Kurs mit vierminütigen Trainingseinheiten, die jeweils aus mehreren hochintensiven, 20 Sekunden dauernden Durchgängen bestehen, denen zehn Sekunden moderates Training folgen, die aerobe Fitness deutlicher verbessert als ein normales einstündiges Training an fünf Wochentagen.[11]

Inzwischen wurde das HIIT in viele verschiedene Trainingspläne aufgenommen. Einige dauern nur 90 Sekunden, andere eine grausame halbe

Stunde oder bis zur völligen Erschöpfung, je nachdem, was zuerst kommt. Das intensive Training besteht oft aus Radfahren auf einem Ergometer, aber es kann alles sein, was anstrengt: Laufen, Rudern, Schwimmen, Treppensteigen. Das Ziel sind mindestens 80 Prozent der maximalen Herzfrequenz.

Die Ruhephase ist häufig eine sanftere Version des Trainings oder totale Ruhe. Den meisten Trainingsplänen ist gemeinsam, dass jede Wiederholung einen intensiven und einen moderaten Teil im Verhältnis zwei zu eins einschließt.

Zahlreiche Studien belegen, dass das HIIT für die Gesundheit des Herzens, der Gefäße und des Stoffwechsels ebenso gut, manchmal sogar besser ist als moderates Training. Besonders vorteilhaft ist es für übergewichtige oder fettleibige Menschen, denn es verbessert den Blutdruck, die Lungenfunktion und den Nüchternglukosewert rasch. Langfristig (nach mehr als zwölf Wochen) nehmen der Taillenumfang, das Körperfett und die Herzfrequenz in Ruhe ab.

Aber passen Sie auf: Richtig ausgeführt ist das HIIT Knochenarbeit. Acht jeweils 20 Sekunden lange Durchgänge mit zehn Sekunden Pause dazwischen erscheinen machbar; aber viele Leute fühlen sich hinterher elend.

Sie müssen sich jedoch nicht quälen. Längere Ruhephasen entwerten das Training anscheinend nicht. Einer der Trainingspläne verlangt insgesamt 60 Sekunden Sprinten mit aller Kraft innerhalb eines zehnminütigen Zeitfensters, in dem Sie locker laufen. Es hat sich herausgestellt, dass dieses Training ebenso effektiv ist wie ein 50 Minuten langer Dauerlauf. Um einen zusätzlichen Nutzen zu erzielen, brauchen Sie in einen längeren Trainingsabschnitt nur einige kurze, intensive Intervalle einzubauen, zum Beispiel Sprints oder Bergauffahren, wenn Sie Rad fahren. So können Sie das HIIT ins normale Intervalltraining einfügen. Das ist eine bewährte Methode, die Sportler seit Jahren anwenden, um ihre Leistung zu steigern.

Die Wahrheit über Cardio- und Krafttraining

Trainingspläne unterscheiden meist zwischen zwei Arten von Training: Cardio- und Krafttraining, auch kardiovaskuläres Training (oder Herz-Kreislauf-Training) und Widerstandstraining genannt, und weisen darauf hin, dass beide Trainingsformen wichtig sind. Cardio-Training erhöht die Herzfrequenz, Krafttraining stärkt hauptsächlich die Muskeln. Die Unterscheidung ist nicht ganz gerechtfertigt, denn es gibt kein »reines« Cardio- oder Krafttraining. Jedes kardiovaskuläre Training stärkt zugleich die Muskeln und Kraftübungen steigern die Herzfrequenz (denken Sie daran, dass Gewichtheben als moderates Training zählt). Aber ganz falsch ist die Unterscheidung nicht. Neueste Forschungsergebnisse lassen darauf schließen, dass eine Kombination aus beiden Trainingsformen effektiver ist als eine allein.

Mehrere Studien deuten einen Zusammenhang zwischen Muskelkraft und Lebensdauer an, aber es war lange unklar, ob die Kraft wirklich der entscheidende Faktor ist. Muskulöse Menschen sind wahrscheinlich auch aerob fit, schlank und im Allgemeinen gesund – und das alles verlängert das Leben. Inzwischen haben einige große, gut geplante Studien die Frage beantwortet. Selbst wenn wir die aerobe Fitness beiseitelassen, hängt die Muskelkraft mit geringerer Sterblichkeit zusammen.[12] Entscheidend ist, dass sowohl aerobe Fitness als auch Kraft auf ihre Weise zur Gesundheit beitragen. Deshalb empfiehlt das American College of Sports Medicine zwei Krafttrainingseinheiten pro Woche, bestehend aus Kraftübungen für alle zehn großen Muskelgruppen, etwa zehnmal wiederholt.

Soll ich meine Körpermitte trainieren?

Ja. Wahrscheinlich. Die Mitte (englisch *core*, »Kern«) besteht aus den Muskelgruppen im Rumpf, die an fast allen denkbaren Bewegungen beteiligt sind. Viele Trainingsprogramme, vor allem Pilates, bearbeiten speziell diese Kernmuskeln, oft schmerzhaft intensiv, und viele Fitnesstrainer behaupten, ein starkes, stabiles Körperzentrum verbessere die Haltung, beuge Rückenverletzungen vor und steigere die Leistung bei so ziemlich jeder Aktivität. Die wissenschaftliche Literatur zeichnet jedoch ein sehr gemischtes Bild und es besteht keine Einigkeit über den wahren Wert eines starken, stabilen Körperkerns, über die beste Trainingsmethode und über die Auswirkungen auf die sportliche Leistung. Aber stärkere und fittere Muskeln sind generell vorteilhaft, deshalb sollte ein bisschen Core-Training (leider) Teil eines ausgewogenen Trainingsplans sein. Das tut weh, aber wenn es nicht wehtut, wirkt es nicht. Also legen Sie los.

Was ist von Yoga und Pilates zu halten?

Nach dem metabolischen Äquivalent (MET) bewertet, sind die meisten Pilates- und Yogaübungen nicht aerob intensiv genug, um als moderates Training zu gelten. Nur Power-Yoga schleicht sich mit dem Wert 4 über die Grenze. Wenn Sie also aerob fit werden wollen, gibt es bessere Methoden. Aber Yoga und Pilates haben andere Vorzüge; sie fördern zum Beispiel die Kraft und die Geschmeidigkeit.

Die Wahrheit über schweißtreibendes Training

Sport gleicht ein wenig dem Genie: Es ist ein Prozent Inspiration und 99 Prozent Transpiration. Wenn Sie fit werden wollen, lohnt es sich, ordentlich ins Schwitzen zu kommen. Wenn Sie am Ende des Trainings schweißgebadet sind, haben Sie mit Sicherheit das Gefühl, etwas erreicht zu haben. Aber Gefühle sind trügerisch. Die Schweißmenge ist kein guter Maßstab für die Wirkung des Trainings; sie zeigt nur, wie viel Wärme der

Körper abgeben musste. Sie kann aber ein grober Indikator für das Fitnessniveau sein. Vielleicht überrascht es Sie, aber je fitter Sie sind, desto mehr schwitzen Sie. Vergessen Sie aber die Vorstellung, dass Sie abnehmen, wenn Sie schwitzen. Gleich nach dem Training wiegen Sie vielleicht etwas weniger, doch das liegt nur am Wasserverlust.

Es kann daher kontraproduktiv sein, maximales Schwitzen anzustreben. Schwitzen verringert den Wassergehalt des Blutplasmas und damit das Blutvolumen. Dann muss das Herz härter arbeiten, um die Muskeln mit Sauerstoff zu versorgen. Das kann ein Problem sein. Ein Mensch verliert beim Sport durchschnittlich 0,8 bis 1,4 Liter Wasser pro Stunde. Das Internationale olympische Komitee rechnet mit einer Leistungsminderung, sobald wir zwei Prozent unseres Körpergewichts oder mehr durch Schwitzen eingebüßt haben. Das sind 1,5 Liter Wasser bei einem Körpergewicht von 75 Kilogramm. Wenn Sie also länger als eine Stunde stark schwitzen, kann das die Effektivität des Trainings verringern.

Irgendwann müssen Sie das verlorene Wasser ersetzen, aber wenn Sie nicht eine Stunde oder länger stark geschwitzt haben und weitermachen wollen, können Sie das ohne Bedenken nach dem Training erledigen. Die Behauptung, der Wasserverlust beim Training sei gefährlich und Sie müssten daher unbedingt trinken, stammt eher von den Herstellern der Sportgetränke als von Wissenschaftlern. Lassen Sie sich wie immer vom Durst leiten. Und kümmern Sie sich nicht um den Hype rund um superhydrierende Getränke. Wasser ist völlig ausreichend.

Ein Hauptargument zugunsten der Sportgetränke lautet: Sie enthalten viele lebenswichtige Mineralien wie Natrium, die mit dem Schweiß verloren gehen. Das ist zweifellos wahr, aber es bedeutet nicht, dass Sie teure und oft stark gezuckerte Sportgetränke brauchen, um diese Mineralien zu ersetzen. Sie müssten extrem stark schwitzen, um eine physiologisch bedeutsame Menge Natrium zu verlieren. Die meisten Ernährungsweisen stellen sicher, dass Freizeitsportler mehr als genug Natrium aufnehmen; aber wenn Sie sehr lange unterwegs sind, zum Beispiel bei einem Ultramarathon, kann ein Getränk mit Mineralien nützlich sein.

Die Wahrheit über Stretching und Verletzungen

Es ist allgemein anerkannt, dass jedes Training mit Aufwärmen – mit leichter Bewegung und Stretching, die den Körper auf das harte Training vorbereiten – beginnen und mit Abwärmen – in der Hauptsache Stretching – enden sollte. Die Begründung dafür lautet: Die leichte Bewegung wärmt und lockert die Muskeln und Gelenke und kurbelt den Kreislauf an und das Stretching schützt vor Verletzungen beim harten Training und vor Muskelkater und Steifheit danach.

Zweifellos verbessert das Aufwärmen die sportliche Leistung, aber einzig mit Dehnübungen erreichen Sie wahrscheinlich nicht so viel, wie Sie glauben. Studien belegen, dass Stretching kaum etwas bewirkt, außer das Verletzungsrisiko für Muskeln, Bänder und Sehnen ein klein wenig zu verringern, dabei ist jedoch unwichtig, ob Sie Dehnübungen vor oder nach dem Training machen.

Vor Muskelkater schützt Stretching fast mit Sicherheit nicht. Er tritt in zwei Varianten auf: als akuter Muskelkater, der im Wesentlichen eine Muskelerschöpfung während des Trainings und kurz danach ist, und als verzögerter Muskelkater, der ein Zeichen dafür ist, dass Sie dem Muskelgewebe einen kleinen Schaden zugefügt haben. Der akute Muskelkater sollte innerhalb weniger Stunden verschwinden. Sein Gegenstück macht sich 24 bis 72 Stunden nach dem Training bemerkbar; er kann eine Woche lang dauern und die Leistung extrem beeinträchtigen.

Wenn Sie jemanden nach der Ursache Ihrer Muskelschmerzen nach einem Training fragen, bekommen Sie wahrscheinlich etwas über exzessive Milchsäure zu hören. Es stimmt, dass bei intensivem Training Milchsäure als Abbauprodukt der anaeroben Atmung gebildet wird. Energie wird anaerob gewonnen, wenn der Sauerstoff knapp ist und Sie trotzdem Energie brauchen. Milchsäure galt früher als eine Ursache der Muskelerschöpfung; aber das ist heute umstritten.

Es gibt immer mehr Hinweise darauf, dass Milchsäure auch eine zusätzliche Energiequelle sein kann. Muskelzellen können Laktate wiederverwerten, indem sie sie aus dem Zytoplasma – der Zellflüssigkeit – in die Mitochondrien befördern. Ausdauertraining vergrößert anscheinend die Milchsäuremenge, die von den Mitochondrien aufgenommen wird.

Milchsäure ist mit Sicherheit nicht die Ursache des verzögerten Muskelkaters. Er tritt vielmehr auf, weil Muskelfasern leicht und reversibel geschädigt sind. Muskelfasern sollen aneinander entlanggleiten, wenn der Muskel kontrahiert, und zurückgleiten, wenn er sich entspannt. Aber wenn Sie nach einer langen Anstrengung keine Energie mehr haben, versagt dieser Ratschen-Mechanismus und die Fasern können reißen. Die Folge sind winzige Risse im Muskel.

Diese Schäden setzen Genesungs- und Reparaturprozesse in Gang. Das schließt eine Entzündung ein, die wahrscheinlich die Hauptursache der Schmerzen und der Versteifung ist. Sie können nicht viel mehr tun, als Schmerzmittel einzunehmen und zu warten. Massage kann ein wenig helfen, aber Eis, Dehnübungen und Homöopathie bewirken nichts. Wenn Sie sich trotzdem bewegen, lassen die Schmerzen vielleicht etwas nach, aber das ist mit dem Katerbier vergleichbar – später zahlen Sie doppelt dafür.

Der verzögerte Muskelkater gilt als subklinische Verletzung, die keiner medizinischen Behandlung bedarf und von selbst heilt. Starke Schmerzen sind jedoch ein Warnsignal: Wenn Sie nicht ein wenig zurückstecken, riskieren Sie eine echte Muskelverletzung.

Es lohnt sich, diesen Muskelkater zu ertragen, denn wenn die Muskelfasern repariert sind, werden sie größer und stärker und passen sich der höheren Belastung an. Wenn Sie das Training dann wieder aufnehmen, fällt es Ihnen ein wenig leichter und die Muskeln schmerzen hinterher etwas weniger. So veranlasst das Training die Muskeln, zu wachsen. Kein Schmerz, kein Erfolg.

Aber vergessen Sie das »Tonen«. Muskeln werden größer oder kleiner, aber sie gewinnen oder verlieren keinen Tonus. Das »getonte« Aussehen entsteht, wenn ein Muskel wächst und weniger Unterhautfett enthält.

Beides kann am Training liegen, aber es gibt kein spezielles Training für das Tonen. Ein ähnlicher Humbug ist der lokale Fettabbau. Manche Leute behaupten, beim Trainieren einer lokalisierten Muskelgruppe, etwa der Bauchmuskeln, werde in dieser Körperregion Fett verbrannt. Das trifft nicht zu.

Ein anderes Märchen behauptet, mehr Muskelmasse führe zu einer erheblichen Steigerung des Grundumsatzes. Demnach könnten Sie also Kalorien verbrennen wie verrückt, selbst wenn Sie sich ausruhen. Es stimmt, dass auch ein Muskel im Ruhezustand Energie verbraucht, aber viel weniger, als manche Fitnessgurus Ihnen weismachen wollen – etwa 10 bis 15 Kalorien pro Kilogramm am Tag. Durch Krafttraining können Sie zwei Kilogramm Muskelmasse gewinnen, die Ihren Grundumsatz jedoch nur um 30 Kalorien am Tag vergrößert. Ein einziger Kräcker liefert mehr Kalorien.

Fettgewebe verbraucht ebenfalls Energie, wenn auch weniger als Muskeln. Wenn Sie also Fett abbauen und gleichzeitig Ihre Muskelmasse vergrößern, ändert sich Ihr Grundumsatz kaum. Zwar wiegt Muskelgewebe pro Volumeneinheit mehr als Fett, aber es ist unwahrscheinlich, dass Ihr BMI deswegen einen ungesunden Wert erreicht, außer Sie sind sehr muskulös.

An schmerzende Muskeln können Sie sich gewöhnen; aber Sport kann auch zu Verletzungen führen, meist zu Muskelzerrungen und verdrehten Gelenken. Manche Verletzungen sind jedoch viel schlimmer. Etwa die Hälfte der Menschen, die regelmäßig laufen oder an Mannschaftsspielen wie zum Beispiel Fußball teilnehmen, zieht sich jedes Jahr irgendeinen Muskel- oder Gelenkschaden zu.

Es ist schwer zu sagen, ob Verletzte ruhen oder die Schmerzen aushalten sollen. Wenn Sie mit einer neuen Sportart anfangen, müssen Sie anfangs mit Schmerzen rechnen. Körperteile, die an den Sport nicht gewöhnt sind, jammern, aber sie passen sich an. Doch wenn die Schmerzen zu stark werden, sollten Sie eine Pause einlegen und einen Arzt aufsuchen. Und wenn Sie wieder zu trainieren beginnen, nachdem die Verletzung ausgeheilt ist, sollten Sie Ihre Technik begutachten lassen.

Die Wahrheit über das Messen der Fitness

Mit Fitness ist aerobe Fitness gemeint. Sie sagt uns, wie effektiv der Körper die Muskelzellen mit Sauerstoff versorgt.

Wenn Sie Ihre Fitness messen wollen, ist VO_2max die beste Methode. Sie berechnet die maximale Geschwindigkeit, mit der Ihr Körper Sauerstoff zu den Muskeln transportiert und ihn dann nutzt, um Nährstoffe in Energie umzuwandeln. Gemessen wird die Sauerstoffmenge, die Sie je Kilogramm Körpergewicht in einer Minute verbrauchen. Dabei laufen Sie auf einem sich beschleunigenden Laufband und atmen durch eine Maske, um den Sauerstoffgehalt der Luft zu bestimmen, die Sie ausatmen. Je höher Ihre VO_2max ist, desto fitter sind Sie.

Ein durchschnittlich sportlicher erwachsener Mann hat eine VO_2max zwischen 40 und 50 Millilitern je Kilogramm pro Minute. Nach längerem Training kann dieser Wert auf etwa 60 bis 65 steigen. Hervorragende Ausdauersportler, zum Beispiel Tour-de-France-Fahrer, haben eine VO_2max über 80. Bjørn Erlend Dæhlie, ein norwegischer Skilangläufer, der den Rekord für die meisten Medaillen bei olympischen Winterspielen hält, hatte Berichten zufolge eine VO_2max von 96. Das ist der höchste je gemessene Wert.

Man kann die VO_2max auch schätzen, ohne sich in ein sportwissenschaftliches Labor zu begeben. Die einzige Ausrüstung, die Sie zum Beispiel für den Rockport-Fitness-Walking-Test brauchen, ist eine Waage und eine Uhr. Stoppen Sie die Zeit, die Sie benötigen, um auf einer Ebene – am besten ist ein Laufband wegen der Genauigkeit – eine Meile (1609 Meter) zu gehen. Tragen Sie dann die Zeit und die Herzfrequenz sowie Ihr Alter, Ihr Geschlecht und Ihr Gewicht in die passende Gleichung ein oder suchen Sie eine Webseite, die das übernimmt (probieren Sie zum Beispiel die Seite BrianMac Sports Coach unter www.brianmac.co.uk/rockport.htm), und Sie bekommen einen geschätzten Wert für Ihre VO_2max.

Was als guter Wert gilt, variiert ziemlich stark, je nach Alter und Geschlecht, aber für einen erwachsenen Mann ist alles über 40 besser als der Durchschnitt, für eine erwachsene Frau alles über 30.

Die Wahrheit über Fitnesssucht

Eine der Freuden des Sports und ein Grund, warum manche Leute so scharf darauf sind, ist das Runner's High, im Deutschen auch Läuferhoch genannt. Das ist ein euphorischer Gemütszustand bei äußerster geistiger Klarheit, der von einem langen, strapaziösen Training ausgelöst wird (nicht nur vom Laufen). Die Ursache ist die Freisetzung von natürlichen, drogenähnlichen Molekülen im Gehirn. Dazu gehören auch die Endorphine, die Opioiden ähneln, und die Cannabinoide, die den aktiven Verbindungen in Marihuana ähnlich sind.

Wie lange und wie hart müssen Sie laufen, bis dieses Hochgefühl einsetzt? Das ist bei jedem Menschen und jedem Training sehr verschieden. Das Hoch ist wahrscheinlich eine Reaktion, die sich in einer Zeit entwickelte, als Langläufe wichtig fürs Überleben waren. Menschen sind körperlich an das Laufen langer Strecken angepasst, was Evolutionsbiologen zu der Spekulation bewogen hat, dass wir einst ausdauernde Jäger waren, die ihre Beute verfolgten, bis sie vor Erschöpfung zusammenbrach. Das Hoch war eine Belohnung, die uns veranlasste weiterzulaufen, selbst wenn wir erschöpft waren, und die bewirkte, dass wir dabei konzentriert blieben und keine Schmerzen spürten. Das Läuferhoch hat aber auch seine Schattenseiten. Wie die Drogen, die es imitiert, kann es körperlich süchtig machen und zu Verletzungen und zum Übertrainingssyndrom führen. Sportwissenschaftler erkennen die Fitness- oder Sportsucht als echte Sucht an, wenn auch als seltene. Menschen können auch wegen einer ungesunden Fixierung an das Körperimage sportsüchtig werden.

Wie bei anderen Süchten sind die Definition und die Diagnose schwierig. Generell gilt jedoch, dass Sie Hilfe suchen sollten, wenn der Sport für

Sie zum einzigen Sinn des Lebens und zur einzigen Freude wird und allmählich Ihren gesellschaftlichen, familiären und beruflichen Pflichten im Wege steht.

Die Wahrheit über Sport und Gewichtsabnahme

Der wichtigste motivierende Faktor für ein Fitnesstraining ist bei vielen Menschen der Wunsch, abzunehmen oder nicht zuzunehmen. Und dafür gibt es neben der Eitelkeit gute Gründe. Übergewicht oder Fettleibigkeit begünstigen unter anderem Herz-Kreislauf-Krankheiten, Krebs und Diabetes Typ 2, die das Leben verkürzen.

Es ist kein Geheimnis, wie man abnimmt. Die einfache und unerbittliche Regel lautet: Sie müssen mehr Kalorien verbrauchen, als Sie aufnehmen. Wir sind »CICO« bereits im Abschnitt über das Kalorienzählen (auf Seite 117) begegnet. Sowohl die Einschränkung der Kalorienzufuhr als auch körperliche Bewegung sind der Schlüssel zur Schlankheit. Die erste Maßnahme verringert die Kalorienzufuhr, die zweite erhöht den Kalorienverbrauch.

Aber Sport alleine ist eine überraschend ineffektive Methode abzunehmen. Zahlreiche Studien belegen, dass Menschen, die Sport treiben, um abzunehmen, ihr Ziel selten ohne eine Diät erreichen.[13]

Das klingt für alle vertraut, die versucht haben, durch Sport Pfunde zu verlieren. Obwohl sie mehr Kalorien verbrauchen, reagiert die Waage nicht darauf oder der Zeiger läuft sogar in die falsche Richtung. Das wird heute als *exercise paradox* bezeichnet. Seine wissenschaftliche Erforschung steckt noch in den Kinderschuhen, aber was wir bereits wissen, kann Ihnen helfen, Ihr Wunschgewicht zu erreichen.

Bis vor Kurzem wurde das Paradox damit erklärt, dass Sie hungriger (und tugendhafter) werden, wenn Sie Sport treiben, und dass Sie dann überkompensieren und zu viel essen. Es ist verführerisch zu glauben, dass Sie nach dem Training das Recht haben, zu essen und zu trinken, was Sie wollen. Das ist falsch. Sie können vor einer falschen Ernährung nicht »weglaufen«. Hinzu kommt, dass die Leute die Energie, die sie beim Sport verbrauchen, gewaltig überschätzen und den Kaloriengehalt ihres Essens unterschätzen. Wenn Sie 1,5 Kilometer laufen, verbrauchen Sie ungefähr 120 Kalorien – so viele Kalorien sind in einer einzigen Scheibe Mischbrot oder in einer Scheibe Cheddar enthalten! Wenn Sie sechs Kilometer laufen, haben Sie sich zwei Käsesandwiches verdient.

Im Rahmen einer Studie wurden die Teilnehmer, die auf dem Laufband liefen, gefragt, wie viele Kalorien sie ihrer Meinung nach verbrannt hatten. Ihrer Schätzung nach waren es 800 Kalorien, aber sie hatten nur 200 verbraucht.[14] Als man ihnen ein Buffet anbot, um die beim Laufen verbrauchten Kalorien zu ersetzen, aßen sie durchschnittlich 550 Kalorien.

Ein weiteres Problem ist, dass Sie in sehr kurzer Zeit eine Kalorienmenge konsumieren können, die Stunden für die Verbrennung braucht. Vielleicht laufen Sie zehn Minuten – aber das Käsesandwich ist in Sekunden verputzt.

Langfristigere Studien bestätigen das. Im Laufe eines Jahres verbrennen wir bei 150 Minuten moderatem Training in der Woche ungefähr 50 000 Kalorien, etwa die Menge, die in sechs Kilogramm Fett enthalten ist. Aber Leute, die dieses Trainingsprogramm befolgen, wiegen im Durchschnitt nur zwei Kilogramm weniger als diejenigen, die bei ihrer sitzenden Lebensweise bleiben.

Bei einem anderen Experiment stellte sich heraus, dass Sport sogar zu Gewichtszunahme führen kann.[15] Die Forscher statteten fast 2000 Teilnehmer mit einem Gerät aus, das sie bei ihren gewohnten Aktivitäten überwachte. Ihr Gewicht wurde mehrere Jahre lang erfasst. Im Durchschnitt nahmen die Teilnehmer, die sich an die Empfehlung hielten und jede Woche 150 Minuten moderat Sport trieben, stärker zu als diejenigen, die weniger aktiv waren.

Dieses Experiment enthüllte auch, dass kompensatorisches Essen nicht die vollständige Erklärung sein kann. Eine genauere Analyse der Daten zeigte überraschenderweise, dass Menschen, die noch mehr trainierten, nicht signifikant mehr Kalorien verbrannten als jene, die sich mit dem Minimum begnügten.[16] Noch überraschender war, dass diejenigen, die intensiv trainierten, nur 200 Kalorien am Tag mehr verbrauchten als Menschen, die den ganzen Tag im Sitzen verbrachten. Offenbar erreicht der Kalorienverbrauch ein Plateau, sobald wir länger als 150 Minuten in der Woche aktiv sind. Das lässt sich nicht mit kompensatorischem Essen erklären, weil die Forscher bewusst den Kalorienverbrauch erfassten. Wie kann es also sein, dass Menschen, die mehr Sport treiben, nicht mehr Energie verbrauchen?

Einige Hinweise verdanken wir dem Studium dieser schlanken und gesunden Jäger und Sammler, des Hadza-Volkes in Tansania. Vor einigen Jahren studierten Wissenschaftler deren Stoffwechsel. Sie suchten nicht nach Erkenntnissen über Gewichtsabnahme, sondern wollten nur wissen, wie viele Kalorien man braucht, um ein Jäger und Sammler zu sein. Sie erwarteten »eine Menge« als Antwort, aber sie wurden überrascht. Die Hadza verbrannten nur ein klein wenig mehr Kalorien als Westler, die den größten Teil des Tages saßen – Männer etwa 2600 Kalorien und Frauen 1900 Kalorien.

Die Befunde waren kaum mit den Gesetzen der Thermodynamik zu versöhnen. Wir verbrauchen Energie, wenn wir uns bewegen, also müssten wir umso mehr Kalorien verbrennen, je mehr wir uns bewegen. Was ging da vor? Wie sich herausstellte, gelten die Gesetze der Thermodynamik weiter. Die Erklärung ist, dass wir nach einer Phase harter körperlicher Anstrengung während des restlichen Tages unbewusst einen Gang zurückschalten. Das ist auch bei Mäusen zu beobachten, denen man ein Laufrad gibt. Je mehr sie es benutzen, desto weniger bewegen sie sich hinterher. Auf diese Weise sparen sie fast genau die Kalorienmenge ein, die sie auf dem Rad verbrannt haben.

Menschen verhalten sich genauso, obwohl sie sich dessen nicht bewusst sind. Nach einem harten Training am Morgen verringern sie ihren Kalorienverbrauch am Nachmittag, sodass sie an Trainingstagen ungefähr so viele Kalorien verbrauchen wie an Ruhetagen. In einer anderen Studie wurde ermittelt, dass wir nach einem harten Training unsere allgemeine Aktivität sechs Tage lang reduzieren.[17]

Einen der wichtigsten Beiträge zum Energieverbrauch im Hintergrund leisten Minibewegungen – und sie gehören zu den Aktivitäten, die wir nach einem Training zurückfahren. Es ist daher falsch, zwar die Kalorien zu zählen, die wir beim Training verbrennen, aber die Kalorien unberücksichtigt zu lassen, die wir während der restlichen Zeit des Tages verbrauchen. Normale Aktivitäten (einschließlich der Minibewegungen) machen sogar den Löwenanteil des täglichen Energieverbrauchs aus und wenn wir sie unbewusst einschränken, können wir die Kalorien ersetzen, die wir beim Sport verbrannt haben.

Minibewegungen können überraschend viel Energie kosten. In einem Experiment aßen Freiwillige acht Wochen lang täglich 1000 Kalorien mehr, während ihr Gewicht und ihre Bewegungen erfasst wurden.[18] Bei denjenigen, die ihr Gewicht hielten, waren subtile Bewegungen der Grund, sogar jene, mit denen sie die Körperhaltung stabilisierten. Andere Studien bestätigen das. Die nervösesten Menschen verbrennen mit ihren vielen Minibewegungen etwa 800 Kalorien am Tag.

Vielleicht denken Sie nun, die Lösung bestehe darin, den inneren Zappelphilipp zu pflegen und nicht mehr untätig zu sein. Leider spielt der Stoffwechsel das gleiche Spiel. Wenn Sie hart trainieren, passt der Körper sich an und verlangsamt die Stoffwechselrate. Man nennt das metabolische Kompensation: Je mehr Energie Sie beim Sport verbrennen, desto weniger Energie nutzt der Körper für Grundfunktionen. Wenn Sie dann noch mehr Sport treiben, zehren Sie nicht von Ihrem Energiebudget. Deshalb können Sportler, die zu viel trainieren, am Übertraining-Syndrom leiden, das unter anderem die Fruchtbarkeit und das Immunsystem schwächt. Die Zahl der weißen Blutkörperchen sinkt deutlich, Infektionen sind schwer abzuwehren und bei Frauen hört die Menstruation auf. Sport ist jetzt nicht mehr gesund, er wird nach und nach schädlich. Das könnte erklären, warum die Sterblichkeit bei Extremsportlern ein wenig höher ist als bei Menschen, die ein paarmal in der Woche Sport treiben.

Unter dem Strich ist die Schlussfolgerung kaum zu vermeiden, dass die Ernährung mehr zur Gewichtsabnahme beitragen kann als Sport.

Trotzdem ist Sport wichtig. Er macht Sie nicht nur fitter, sondern hilft Ihnen auch, Ihr Gewicht zu halten, wenn Sie abgenommen haben. Studien zeigen, dass Menschen nach einer erfolgreichen Diät ihr neues Gewicht unabhängig davon halten, wie viel Sport sie treiben. Langfristig betrachtet nehmen jedoch diejenigen, die ihre körperliche Aktivität am meisten steigern, am wenigsten oder gar nicht zu.

Fettverbrennung

Ein erwünschtes Ziel, das irgendwo im Fitnessstudio versteckt ist, soll die »Fettverbrennungszone« sein – ein Trainingsumfang, der präzise darauf zugeschnitten ist, den Speck loszuwerden. Es kommt aber noch besser: Sie erreichen diese Zone angeblich nicht durch hartes, sondern durch geruhsames, langes Training. Diese Idee beruht auf der Annahme, dass der Körper Kohlenhydrate während eines intensiven Trainings schnell in Energie umwandelt, während Fett langsamer, also bei weniger intensiver Belastung, verbrannt wird.

Leider haut das nicht hin. Bei einer sehr geringen Belastung verbrennen wir proportional zwar mehr Fett als Kohlenhydrate, aber Sie müssten sehr lange und sehr sanft trainieren, um eine nennenswerte Menge Fett abzubauen. Wenn das Ihr Ziel ist, erreichen Sie es mit intensiverem Training viel schneller. Dann verbrennen Sie zwar hauptsächlich Kohlenhydrate, aber auch mehr Fett als beim Spazierengehen.

Die Wahrheit über die Motivation

Oscar Wilde traf den Nagel auf den Kopf, als er schrieb: »Ich kann allem widerstehen außer der Versuchung.« Bei den meisten Menschen ist das Haupthindernis zwischen ihrem derzeitigen Zustand – sie sind wahrscheinlich etwas unfit und ein bisschen wabbelig – und dem sportlichen, schlanken Typ, zu dem sie werden möchten, ein Mangel an Willenskraft. Unsere Fitnessgeräte liegen im Schrank, während wir vor dem Fernseher faulenzen und uns einreden, dass wir morgen anfangen. Aber am nachfolgenden Tag können wir uns wieder nicht aufraffen.

Psychologen hatten früher eine gute Erklärung dafür, dass Menschen so leicht der Versuchung erliegen: Unser Vorrat an Willenskraft ist eben begrenzt und wenn wir ihn aufgebraucht haben, ist nichts mehr übrig. Vielleicht haben Sie sich dazu durchgerungen, eine anstrengende Arbeit zu erledigen, oder Sie haben der Versuchung widerstanden, Schokolade zu essen, oder Sie sind lustlos ins Fitnessstudio gegangen. Danach sind Sie erschöpft. Das ist eine ziemlich demoralisierende Auffassung. Wir sind von so vielen ungesunden Versuchungen umgeben, dass wir unsere Ressourcen verbraucht haben, noch ehe der Tag zu Ende ist. Doch vor Kurzem haben die Psychologen ihre Meinung geändert. Willenskraft ist nicht begrenzt, sondern eine erneuerbare Ressource, die Sie immer wieder auffüllen können. Ihre Willenskraft ist nur begrenzt, wenn Sie das glauben. Das heißt, wenn Sie die richtige Einstellung pflegen, steht Ihnen eine Menge Motivation und Selbstbeherrschung zur Verfügung.

Die Fähigkeit, eine Belohnung zugunsten langfristiger Ziele hinauszuschieben, hat bekanntlich einen großen Einfluss auf das Leben der Menschen. Im Jahr 1972 entwarf Walter Mischel den Marshmallow-Test, der heute ein Klassiker in der Psychologie ist. Um die Willenskraft von Kindern im Alter von vier bis sechs Jahren zu testen, legte er einen Leckerbissen – ein Marshmallow, einen Keks oder eine Brezel – vor jedes Kind und verließ den Raum. Vorher erklärte er ihnen, sie dürften den Leckerbissen essen, wenn sie wollten, aber wenn die Leckerei nach Mischels Rückkehr in 15 Minuten immer noch da sei, bekämen sie noch eine. Einige Kinder aßen den Snack, sobald Mischel den Raum verlassen hatte, aber die meisten gaben sich Mühe, der Versuchung zu widerstehen. Das gelang etwa einem Drittel von ihnen. Diese Kinder hatten mehr Erfolg im Leben, sowohl in der Schule als auch später im Beruf.

Vor Kurzem entdeckten Psychologen, die 1000 Menschen in Neuseeland jahrzehntelang beobachteten, dass diejenigen, die als Kinder über die geringste Selbstbeherrschung verfügten, als Erwachsene mit größerer Wahrscheinlichkeit arbeitslos, krank oder kriminell wurden.[19]

Die frühere Auffassung von der Willenskraft als begrenzte Ressource – als Theorie der Ego-Depletion (etwa: Selbsterschöpfung) bekannt – stützte sich auf Experimente Ende der 1990er-Jahre. Sie zeigten immer wieder, dass Menschen, die auf irgendeine Weise ihre Willenskraft angestrengt hatten, bei nachfolgenden Tests ihrer Selbstbeherrschung ziemlich schlecht abschnitten. Wenn man ihnen beispielsweise ein schwieriges Puzzle vorlegte, das Beharrlichkeit erforderte, schnitten sie bei einem zweiten, ebenfalls schwierigen Puzzle eines anderen Typs schlecht ab. Gab man ihnen zuerst ein einfaches Puzzle, ließ ihre Leistung hingegen nicht nach.

In einem anderen klassischen Experiment führte man Freiwillige in einen Raum mit einem Teller frisch gebackener Kekse und einer Schüssel Radieschen auf dem Tisch. Einigen erklärte man, sie dürften essen, was sie wollten, andere wies man an, nur Radieschen zu essen. Dann ließ man die Versuchspersonen ein paar Minuten allein, bevor man ihnen ein unlösbares Puzzle vorlegte. Diejenigen, denen man die Kekse verweigert hatte und die daher ihre Willenskraft aufbieten mussten, um der Versuchung zu widerstehen, gaben früher auf.[20]

Mehr als hundert andere Studien zeigten das gleiche Muster: Wenn man einem Menschen auf irgendeine Weise mentale Energie abverlangt, nimmt ihre Fähigkeit, Versuchungen zu widerstehen, ab. Die Forscher schlossen daraus, dass die Willenskraft einem Muskel gleicht, der bei Überbeanspruchung müde wird.

Psychologen stellten die Theorie auf, dass die Willenskraft nachlässt, wenn der Blutzuckerspiegel wegen einer starken psychischen Anstrengung gesunken ist. Wenn man einigen Teilnehmern zwischen anstrengenden Aufgaben ein gezuckertes Getränk gibt, wird die Willenskraft wiederhergestellt. Im Jahr 2012 veröffentlichte die American Psychological

Association einen Leitfaden zur Psychologie der Willenskraft, der empfahl, regelmäßig einen Imbiss zu essen.

Das könnte teilweise erklären, warum Diäten so schwer durchzuhalten sind. Es erfordert Willenskraft, auf Essen zu verzichten, aber wir müssen essen, um Willenskraft zu haben. Es ist eine Ironie, dass das Ziel der Diät uns der Kraft beraubt, die wir brauchen, um erfolgreich zu sein.

Wir verbringen eine Menge Zeit damit, unsere Willenskraftreserven zu erschöpfen. Im Rahmen einer anderen Studie statteten Forscher 200 Erwachsene mit Signalgebern aus und wiesen sie an zu notieren, was sie taten, wenn der Signalgeber sich meldete. Sie sollten auch vermerken, ob sie gerade gegen eine Versuchung kämpften. Dabei stellte sich heraus, dass die Teilnehmer sich in der Regel unglaubliche drei bis vier Stunden am Tag beherrschen mussten.

Deshalb ist es vielleicht kein Wunder, dass wir so oft aufgeben. Aber neuere Studien zeigen ein komplexeres Bild, das vermuten lässt, dass wir keine Sklaven der Ego-Depletion sind.

Die neue Auffassung hat etwas mit der Einstellung oder Denkweise zu tun. Sie sagt uns, wie ein Mensch über seine eigenen Fähigkeiten denkt und wie er reagiert. Menschen mit einer »starren« Einstellung neigen zu der Ansicht, Fähigkeiten wie Intelligenz seien in Stein gemeißelt, und geben schnell auf. Andere Menschen glauben, solche Fähigkeiten seien formbar, und sind daher belastbarer und beharrlicher. Man kann Einstellungen trainieren, und das wird manchmal im Rahmen einer Ausbildung getan, um die Leistung zu steigern.

Als Psychologen die Experimente mit der Willenskraft mit Tests der Einstellung kombinierten, war das Ergebnis sehr ermutigend. Bevor sie den Freiwilligen eine Aufgabe stellten, fragten die Forscher sie, ob sie Willenskraft für eine begrenzte Ressource hielten, die durch Anstrengung aufgebraucht wird, oder ob sie glaubten, sie sei potenziell unbegrenzt. Bei denjenigen, die »begrenzt« sagten, zeigte sich die übliche Ego-Depletion, während die anderen viel beharrlicher waren.[21]

Weitere Studien fanden heraus, dass man die Willenskraft schon dadurch steigern kann, dass man den Teilnehmern versichert, das sei möglich.[22] Wenn man ihnen Aussagen zeigte wie »Es ist anregend, von einer schwierigen Aufgabe völlig eingenommen zu sein«, schnitten sie während eines schwierigen, 20 Minuten dauernden Gedächtnistests besser ab. Eine andere Gruppe, der man erklärte, Willenskraft sei begrenzt, gab etwa auf halbem Weg auf.

Bisher wurde das Element Einstellung noch nicht auf Tests angewandt, bei denen es um verführerisches Essen ging. Soweit wir wissen, könnten Sie mit einer etwas anderen Einstellung fast unbegrenzte Reserven an Willenskraft und Selbstbeherrschung anzapfen. Machen Sie sich klar, dass es nicht nutzlos ist, der Versuchung zu widerstehen; dann können Sie heute tun, was Sie meist endlos lange hinausschieben.

Eine Methode, die Willenskraft zu stärken, ist das Herausbilden guter Gewohnheiten rund um gesunde Verhaltensweisen. Eine Gewohnheit ist ein Verhalten, das automatisch abläuft, sodass wir mentale Energie einsparen. Wenn Sie sich auf jede Routinearbeit konzentrieren müssten, zum Beispiel aufs Anziehen oder Zähneputzen, wäre das Leben nahezu unmöglich. Dank unserer Gewohnheiten können wir unsere Ressourcen so effizient nutzen, dass bis zu 40 Prozent unseres alltäglichen Verhaltens von ihnen gesteuert werden.

Um zu verstehen, wie Sie eine Gewohnheit herausbilden können, brauchen Sie nur an das Erlernen einer heiklen Fertigkeit zu denken, zum Beispiel ans Autofahren oder an das Spielen eines Musikinstruments. Anfangs müssen Sie bewusst an jede Bewegung denken, doch allmählich übernimmt das Unterbewusstsein diese Aufgabe und erledigt sie automatisch.

Gewohnheiten – gute wie schlechte – entstehen auf ähnliche Weise. Sie beginnen als »zielgerichtetes« bewusstes Verhalten, wie Psychologen es ausdrücken, zum Beispiel wenn Sie auf dem Weg von der Arbeit nach Hause noch schnell in das Geschäft an der Ecke gehen und Bier kaufen. Wenn Sie das immer wieder tun, wird daraus bald eine Gewohnheit und

Sie kaufen an den meisten Tagen Bier, einerlei, ob Sie bewusst welches wollen oder nicht.

Ärgerlich ist, dass schlechte Gewohnheiten anscheinend leichter entstehen als gute. Aber vielleicht fallen uns schlechte Gewohnheiten einfach mehr auf. Wahrscheinlich putzen Sie sich morgens und abends die Zähne, ziehen sich um, bevor Sie aus dem Haus gehen, lassen Passagiere zuerst aus dem Zug aussteigen, wenn Sie einsteigen wollen, furzen nicht öffentlich und befolgen alle möglichen anderen gesellschaftlichen Konventionen, ohne sich darüber den Kopf zu zerbrechen.

Was das Gehirn betrifft, so unterscheidet es nicht zwischen guten und schlechten Gewohnheiten. Wenn Menschen unter Stress stehen, neigen sie dazu, in alte Gewohnheiten zurückzufallen. Während eines Examens merken beispielsweise viele Studenten, dass ihre schlechten Gewohnheiten, etwa ungesundes Naschen oder Nägelkauen, zunehmen.[23] Aber das gilt auch für gute Gewohnheiten wie Sport zu treiben. Hier überschneiden sich Willenskraft und Gewohnheit. Wenn der Wille schwach ist, übernehmen Gewohnheiten die Regie. Um gesund zu leben, müssen Sie also gute Gewohnheiten pflegen und schlechte ausmerzen.

Das ist leichter gesagt als getan; aber es gibt ein paar Tipps von der Wissenschaft. Denken Sie daran, dass Gewohnheiten als zielgerichtetes bewusstes Verhalten beginnen. Wenn Sie sich also angewöhnen wollen, am Wochenende zu laufen, müssen Sie zunächst bewusst Ihre Sportschuhe anziehen und loslaufen. Mit der Zeit wird das immer mehr zur Gewohnheit, bis Sie es eines Tages einfach tun.

Das gilt auch fürs Essen. Wenn Sie mehr Obst und Gemüse essen wollen, müssen Sie anfangs ganz bewusst mehr Obst und Gemüse essen. Aber wenn Sie nach jeder Mahlzeit ein Stück Obst essen, tun Sie es bald, ohne aktiv nachzudenken.

Eine nützliche Methode besteht darin, das erwünschte Verhalten mit einem bereits eingeübten zu verknüpfen, zum Beispiel indem Sie auf dem Heimweg von der Arbeit ins Fitnessstudio gehen.

Gewohnheiten sind zudem sehr kontextabhängig. Die erwünschte neue Gewohnheit kann durch Umwelteinflüsse oder Orte initiiert werden. In einem Experiment zeigten Forscher den Teilnehmern einen Film entweder in einem Kino oder in einem Besprechungsraum. In beiden Fällen bekamen die Versuchspersonen entweder frisches Popcorn oder sieben Tage altes Popcorn. Im Kino aßen die Teilnehmer mehr von beidem, obwohl sie sagten, das alte Popcorn habe ihnen nicht geschmeckt. Der Kontext lieferte das Stichwort für eine Gewohnheit – zu naschen –, die sich herausgebildet hatte, weil sie jahrelang im Kino Popcorn gegessen hatten.

Das können Sie zu Ihrem Vorteil nutzen. Lassen Sie am Samstagabend Ihre Laufschuhe dort stehen, wo Sie sie am Sonntagmorgen sehen müssen. Der bloße Anblick der Schuhe hilft, Sie aus der Tür zu schubsen.

Aber es genügt nur selten, gute Gewohnheiten zu erwerben – ebenso wichtig ist es, schlechte zu beseitigen. Der Trick besteht darin, die unbewusste Routine zu durchbrechen. Gehen Sie auf dem Heimweg ganz bewusst nicht am Biergeschäft vorbei. Entfernen Sie die Schokolade und die Chips von ihrem gewohnten Platz und legen Sie das Zeug woandershin. Dann ist es nicht da, wenn Sie gedankenlos den Schrank öffnen. Ja, Sie können die Snacks natürlich holen, aber Sie haben immerhin einen Moment Zeit, sich bewusst dagegen zu entscheiden.

Die Tatsache, dass Gewohnheiten kontextabhängig sind, hilft Ihnen, schlechte Gewohnheiten abzulegen. Die beste Zeit dafür ist eine Veränderung Ihrer Routine, zum Beispiel wenn Sie eine neue Stelle antreten, umziehen oder in Urlaub fahren. Lassen Sie sich von Rückschlägen nicht entmutigen. In einer Studie mit 100 Teilnehmern, die versuchten, sich neue Gewohnheiten anzueignen, konnten keine langfristigen Folgen festgestellt werden, wenn jemand ab und zu sündigte. Wenn Sie einen Monat lang täglich Sport treiben und dann ein paar Tage auslassen, sollten Sie also nicht glauben, Sie hätten versagt.

Die Volksweisheit sagt, es dauere 21 Tage, bis ein Verhalten zur Gewohnheit wird oder bis man eine Gewohnheit losgeworden ist. Die Wissenschaft hält das für etwas zu optimistisch und geht eher von drei Monaten aus. Aber die Bandbreite ist groß. Studien über die Bildung von Gewohnheiten lassen darauf schließen, dass es 18 bis 254 Tage dauern kann. Geben Sie also nicht auf; letztlich wird die erwünschte Gewohnheit sich verfestigen.

Die Wahrheit über eine positive Einstellung

Wenn Sport Ihnen zu sehr wie harte Arbeit vorkommt, können Sie eine andere Waffe benutzen: Ihren Geist. Ob Sie es glauben oder nicht, Sie können sich fitter, schlanker und jugendlicher denken. Alles, was Sie dafür tun müssen, ist, eine positive Einstellung zu pflegen.

Das mag wie New-Age-Geschwafel klingen, aber es ist solide Wissenschaft. Letztlich läuft alles auf den sogenannten Placeboeffekt hinaus.

Placebos sind Scheinbehandlungen, die man in medizinischen Studien benutzt, um herauszufinden, wie wirksam die echte Behandlung ist. Bei Arzneimitteltests gibt man beispielsweise der einen Hälfte der Teilnehmer das echte Medikament und der anderen Hälfte eine gleich aussehende Zuckertablette. Niemand, nicht einmal die verantwortlichen Ärzte, wissen, wer was bekommt.

Das Placebo sollte eigentlich nichts bewirken; doch oft hat es messbare Wirkungen, ausgelöst von den Erwartungen der Versuchspersonen. Die Wirkung kann positiv sein, zum Beispiel eine Symptomlinderung, aber sie kann auch negativ sein, also Nebenwirkungen wie Übelkeit oder Ausschläge hervorrufen. Das ist der Noceboeffekt, der böse Zwilling des Placeboeffekts. Die Wirkungen können auch dann eintreten, wenn die Teilnehmer wissen, dass sie ein Placebo einnehmen.

Der Placeboeffekt wird in der Medizin oft ausgenutzt und derzeit als Mittel erforscht, die allgemeine Gesundheit und das Wohlbefinden zu verbessern. Auch Sie können ihn nutzen.

Bei einem einflussreichen Experiment machten 84 Hotelputzfrauen mit, die sich bei der Arbeit intensiv bewegten, oft ohne sich dessen bewusst zu sein. Vielleicht, vermuteten die Forscher, verhinderte diese Unwissenheit, dass sie sämtliche Vorteile ihrer körperlichen Aktivität genießen konnten.[24] Um ihre Einstellung zu manipulieren, bekam die Hälfte von ihnen genaue Informationen über die körperlichen Anforderungen ihrer Arbeit. Zudem erfuhren diese Frauen, dass sie den Rat der Gesundheitsbehörden in Bezug auf körperliche Bewegung befolgten. Einen Monat später hatten diese Putzfrauen abgenommen und ihr Blutdruck war gesunken. Bei den Teilnehmerinnen in der anderen Gruppe hatte sich nichts geändert.

Eine andere Studie analysierte Daten aus Gesundheitsumfragen bei mehr als 60 000 Menschen.[25] Wie sich herausstellte, war die »gefühlte Fitness« ein besserer Maßstab für ihre Gesundheit als die Zeit, die sie tatsächlich mit Sport verbrachten. Insgesamt war das Risiko, während der Studie zu sterben, bei Teilnehmern, die ihre Fitness für schlecht hielten, um etwa 70 Prozent erhöht, einerlei, wie viel Sport sie trieben. Auch Sie können davon profitieren, dass der Geist stärker ist als die Materie. Machen Sie sich nichts vor, wenn es um Ihre Gesundheit und Fitness geht; aber achten Sie auf eine positive Einstellung zu den gesunden Verhaltensweisen, die Sie sich angewöhnen konnten.

Die Einstellung kann Ihnen auch helfen, Ihre Beziehung zum Essen zu verbessern. In einem anderen Experiment tranken Freiwillige einen Milchshake, danach wurde die Menge des »Hungerhormons« Ghrelin im Blut gemessen.[26] Normalerweise fällt der Ghrelinspiegel nach dem Essen. Obwohl alle den gleichen Milchshake tranken, erklärte man einigen, er sei kalorienarm, und anderen, es sei ein Vollmilchshake. Diejenigen, die glaubten, sie hätten einen Diätshake zu sich genommen, hatten hinterher einen höheren Ghrelinspiegel und fühlten sich weniger satt.

Freiwillige, die ein gezuckertes Sportgetränk bekamen, reagierten gesünder darauf, wenn man ihnen sagte, es sei ein Getränk neuer Art, das sich im Magen verfestige.[27] Normalerweise lösen zuckerhaltige Getränke kein Sättigungsgefühl aus und sind nichts weiter als »leere Kalorien«. Aber die

Versuchsteilnehmer, die glaubten, das Getränk sei in ihrem Magen fest geworden (das stimmte nicht), reagierten so, als hätten sie feste Nahrung gegessen. Sie hatten einen niedrigen Ghrelinspiegel und eine gesündere Insulinreaktion auf den Zucker; sie fühlten sich satter und aßen später weniger. Diese Erfahrung können Sie sich zum Vorbild nehmen. Pflegen Sie eine »Mentalität des Genusses«, wie Forscher es ausdrücken, wenn Sie eine Diät befolgen; das heißt, genießen Sie alles, was Sie essen, als ob es ein Leckerbissen wäre.

Die vielleicht nützlichsten Studien beschäftigen sich mit dem Altern. Sie zeigen, dass Sie mit einer positiven Einstellung länger leben können. In einem berühmten Experiment im Jahr 1981 brachten Wissenschaftler eine Gruppe von Rentnern in ein Mönchskloster in New Hampshire und wiesen sie an, sich so zu benehmen, als ob sie 20 Jahre jünger wären. Das Haus wurde so zurechtgemacht, wie es Ende der 1950er-Jahre üblich war. Auch die Musik, die Zeitschriften und die Bücher stammten aus jener Zeit. Es gab keine Spiegel, nur Bilder, auf denen die Rentner jünger waren. Nach fünf Tagen hatte sich ihre Arthritis gebessert, sie gingen aufrechter und sie schnitten bei IQ-Tests besser ab.

Von dieser Studie inspiriert, wiesen andere Forscher nach, dass die Einstellung die Alterung des Körpers beeinflussen kann. Alles in allem leben Menschen, die eine positive Einstellung zum Altern haben, noch bevor es ihnen zu schaffen macht, siebeneinhalb Jahre länger als diejenigen, die das Alter mit Gebrechlichkeit und Senilität verbinden.

Eine positive Einstellung ist kein Allheilmittel. Aber diese Forschungsergebnisse können unsere Bemühungen unterstützen, durch Sport, gute Ernährung und genügend Schlaf gesünder zu werden.

Als Teenager war ich sehr aktiv. Ich spielte fast jeden Tag Fußball und machte an Wochenenden mit meinen Freunden Radtouren. Aber eine schwere Krankheit und später Bier, Zigaretten und das Nachtleben führten dazu, dass ich mit Mitte 20 fast inaktiv war. Ich fürchtete mich sogar ein wenig vor dem Sport und redete mir ein, ich sei immer noch fit, obwohl ich wusste, dass es nicht stimmte.

Eines Tages, ich war Anfang 30, zog ich ein paar alte Laufschuhe aus dem Schrank und ging laufen. Es war eine ernüchternde Erfahrung. Ich schaffte etwa einen knappen Kilometer, ehe ich vor Erschöpfung beinahe zusammenbrach. Aber danach fühlte ich mich gut und war stolz auf mich. Ich tat es wieder und wieder und verlängerte meine Strecke schnell. Und ich wurde etwas fitter. Bald lief ich zwei- oder dreimal in der Woche und wurde nervös, wenn ich mal nicht lief. Ich kaufte ein Fahrrad und begann auch Rad zu fahren. Heute kann ich mir nicht mehr vorstellen, anders zu leben. Voriges Jahr lief ich etwa 650 Kilometer, ich fahre fast jeden Tag mit dem Rad zur Arbeit und habe (meist) Spaß daran. Ich weiß nicht, wie fit ich bin, aber ich weiß, dass ich mit 50 viel fitter bin als mit 25. Das sind natürlich nur Anekdoten. Aber die Wissenschaft bestätigt mich. Wenn Sie nur einen einzigen Rat in diesem Buch befolgen wollen, dann sollte es dieser sein: Bewegen Sie sich! Bewegung heilt so viele Beschwerden, dass Ärzte sie uns allen verordnen müssten, wenn sie in Tablettenform erhältlich wäre. Jede Bewegung ist besser als keine und dabei zählt fast jede Aktivität, bei der Sie etwas aus eigener Kraft tun. Ich bin der lebende Beweis dafür, dass Sie sogar dann, wenn Sie unsportlich sind, leichter zurück in den Sattel kommen, als Sie fürchten. Der Lohn stellt sich schnell ein und setzt eine positive Rückkoppelung in Gang. Wie ein Sportartikelhersteller gerne sagt: »Just do it.«

DIE WAHRHEIT ÜBER **VORBEUGUNG**

»Vorbeugen ist besser als heilen« bekommen wir immer wieder zu hören, auch von Medizinern. Die vorbeugende Medizin oder Präventivmedizin ist populärer denn je und »Wellness« – womit die Abwesenheit von Krankheiten gemeint ist – wird immer mehr zu einem vorrangigen Ziel der Gesundheitspolitik.

Wenn Sie vor Kurzem bei einem Arzt waren, hat er Sie wahrscheinlich einer Vorsorgeuntersuchung unterzogen, einerlei, welche Beschwerden Sie hatten: Gewicht, Blutdruck, Cholesterin und vielleicht weitere Tests. Für viele Patienten endet der Besuch mit einem Rezept – wegen einer Krankheit, von der sie nichts gewusst haben oder die ihnen droht. Das kann ein Statin sein, um den Cholesterinspiegel zu senken, oder ein ACE-Hemmer gegen Bluthochdruck. Oft nehmen sie diese Medikamente dann bis an das Ende ihres Lebens.

Vielleicht hat der Arzt Ihnen auch ein Screening angeboten – eine Vorsorgeuntersuchung –, zum Beispiel um Darmkrebs im Anfangsstadium zu erkennen und damit Ihre Heilungschancen zu vergrößern. Solche frühen prophylaktischen Maßnahmen scheinen eine gute Sache zu sein. Was schadet es, mögliche Probleme früh aufzuspüren und mithilfe der modernen Medizin im Keim zu ersticken oder sie mithilfe von Tabletten gar nicht erst auftreten zu lassen?

Aber Vorsicht! Die Anti-Cholesterin-Medikamente namens Statine sind zwar wirksam, aber sie können Nebenwirkungen auslösen und wir wissen nicht viel über ihre langfristigen Risiken. Das routinemäßige Screening nach Krankheiten, einschließlich einiger Krebsarten, galt einst als sicheres Mittel, Leben zu retten. Aber im Großen und Ganzen stellten sich die meisten Reihenuntersuchungen als ineffektiv oder sogar schädlich heraus und wurden pflichtgemäß abgeschafft. Übermäßiges Screening ist ein echtes Problem, denn falsch positive Befunde lösen unnötige medizinische Eingriffe und seelische Traumen aus, während falsch negative Befunde uns dazu verleiten, echte Symptome zu missachten. Und dann gibt es noch das Problem der Übermedikation: Medikamente werden schon bei leichten Beschwerden, zum Beispiel bei leicht erhöhtem Blutdruck, für notwendig erachtet.

Das ist die verkehrte Welt der vorbeugenden Medizin, in der Maßnahmen, die vernünftig erscheinen, sich oft als kontraproduktiv herausstellen und andere, scheinbar wertlose, doch nützlich sind. In diesem Kapitel werden wir genau prüfen, welche Behandlungen Ihnen helfen und welche Sie meiden sollten, bis es tatsächlich etwas zu heilen gibt.

Wir werden auch untersuchen, wie Sie einigen heimtückischen Gesundheitsrisiken aus dem Weg gehen, über die Sie sich wahrscheinlich nicht genug Gedanken machen: Stress, Luftverschmutzung, Mangel an Sonnenlicht und Naturerlebnissen sowie Einsamkeit. Ihr Arzt spricht sie vielleicht nicht an, aber wenn Ihnen an vorbeugenden Maßnahmen liegt, die sowohl durchführbar als auch wirksam sind, dann sind das einige der Faktoren, denen Sie mehr Aufmerksamkeit widmen sollten.

Die Wahrheit über tägliche Medikamente

Gib uns unsere tägliche Arznei und vergib uns unsere Sünden (wenn wir dann vergessen, sie einzunehmen). Heutzutage beten immer weniger

Menschen, dafür nehmen immer mehr Medikamente ein, meist auf Anraten der Ärzte.

Für eine wachsende Zahl von Menschen gehören verschreibungspflichtige Arzneimittel zur täglichen Routine. Diese Mittel sollen Krankheiten nicht heilen, sondern verhindern. Laut Umfrageergebnissen nehmen in England die Hälfte der Frauen und über 43 Prozent der Männer Medikamente ein.[1] Tatsächlich nehmen am häufigsten junge und ansonsten gesunde Menschen Medikamente zu sich: In den USA sind 40 Prozent der regelmäßigen Tablettenschlucker jünger als 44 und fast die Hälfte von ihnen hält ihren Gesundheitszustand für hervorragend oder sehr gut.

Oberflächlich betrachtet scheint dieser Drang, Krankheiten vorzubeugen und Menschen »rein vorsorglich« zu behandeln, eine gute Idee zu sein. Vorsicht ist schließlich besser als Nachsicht, nicht?

Und es gibt Belege dafür, dass diese Strategie helfen kann. Richtig angewandte vorbeugende Maßnahmen können Krankheiten verhindern oder verzögern. Aber es gibt Gründe zur Vorsicht. Manche Ärzte sind der Meinung, dass wir zu weit gehen, obwohl Prävention Menschen helfen kann, bei denen ein großes Krankheitsrisiko besteht. Es ist nicht ungewöhnlich, dass Ärzte einem Patienten zehn oder gar 15 verschiedene Medikamente verordnen, die sie dann einnehmen, solange sie leben.

Das ist ein doppeltes Alarmzeichen. Wir wissen nicht genug über die langfristigen Wirkungen der meisten Medikamente. Und wir wissen auch nicht viel über ihre Wechselwirkungen. Selbst wenn wir wissen, was wahrscheinlich geschehen wird, wenn jemand das Medikament A einnimmt, wissen wir nicht unbedingt, welche Folgen es hat, das Medikament B oder C (oder D, E, F und so weiter) hinzuzufügen. Wechselwirkungen sind komplex und von Mensch zu Mensch unterschiedlich.

Es gibt noch ein Problem: Manche Medikamente werden verordnet, um Krankheiten vorzubeugen, obwohl nur nachgewiesen ist, dass sie eine therapeutische Wirkung haben. Wenn es keine Studien gibt, die nachgeprüft haben, ob sie auch eine vorbeugende Wirkung haben, woher wissen wir dann, ob sie wirksam sind oder ob sie, vorbeugend angewandt, nicht vielleicht sogar schädlich sind?

Sollen wir also vorbeugend Medikamente einnehmen, um die Gesundheit zu fördern, oder ihren Einsatz nur befürworten, wenn sie notwendig sind? Nachfolgend fasse ich zusammen, was wir über die gebräuchlichsten Medikamente wissen. Damit will ich Ihnen helfen, vernünftige Entscheidungen zu treffen. Es geht nicht darum, definitive oder individuelle Ratschläge zu erteilen.

Statine

Sie gehören zu den meistverordneten Medikamenten der Welt und retten jedes Jahr vielen Tausend Menschen das Leben. Aber die Sorgen wegen der Nebenwirkungen lassen nicht nach.

Man nimmt an, dass Statine das Risiko für Herzinfarkte und Schlaganfälle verringern, indem sie den Cholesterinspiegel im Blut senken. Einer von vier erwachsenen Amerikanern über 45 Jahren nimmt sie ein. Einst wurden sie als Wundermittel angepriesen; seit einigen Jahren gelten sie jedoch selbst als Gesundheitsrisiko.

In den reicheren Teilen der Welt sind Herzkrankheiten und Schlaganfälle für mehr als ein Viertel aller Todesfälle verantwortlich. Viele Faktoren spielen dabei mit, aber nach gängiger Meinung ist ein erhöhter Cholesterinspiegel einer der wichtigsten. Cholesterin ist ein fetthaltiges Biomolekül, das vor allem in der Leber produziert wird. Es ist ein Hauptbestandteil der Zellmembranen und der Myelinhülle, die Neuronen schützt. Außerdem wird es benötigt, um Vitamin D, Gallensäure und Steroidhormone wie Cortisol und Testosteron zu bilden.

Aber es hat auch eine dunkle Seite. Wenn sich zu viel Cholesterin im Blut befindet, kann es sich an den Innenwänden der Arterien ablagern, die Durchblutung hemmen und die Bildung von Gerinnseln fördern. Diese Erkrankung ist als Atherosklerose bekannt. Der Zusammenhang zwischen Cholesterin und Herzkrankheiten ist eindeutig: Je höher Ihr Cholesterinspiegel ist, desto höher ist Ihr Risiko.

Hier greifen die Statine ein. Diese Arzneimittel hemmen die Produktion eines Enzyms, das für die Produktion von Cholesterin in der Leber benötigt wird, und senken dadurch den Cholesterinspiegel. Das erste kommerzielle Statin, Mevacor (chemisch Lovastatin), kam 1987 in den USA auf den Markt.

Anfangs wurden Statine Patienten verordnet, die bereits einen Herz- oder Schlaganfall hinter sich hatten. Doch immer häufiger boten die Ärzte sie auch Patienten ohne Herzprobleme an. Viele Studien wiesen nach, dass sie das Risiko für Herz- und Schlaganfälle bei Menschen senken, die einen hohen Cholesterinspiegel haben oder aus anderen Gründen stark gefährdet sind, zum Beispiel weil sie rauchen, viel sitzen oder fettleibig sind.

Die Ergebnisse einer wichtigen Studie, als JUPITER-Studie bekannt, wurden 2008 veröffentlicht. Hierbei hat man die Wirkung der Statine bei 17 800 Menschen untersucht, die keine bekannten Herzprobleme, aber ein erhöhtes Risiko in der Zukunft hatten. Im Laufe von fünf Jahren sank das Risiko für einen Herzinfarkt bei denjenigen, die Statine einnahmen, um mehr als die Hälfte.[2]

Infolgedessen bot der britische staatliche Gesundheitsdienst all denjenigen Statine an, bei denen das Risiko für Herz-Kreislauf-Krankheiten im nächsten Jahrzehnt bei wenigstens 20 Prozent lag. Damit zog er sieben Millionen Menschen in England und Wales ins Netz der Statine. Als mehr Daten eingingen, wurde das Netz größer. Im Jahr 2014 wurde die Schwelle in Großbritannien auf zehn Prozent gesenkt und das Netz füllte sich mit weiteren fünf Millionen Menschen. In den USA ist die Schwelle noch niedriger: 7,5 Prozent Risiko für Herzinfarkte.

Das britische National Institute for Health and Care Excellence (NICE) schätzt, dass seine Strategie jedes Jahr 28 000 Herzinfarkte und 16 000 Schlaganfälle verhindert. Und Statine sind billiger als die Behandlung der Nachwirkungen von Herzinfarkten oder Schlaganfällen.

Aber die erhöhte Anwendung der Statine stößt auf Kritik bei Ärzten und Patienten, die Menschen keine Medikamente verabreichen wollen, wenn sie nicht krank sind. Die statistischen Daten bedeuten nämlich, dass auf jeden verhinderten Herzinfarkt viele, viele Menschen kommen, die diese Medikamente ohne erkennbaren Nutzen einnehmen. Die Zahl der Herzinfarkte mag sich in der JUPITER-Studie halbiert haben, doch die absolute Häufigkeit von Herzinfarkten unter den Teilnehmern war dennoch niedrig. Nur 99 Menschen hatten während der Studie einen tödlichen Herzinfarkt und 31 von ihnen nahmen Statine ein. So gesehen profitierten weniger als 0,5 Prozent der mit Statinen behandelten Teilnehmer von den Medikamenten.

Eine andere Möglichkeit, die Wirksamkeit eines Medikaments einzuschätzen, ist die »Anzahl der notwendigen Behandlungen«. Das ist die Zahl der Menschen, die man während eines bestimmten Zeitraumes behandeln muss, damit ein Mensch davon profitiert. Nach diesem Maßstab haben Statine für Herzkranke zweifellos einen Nutzen: Im Laufe von fünf Jahren retten sie einem von 83 Patienten (1,2 Prozent) das Leben. Gibt man sie jedoch Menschen ohne Herzkrankheit, verhindern sie einen schweren Herzinfarkt nur bei einem von 140.

Zugegeben, wenn wir diese geringen Zahlen auf die ganze Bevölkerung extrapolieren, kommen wir auf Hunderttausende von Menschen, die einem Herzinfarkt vorbeugen können. Trotzdem sollten wir genauer darüber nachdenken. Erstens kosten die Medikamente Geld, das die Patienten vielleicht besser für gesünderes Essen oder für Sport ausgeben sollten. Dann müssen wir die Nebenwirkungen berücksichtigen. Patienten, die Statine einnehmen, berichten oft von bisweilen zermürbenden Muskelschmerzen. In den großen, placebokontrollierten Studien wird das allerdings nicht als gravierendes Problem erwähnt.

Eine Metaanalyse dieser klinischen Studien kam zu dem Schluss, dass die Statintherapie bei etwa 50 bis 100 von 10 000 Patienten, die fünf Jahre lang behandelt werden, Muskelschmerzen verursacht. Das sind weniger als ein Prozent.[3] Aber andere Studien nennen viel höhere Zahlen, meist ein Viertel bis ein Drittel oder gar bis zu 87 Prozent.[4]

Es scheint auch einen Zusammenhang mit Diabetes Typ 2 zu geben. Einige Studien deuten darauf hin, dass das Risiko um zehn Prozent steigt, wenn Patienten eine mittlere Statindosis einnehmen, und dass es bei höheren Dosen weiter zunimmt. Das könnte der Gesundheit insgesamt mehr schaden als ein Verzicht auf Statine.

Kritisiert wird auch, dass Statine die Menschen in falscher Sicherheit wiegen. Wer sich nur auf Cholesterin konzentriert, verliert andere Faktoren aus den Augen, die mindestens ebenso wichtig, wenn nicht wichtiger sind, wenn wir das Risiko für Herz-Kreislauf-Krankheiten senken wollen: nicht rauchen, gesunde Ernährung und regelmäßige Bewegung. Viele Menschen, die cholesterinsenkende Statine einnehmen, sitzen länger und ernähren sich weniger gesund, weil sie glauben, sie hätten ihr Problem gelöst.

Das alles sollten Sie berücksichtigen, wenn Sie bereits Statine einnehmen oder wenn Ihr Arzt sie Ihnen empfohlen hat. Es gibt keine einfachen Antworten. Denken Sie aber daran, dass NICE dazu rät, zuerst die Lebensweise zu ändern, bevor man Medikamente einnimmt.

Blutdruckmedikamente

Bluthochdruck ist in der westlichen Welt eine der häufigsten chronischen Krankheiten. Die USA geben jedes Jahr 32 Milliarden Dollar für seine Behandlung aus, ein Prozent der jährlichen Kosten in der Gesundheitspflege. Wenn er nicht behandelt wird, können Herzinfarkte, Schlaganfälle und Nierenversagen die Folge sein.

Wenn eine gesündere Lebensweise, zum Beispiel Gewichtsabnahme, Sport und Zurückhaltung beim Salz-, Koffein- und Alkoholkonsum Sie nicht aus der Gefahrenzone bringt, verschreiben Ärzte meist Medikamente. Die häufigsten sind ACE-Hemmer und Angiotensin-II-Rezeptor-Blocker (ARB), die beide die Blutgefäße entspannen. Es gibt auch Kalziumkanalblocker, die die Blutgefäße erweitern, und Diuretika, die überschüssiges Wasser und Salz aus dem Blut entfernen. Wenn Sie einmal begonnen haben, diese Mittel einzunehmen, dann bleiben Sie meist Ihr Leben lang dabei.

Viele Menschen nehmen zwei, drei oder gar alle vier Arten von Medikamenten. Sie werden in der Regel gut vertragen, aber sie können auch zahlreiche Nebenwirkungen haben, unter anderem Husten, Schwindel, Ausschläge, Kopfschmerzen, Verstopfung und geschwollene Knöchel. Aber keine davon ist so gefährlich wie unbehandelter Bluthochdruck.

Aspirin

Aspirin kam zum ersten Mal 1899 auf den Markt und war jahrzehntelang das beliebteste Schmerzmittel der Welt. Heute nehmen es Millionen Menschen aus einem anderen Grund: Sie wollen ihr Risiko für einen Herzinfarkt oder Schlaganfall verringern. Aspirin ist nämlich nicht nur ein Schmerzmittel, sondern auch ein starker Blutverdünner. Es wird Menschen, die einen Herzinfarkt oder Schlaganfall hinter sich haben, in geringen Dosen verordnet, um einem weiteren vorzubeugen.

Das Medikament hemmt die Blutplättchen, Zellfragmente im Blut, die helfen, die Blutgerinnung einzuleiten. In den 1980er-Jahren zeigten große klinische Studien, dass Aspirin in niedrigen Dosen das Risiko für Herzinfarkte und Schlaganfälle um ein Drittel und das Sterberisiko um ein Viertel senkt.

Aber die gerinnungshemmende Wirkung ist auch für die bekannten Nebenwirkungen des Aspirins verantwortlich: Magen-Darm-Reizung und -Blutung sowie die weniger bekannte Gefahr einer Hirnblutung. Schwere Blutungen und sogar Todesfälle kommen vor, sind aber selten. Mehr als 90 Prozent der Patienten können Aspirin in geringer Dosis ohne Probleme einnehmen. Wer schon einmal Magenprobleme, zum Beispiel Geschwüre, hatte oder an Bluthochdruck erkrankt war, sollte vor der Einnahme seinen Arzt konsultieren.

Manche Ärzte sind der Meinung, auch Menschen ohne Herzprobleme sollten zur Vorbeugung Aspirin einnehmen. In den USA nehmen heute etwa 40 Millionen Erwachsene jeden Tag zur Vorbeugung Aspirin ein, die meisten von ihnen ohne Wissen eines Arztes.

Aber die Food and Drug Administration warnt davor, weil ihrer Ansicht nach die Risiken einer Blutung größer sind als der Nutzen, selbst bei Menschen, in deren Familie (wenn auch nicht bei ihnen selbst) Herzkrankheiten vorkommen.

In Großbritannien gibt es ähnliche Richtlinien. NICE rät Ärzten, Aspirin und andere Gerinnungshemmer nicht routinemäßig zu verschreiben, um Herz-Kreislauf-Krankheiten vorzubeugen. Aspirin komme nur für Hochrisikopatienten in Betracht, nach Abwägung des Risikos für Blutungen.

Auch Patienten, die auf ärztlichen Rat Aspirin einnehmen, gehen womöglich ein zu hohes Risiko ein. Bei jedem Zehnten von 68 000 Amerikanern, denen Aspirin verordnet worden war, um einer weiteren Herzkrankheit vorzubeugen, war das Risiko nicht groß genug, um die Einnahme zu rechtfertigen.[5]

Es gibt noch einen Grund dafür, dass manche Menschen täglich Aspirin einnehmen. Viele Studien lassen nämlich darauf schließen, dass es Krebs verhindert. Eine Analyse der Befunde ergab, dass allein in Großbritannien mehr als 130 000 Krebstodesfälle verhindert werden könnten, wenn alle Menschen im Alter zwischen 50 und 64 Jahren jeden Tag ein niedrig dosiertes Aspirin einnähmen.[6] Das führt dazu, dass Darm-, Magen- und Speiseröhrenkrebs seltener auftreten und seltener zum Tod führen. Bei Prostata-, Brust- und Lungenkrebs ist die Wirkung geringer. Die Forscher, die diese Studie leiteten, sind der Meinung, dass Aspirin in geringer Dosis die zweitwirksamste Maßnahme ist, wenn Sie Krebs vorbeugen wollen. Die wirksamste ist: nicht rauchen.

Offenbar ist die Wirkung darauf zurückzuführen, dass Aspirin Entzündungen und die Blutgerinnung hemmt. Blutplättchen können Krebszellen im Blut abschirmen, sodass das Immunsystem sie nicht wahrnimmt. NICE hält die Belege für Aspirin gegen Darmkrebs für überzeugend, empfiehlt es bisher aber nicht für diesen Zweck.

Warfarin

Warfarin ist ebenfalls ein Antikoagulans, also ein Gerinnungshemmer. Viele Menschen nehmen diesen Blutverdünner ein, um Blutgerinnseln vorzubeugen. Warfarin wird empfohlen, wenn bei einer Krankheit gefährliche Gerinnsel auftreten können, zum Beispiel bei tiefer Venenthrombose, Herzinfarkten und unregelmäßigem Herzschlag.

Lange Zeit wurde Warfarin als Rattengift verwendet, wenn auch in viel höherer Dosierung, als sie bei Menschen üblich ist; deshalb überrascht es nicht, dass es Nebenwirkungen verursacht, unter anderem Übelkeit und Durchfall. Außerdem besteht ein Risiko für innere Blutungen und starke Blutungen aus Schnittwunden. Patienten, die das Medikament einnehmen, sollten sehr vorsichtig sein, wenn sie sich rasieren oder die Zähne putzen. Außerdem sollten sie Alkohol meiden und die Dosierung häufig überprüfen lassen.

Warfarin ist für unerwünschte Wechselwirkungen mit anderen häufig verordneten Medikamenten bekannt, unter anderem mit Aspirin, Vitaminen und anderen Ergänzungsmitteln sowie mit Kräuterarzneien.

Die Antibabypille

Es gibt Millionen von Pillen, aber nur eine wird *die* Pille genannt. Das spiegelt die kulturelle und medizinische Bedeutung oraler Verhütungsmittel wider, die zu den wirksamsten Methoden gehören, Schwangerschaften zu verhindern. Etwa 25 Prozent der Amerikanerinnen und Britinnen und 35 Prozent der Deutschen[7] im gebärfähigen Alter nimmt diese Tabletten ein, bisweilen aus anderen Gründen als Geburtenverhütung: Sie helfen auch bei Menstruationsbeschwerden, unregelmäßiger Menstruation und Akne.

Die Pille hat jedoch auch ihre Risiken: Eine Analyse der Europäischen Arzneimittel-Agentur kam zu dem Schluss, dass einige der beliebtesten Kombinationspillen (sie enthalten Östrogen und Progestin) das Risiko für tiefe Venenthrombosen stärker erhöhen als bisher angenommen.

Auf der Packung wird davor gewarnt und Ärzte sollen die Risikofaktoren einer Patientin abwägen, bevor sie ihr die Pille verschreiben. Den Frauen, die übergewichtig sind, rauchen oder an Bluthochdruck leiden, kann die Pille verweigert werden. Die Gefahr von Blutgerinnseln ist allerdings gering; deshalb überwiegt der Nutzen – unerwünschte Schwangerschaften werden verhindert – die Risiken.

Die Pille vergrößert auch das Risiko für Brustkrebs ein wenig; aber dieses Risiko ist bei Frauen im gebärfähigen Alter sehr gering. Zudem verringert sie das Risiko für andere Krebsarten: Gebärmutterkrebs, Ovarialkrebs und Dickdarmkrebs. Daten von 46 000 Frauen, die bis zu 39 Jahre lang beobachtet wurden, zeigten, dass die Gesamtsterblichkeit bei denjenigen, die die Pille einnahmen, geringer war, vielleicht wegen ihrer krebshemmenden Wirkung.[8]

Viele Frauen, die die Pille einnehmen, klagen über psychische Nebenwirkungen, zum Beispiel Stimmungsschwankungen oder Stimmungstiefs. Dauerkonsumentinnen berichten, sie fühlten sich wie ein anderer (meist besserer und weniger launischer) Mensch, sobald sie die Pille absetzten. Aber die Belege dafür sind bestenfalls unklar und eine Metaanalyse kam kürzlich zu dem Ergebnis, dass Frauen, die die Pille nehmen, seltener depressiv sind als diejenigen, die darauf verzichten.

Experten sind der Meinung, dass Frauen sich bei ihrer Entscheidung an ihrem aktuellen Bedarf orientieren sollten, nicht an möglichen langfristigen Nebenwirkungen. Wenn Sie die Pille nur zur Schwangerschaftsverhütung einnehmen und sich dabei unwohl fühlen, kommen auch andere Verhütungsmittel in Betracht, zum Beispiel das Intrauterinpessar, bekannter als Spirale, oder ein implantiertes Hormonstäbchen.

Hormontherapie

Wenige Therapien werden in der Medizin so kontrovers diskutiert wie die Hormonersatztherapie (HET), die im Westen in den 1980er- und 1990er-Jahren am populärsten war, dann aber ihren Ruf als sichere und wirksame Behandlungsmethode plötzlich verlor.

Die HET tut genau das, was auf der Packung steht: Sie ersetzt die Hormone, deren Produktion während und nach der Menopause zurückgeht, und beseitigt dadurch viele Symptome. Die meisten Medikamente enthalten Östrogen und Progesteron (oder synthetische Analoga). Manchmal ist auch Testosteron Teil der Mischung. Es gilt zwar als männliches Hormon, ist aber auch für Frauen wichtig. Frauen, deren Gebärmutter entfernt wurde, brauchen nur Östrogen.

Anfangs behaupteten die Befürworter, die HET lindere nicht nur Symptome der Wechseljahre wie Stimmungsschwankungen, Hitzewallungen und Nachtschweiß, sondern schütze auch das Herz und die Knochen einer Frau und kurble ihre Libido an.

Das alles änderte sich 2002, als die Women's Health Initiative, eine der größten Studien aller Zeiten zur HET, zu dem Ergebnis kam, dass die HET nicht schützt, sondern das Risiko für Herzkrankheiten und Brustkrebs vergrößert. Brustkrebs war bereits die Haupttodesursache bei Frauen und dieses zusätzliche Risiko schreckte viele Frauen und ihre Ärzte ab. Die Zahl der Frauen, die sich einer HET unterzogen, ging rapide zurück: in den USA von etwa 13 Millionen auf rund fünf Millionen im Jahr 2011.

Neuere Analysen dieser Studie haben das Image der HET jedoch zum größten Teil wiederhergestellt, obwohl ihr Ruf befleckt bleibt. Betrachtet man nämlich nur die Daten von Frauen, die innerhalb von zehn Jahren nach der Menopause mit einer HET begannen, fällt das Brustkrebsrisiko drastisch und das Risiko für Herzkrankheiten verschwindet ganz. Frauen, die nur Östrogen bekamen, hatten kein höheres Brustkrebsrisiko. Selbst bei Frauen, denen beide Hormone verordnet wurden, war das erhöhte Brustkrebsrisiko geringer als viele andere Risiken, zum Beispiel Übergewicht, Kinderlosigkeit oder eine späte Schwangerschaft.

Die HET erhöht auch das Ovarialkrebsrisiko leicht, selbst wenn sie nur wenige Jahre verabreicht wurde, wie es heute üblich ist. Von 1000 Frauen, die ab einem Alter von etwa 50 Jahren fünf Jahre lang Hormone einnehmen, erkrankt eine zusätzlich an Ovarialkrebs.

Doch insgesamt überwiegt der Nutzen die Risiken. Die HET lindert bei vielen Frauen die Symptome der Menopause sehr wirksam, sofern sie damit beginnen, bevor sie 60 sind. Heute werden jedoch die kleinstmögliche Dosis und eine möglichst kurze Behandlungszeit empfohlen, meist nicht mehr als vier Jahre. Nach dem Absetzen der HET normalisiert sich das Krebsrisiko. Die transdermale Zufuhr (mit einem Pflaster oder einem Hormonstäbchen) ist sicherer und wirksamer als Tabletten.

Während Frauen die HET haben, gibt es für Männer die TET, die Testosteron-Ersatztherapie. Millionen von Männern nutzen sie in der Erwartung, dass sie ein Jugendelixier sei und die oft deprimierenden Folgen des mittleren Alters lindern. Angeblich steigert das Hormon die Muskelkraft, die Energie und den Geschlechtstrieb. Dafür gibt es jedoch kaum Belege. Mehrere Studien fanden einen Zusammenhang mit Herzkrankheiten und manche Mediziner fürchten, dass Testosteron Krebs fördert.

Früher wurde Testosteron nur Männern mit einem abnorm niedrigen Blutwert verordnet, dessen Ursache ein Gendefekt oder geschädigte Hoden waren. Heute wird die TET Männern im mittleren Alter verabreicht, um die im Alter nachlassende Hormonproduktion auszugleichen.

Die amerikanische Food and Drug Administration warnt jedoch: Testosteron solle nur Männern verordnet werden, die aus medizinischen Gründen einen niedrigen Testosteronspiegel haben. Die Europäische Arzneimittelagentur hat eine ähnliche Mahnung veröffentlicht.

Außerdem forderten die Gesundheitsbehörden die Hersteller und die verordnenden Ärzte auf, Patienten vor möglichen Risiken für Herz- und Schlaganfälle zu warnen, nachdem einige Studien einen Zusammenhang nachgewiesen hatten. Eine Studie wurde sogar wegen »übermäßig vieler Herz-Kreislauf-Vorfälle« unter den Teilnehmern vorzeitig beendet.

Ein möglicher Grund für die schädliche Wirkung des Testosterons auf das Herz könnte sein, dass es die Zahl der roten Blutkörperchen erhöht und dadurch das Blut verdickt und gefährliche Thrombosen begünstigt. Eine weitere Sorge ist Prostatakrebs, den Testosteron fördert. Manchmal werden Medikamente, die Testosteron blockieren, verwendet, um die Ausbreitung des Tumors zu verhindern.

Ein niedriger Testosteronspiegel kann die Folge einer Gesundheitsstörung sein, zum Beispiel von Übergewicht oder Diabetes, und manche Forscher untersuchen zurzeit, ob eine Ersatztherapie helfen kann. Aber in diesen Fällen ist es oft sinnvoller, die primäre Ursache zu beseitigen, zum Beispiel durch Gewichtsabnahme.

Schlanke, gesunde ältere Männer haben ähnlich hohe Testosteronwerte wie junge Männer. Der Rückgang der Produktion im Alter ist also wahrscheinlich auf Übergewicht und mangelnde Fitness zurückzuführen, nicht auf das Alter.

Die Wahrheit über Vorsorgeuntersuchungen

Im Jahr 2018 gab der britische Komiker und Schriftsteller Stephen Fry bekannt, er habe sich vor Kurzem einer Prostataoperation unterzogen. Die Diagnose sei gestellt worden, nachdem eine Routineuntersuchung einen hohen PSA-Wert ergeben habe. Das prostataspezifische Antigen ist ein Indikator für Prostataerkrankungen, aber keine Krebsdiagnose. Fry ermutigte andere Männer, sich ebenfalls untersuchen zu lassen. »Ich rate jedem Mann ab einem bestimmten Alter dringend, seinen PSA-Wert prüfen zu lassen«, erklärte er.

Das hört sich vernünftig an. Der gesunde Menschenverstand spricht für dieses routinemäßige Screening. Was könnte es denn schaden, jeden systematisch auf Krankheiten wie Prostata- und Brustkrebs untersuchen zu lassen? Wie sich herausstellte, kann das sogar großen Schaden anrichten. Studien belegen immer wieder, dass routinemäßiges Screening im Durchschnitt schlimmer ist als keine Untersuchung. Auf jedes durch eine frühe Diagnose gerettete Leben kommen viele andere, die durch seelische Traumata, invasive Untersuchungen oder unnötige Behandlungen getrübt oder zerstört werden. Andererseits können falsch negative Befunde Menschen, die tatsächlich krank sind, in trügerischer Sicherheit wiegen.

PSA-Tests sind besonders fragwürdig. Die meisten Prostatatumore sind nicht aggressiv und erfordern keine Behandlung. Die Redensart »Männer sterben gewöhnlich mit Prostatakrebs und nicht an ihm« stimmt. Trotzdem werden die meisten Männer, die anhand eines PSA-Tests diagnostiziert wurden, therapiert und gehen dadurch ein hohes Risiko ein. Mögliche Nebenwirkungen sind unter anderem Erektionsstörungen, Harninkontinenz und Herzinfarkte.

Die größte klinische Studie aller Zeiten zum PSA-Test, die im *Journal of the American Medical Association* veröffentlicht wurde, bestätigte, dass ein einmaliger Test bei Männern ohne Symptome eine bessere Diagnose ermöglicht, aber die Überlebensrate nicht erhöht.[9] Der britische Nationale Gesundheitsdienst (NHS) hat sein landesweites Screening auf Prostatakrebs eingestellt, weil der Test zu fehlerhaft ist. Natürlich kann man ihn als Selbstzahler anfordern, aber denken Sie lieber zweimal nach, bevor Sie die Hand in die Hosentasche stecken.

Die meisten anderen Reihenuntersuchungen haben sich als ähnlich ineffektiv oder sogar als schädlich erwiesen und wurden aufgegeben. Frys Aufruf hat wahrscheinlich mehr geschadet als genützt. Seine Geschichte ist zwar inspirierend, aber sie gehört zur anekdotischen »Mir hat es geholfen«-Sorte.

Manche Screening-Programme retten Leben. Wer wissen will, was nützlich ist, sollte nachschauen, was der britische Nationale Gesundheitsdienst bezahlt. Der NHS stützt sich auf den Rat eines Expertengremiums namens UK National Screening Committee. Zurzeit genehmigt es Reihenuntersuchungen auf Brust- und Darmkrebs sowie auf Bauchaortenaneurysma (um eine gefährliche Schwellung der Hauptarterie, die im Herzen entspringt, zu entdecken). Auch Zervixabstriche werden bezahlt. Einigen Patientengruppen, zum Beispiel Diabetikern und Schwangeren, werden ebenfalls Reihenuntersuchungen angeboten.

Wenn Sie sich untersuchen lassen wollen, sollten Sie über folgende Tatsachen nachdenken: Screening ist nicht nur im amerikanischen privatisierten Gesundheitssystem immer noch sehr beliebt. Aber in Krankenhäusern, in denen viele Computertomografien (CT-Scans) vorgenommen werden – sie werden hauptsächlich angeordnet, um die Lungen und den Unterleib zu untersuchen –, werden viel häufiger Nieren entfernt. Das liegt daran, dass Ärzte, die die Schichtaufnahmen betrachten, auch die Nieren sehen und oft gutartige Geschwulste entdecken, die sie trotzdem entfernen wollen. Der Preis dafür ist hoch: Zwei Prozent der Patienten, die sich dieser Operation unterziehen, sterben innerhalb eines Monats, viel mehr, als an den Tumoren sterben.

Die Wahrheit über Genomanalysen

Ein medizinisches Screening, das Sie vielleicht in Betracht ziehen, ist eine Genomanalyse. Mehrere Firmen behaupten, sie könnten Ihnen personalisierte Gesundheitsratschläge auf der Basis Ihrer DNS geben, weil sie in der Lage seien, genetische Risikofaktoren für viele Krankheiten einschließlich der Spätformen von Alzheimer, Parkinson, Brustkrebs und Diabetes Typ 2 aufzuspüren.

Diese Tests waren früher umstritten. Im Jahr 2013 verbot die Food and Drug Administration der 23andMe Company, dem führenden Unternehmen für Genanalysen, einen Test zu verkaufen, der das Risiko für 254 Krankheiten und Störungen einschätzte. Die FDA war vor allem wegen falsch positiver und falsch negativer Befunde zum Brustkrebsrisiko besorgt. Ein falsch positives Testergebnis könnte eine Frau veranlassen, sich unnötig einer Operation und anderer Eingriffe zu unterziehen, während ein falsch negativer Befund dazu führen kann, dass sie tatsächliche Symptome ignoriert, sodass die Krankheit fortschreitet. Das ist die genetische Version des Screening-Paradoxons, das wir bereits kennengelernt haben.

Im Jahr 2017 erlaubte die FDA der 23andMe jedoch, einen Test für zehn Krankheiten zu verkaufen, wenn auch nicht für Brustkrebs. Die Krankheiten wurden ausgewählt, weil es gute Belege dafür gibt, dass Gene das Risiko beeinflussen und dass Screening nützlich ist. 23andMe musste der FDA nachweisen, dass ihr Test diese genetischen Abweichungen mit einer Genauigkeit von mindestens 99 Prozent korrekt identifizieren konnte.
Als zusätzliche Absicherung empfiehlt die Firma ihren Kunden eine genetische Beratung oder eine andere ärztliche Untersuchung vor dem Erhalt der Testergebnisse, damit sie wissen, wie man sie richtig interpretiert.
An diesen Tests wird vor allem kritisiert, dass Sie oft wenig oder nichts tun können, wenn bei Ihnen ein genetischer Risikofaktor gefunden wird. Manche Experten sind der Meinung, dass es besser ist, nichts zu wissen, andere behaupten das Gegenteil – dass die Informationen helfen, die Zukunft zu planen und beispielsweise die richtige Krankenversicherung abzuschließen.
Das ist das Stichwort für die personalisierte epigenetische Analyse. Unternehmen, die sie anbieten, behaupten, ihre Tests könnten viel detailliertere und brauchbarere Ratschläge geben als eine normale Gensequenzierung.
Die Epigenetik befasst sich mit den biochemischen Veränderungen der DNS, die im Laufe des Lebens als Reaktion auf die Lebensweise und die Umwelt vorkommen. Diese Modifikationen verändern die Genexpression und können eine tiefgreifende Wirkung auf die Gesundheit haben. Schädliche Wirkungen lassen sich bisweilen umkehren und nützliche kann man durch eine andere Lebensweise fördern. Die Unternehmen erklären, sie wollten ihren Kunden helfen, ihr Epigenom in einen gesünderen Zustand zu versetzen.
Die angebotenen Tests schließen die Stoffwechselgesundheit und die Belastung durch Umweltgifte und Tabakrauch sowie durch Stress, Entzündungen und Bluthochdruck ein.
Diese Unternehmen verkaufen auch Tests für das biologische Alter, eine wissenschaftlich gut belegte Methode, die das Ausmaß der Zellschäden bestimmt, die im Laufe der Jahre aufgetreten sind. Diese Methode gilt als besserer Indikator für die Abnutzung als das chronologische Alter und

kann im Gegensatz zu diesem als Folge von Änderungen der Lebensweise höher oder niedriger sein (mehr darüber ab Seite 313).

Die Wahrheit über das Immunsystem

Wenn Sie nicht krank werden wollen, müssen Sie lernen, auf Ihr Immunsystem zu achten. Es ist ein erstaunliches (und erstaunlich komplexes) Netzwerk aus Zellen und Molekülen, das Gefahren aller Art entdeckt und abwehrt: Viren, Bakterien, Pilze, Parasiten, Fremdkörper und sogar Krebszellen. Ohne das Immunsystem würden Sie in wenigen Tagen sterben und wenn Sie nicht an einer Immunschwäche leiden – was Sie mit Sicherheit wüssten –, arbeitet Ihr Immunsystem gut. Aber es gibt Maßnahmen, die es in optimale Form bringen.

Vielleicht glauben Sie, dass Sie bereits ein sehr gutes oder weniger gutes Immunsystem haben. Vielleicht gehören Sie zu den Leuten, die sich anscheinend alles einhandeln, vom Husten und Schnupfen bis zur Magenentzündung. Oder sind Sie einer der Glücklichen, die offenbar nie krank werden? Viel hängt davon ab, ob Sie Glück haben. Manche Einflüsse auf die Leistungsfähigkeit des Immunsystems haben Sie nämlich leider nicht im Griff: die Gene, das Geschlecht, das Alter und vor allem frühere Begegnungen mit Krankheitserregern. Trotzdem gibt es viele Maßnahmen, die Sie selbst ergreifen können.

Die Ernährung

Füttere einen Schnupfen, hungere ein Fieber aus, iss Hühnersuppe. Nahrungsmittel spielen in der Volksheilkunde eine wichtige Rolle und wir wissen heute, dass die Volksheilkunde manchmal recht hat.

Neuere Studien, allerdings mit Mäusen, deuten darauf hin, dass man Virusinfektionen tatsächlich »aushungern« kann und dass bakterielle Infekte schneller heilen, wenn man sie ordentlich »füttert«. Viren infizieren oft die Atemwege und verursachen unter anderem Erkältungen, während bakterielle Infekte eher Fieber auslösen.

Hühnersuppe hat in der Tat eine entzündungshemmende Wirkung und kann Erkältungssymptome lindern, weil sie Entzündungen in der Nase, im Hals und in den Lungen verringert. Nicht zuletzt ist sie Futter für die Seele.

Viele Nahrungsergänzungsmittel werden als Immunturbo verkauft, aber nur eine Handvoll ist tatsächlich wirksam. Das beste ist Zink. Es gibt solide Beweise dafür, dass dieses Mineral die Dauer einer Erkältung verkürzt, wenn Sie es innerhalb von 24 Stunden nach dem Auftreten der Symptome einnehmen. Zink hindert möglicherweise Viren daran, sich zu vermehren oder in die Schleimhautzellen der Atemwege einzudringen (mehr über Zink lesen Sie auf den Seiten 149 und 150).

Vitamin C verhindert keine Erkältungen, aber es lindert anscheinend die Symptome ein wenig. Das einzige andere Ergänzungsmittel mit einer gewissen Glaubwürdigkeit ist Echinacea, ein Extrakt aus dem Purpursonnenhut, jedoch ebenfalls zur Behandlung, nicht zur Vorbeugung; zudem sind die Belege dafür widersprüchlich.

Wenn Sie Ihr Immunsystem »gesundessen« wollen, ist es am besten, reichlich frisches Obst und Gemüse zu verzehren. Und sich beim Essen zu mäßigen. Fettleibigkeit ist ein Risikofaktor für Infektionen der Atemwege, der Haut und des Harntrakts. Wenn Sie übergewichtig sind, fällt Ihnen das Atmen schwerer, was Schnupfen und Grippe begünstigt. Außerdem sendet überflüssiges Fett chemische Signale aus, die das Immunsystem stören.

Wichtig ist auch, wie Sie abnehmen. Diäten mit folgendem Jo-Jo-Effekt schaden dem Immunsystem. Wenn Sie immer wieder abnehmen und zunehmen, verringern Sie die Leistungsfähigkeit der natürlichen Killerzellen, die Krebszellen und von Viren befallene Zellen vernichten.

Das Mikrobiom

Antibiotika sind immer noch ein sehr wirksames Mittel gegen die meisten bakteriellen Infektionen; aber wenn wir eine Behandlung hinter uns haben, folgt oft die nächste Erkrankung. Das liegt daran, dass Antibiotika zwar die Krankheitserreger vernichten, aber auch die freundlichen Bakterien im Darm schädigen, die für ein gesundes Immunsystem sehr wichtig sind. Darmbakterien verdrängen schädliche Mikroben, setzen antimikrobielle Substanzen frei und kommunizieren auf komplexe Weise mit dem Immunsystem.

Es überrascht daher nicht, dass eine geschädigte Darmflora Sie für bakterielle Infektionen anfälliger macht. Anstatt Ihren inneren Garten abzumähen, sollten Sie ihn pflegen. Das ist das Ziel der Prä- und Probiotika, Nahrungsmittel und Ergänzungsmittel, die die Darmflora unterstützen sollen. Studien bestätigen, dass sie helfen, Darminfektionen einschließlich Durchfall zu behandeln, und dass sie vor Husten und Erkältungen schützen.

Schlaf

Selbst leichter Schlafmangel kann das Infektionsrisiko vergrößern. In einer klassischen Studie wurden die Schlafgewohnheiten gesunder Erwachsener aufgezeichnet, bevor man sie Schnupfenviren aussetzte. Probanden, die pro Nacht weniger als sieben Stunden schliefen, erkrankten fast dreimal so häufig wie der Rest der Gruppe (mehr über gesunden Schlaf lesen Sie ab Seite 283).

Sonne

Es gibt zahlreiche Krankheiten, deren Ursache Immunzellen sind, die den eigenen Körper angreifen. Zu diesen Autoimmunkrankheiten gehören Diabetes Typ 1, entzündliche Darmerkrankungen, Multiple Sklerose und rheumatoide Arthritis.

Alle werden mit Vitamin-D-Mangel in Verbindung gebracht. Dieses Vitamin wird gebildet, wenn Sonnenlicht auf bloße Haut fällt, und es kann das Immunsystem zügeln. In den Teilen der Welt, wo die Sonne spärlich scheint, kommen Autoimmunkrankheiten häufiger vor (siehe Seite 137).

Aber Sonnenlicht hat weitere Vorteile. Melatonin – ein Hormon, das eine Drüse im Gehirn unter dem Einfluss von Lichtveränderungen absondert – regt bestimmte Arten von Immunzellen an.

Fitness

Wenn Sie noch nicht davon überzeugt sind, dass Sport wichtig ist, gebe ich Ihnen hier einen weiteren Grund, die Laufschuhe anzuziehen: Selbst ein kurzes, intensives Training gibt dem Immunsystem einen Schub. Erwachsene, die körperlich aktiv sind – und fünfmal oder öfter in der Woche aerob trainieren –, leiden nur halb so häufig an kleinen Infektionen wie Menschen, die viel sitzen.
Wenn das Herz pumpt, werden Immunzellen, die normalerweise an den Wänden der Blutgefäße haften, in den Kreislauf gespült, wo sie ihre Aufgabe erfüllen können. Während der sportlichen Aktivität verdoppelt sich die Zahl dieser Immunzellen im Blut. Dadurch fördern sie die Fähigkeit des Immunsystems, Krankheitserreger aufzuspüren und zu bekämpfen. Immunologen nennen das »Immunüberwachung«.
Übertraining unterdrückt das Immunsystem, aber Sie müssen schon extrem viel Sport treiben, damit er zur Gefahr wird. Das Übertrainingssyndrom ist im Grunde nur ein Problem für Leistungssportler, die sich intensiv auf eine Meisterschaft vorbereiten.

Das Alter

Wie die meisten Teile des Körpers wird auch das Immunsystem mit dem Alter schwächer. Deshalb sind alte Menschen häufiger erkältet und erkranken öfter an Krebs und an Gürtelrose, einem schmerzhaften Ausschlag, der von Windpockenviren verursacht wird, die nach jahrelangem Schlummer erwacht sind.
Die Anti-Aging-Wissenschaft macht rapide Fortschritte und viele Therapien, an denen die Forscher arbeiten, verlangsamen die Alterung des

Immunsystems (mehr über Anti-Aging-Mittel lesen Sie ab Seite 308). Vorläufig sind umfassende Impfungen das Beste, was Sie tun können (sie sind in jedem Alter zu empfehlen). Neben der jährlichen Grippeimpfung können ältere Menschen sich gegen Pneumokokken impfen lassen, die Lungenentzündung und Meningitis verursachen. Auch gegen Gürtelrose gibt es einen Impfstoff.

Die Wahrheit über Stress

Arbeit, Kinder, Rechnungen, Einkäufe, Hausarbeit ... Mitunter fühlt sich das moderne Leben wie eine Tretmühle an. Viele von uns sind erschöpft und haben das Gefühl, dass all der Stress nichts Gutes bewirkt. Aber wir halten durch, vielleicht weil wir glauben, dass es ein Zeichen von Schwäche ist, vor dem Stress zu kapitulieren.

Das ist ein großer Fehler. Seelischer und körperlicher Stress sind häufige Krankheitsursachen. Was beide verbindet, ist ein Prozess, der sowohl lebenswichtig als auch lebensgefährlich ist: die Entzündung.

Eine Entzündung ist die erste Reaktion des Immunsystems. Ohne sie wären wir jedem vorbeikommenden Krankheitserreger schutzlos ausgeliefert. Wenn eine Verletzung oder Infektion die schützende Barriere des Körpers durchbricht, flackert die Entzündung auf. Rötung, Wärme, Schwellung und Schmerzen sind die Folgen.

Beschädigte Zellen sondern entzündungsfördernde Chemikalien ab, die Zytokine heißen. Sie fördern die Durchblutung der betroffenen Stelle und alarmieren den Rest des Immunsystems. Die stärkere Durchblutung ist die Ursache der Rötung, der Erwärmung, der Schwellung und der Schmerzempfindlichkeit. Die Schwellung ist hierbei besonders wichtig: Sie wird von Blutgefäßen bewirkt, die durchlässiger werden, sodass weiße Blutkörperchen in das benachbarte Gewebe strömen können. Diese Zellen greifen dann die eingedrungenen Erreger an, verschlingen sie und beseitigen später ihre Überreste.

Während unserer gesamten evolutionären Geschichte waren akute Entzündungen nützlich. Sie flackerten auf, packten das Problem an und klangen wieder ab, wenn die Gefahr vorbei war. Doch das moderne Leben hat dieses heikle Gleichgewicht gestört. Stress, Fettleibigkeit, Umweltverschmutzung, schlechte Ernährung und das Altern können chronische Entzündungen auslösen, die nicht auf ein bestimmtes Gewebe beschränkt sind, sondern den ganzen Körper in ständige Bereitschaft versetzen, um eine Bedrohung abzuwehren, die nie kommt.

Eine chronische subklinische Entzündung macht uns kurzfristig nicht krank, aber mit der Zeit führt sie zu Herzkrankheiten, Diabetes Typ 2 und neurodegenerativen Erkrankungen. Diese »Parainflammation« ist der Preis, den wir für unser längeres, kalorienreiches Leben zahlen.

Auch Stress wirkt entzündungsfördernd. Das Kampf-oder-Flucht-Hormon Noradrenalin, das in Erwartung einer lebensbedrohlichen Situation ausgeschüttet wird, setzt die gleiche Ereigniskette in Gang wie eine Infektion oder eine Verletzung. In unserer evolutionären Vergangenheit kamen und gingen stressige Situationen schnell; aber heute sind viele Menschen wandelnde Zeitbomben voller stressbedingter Entzündungen, die nie aufhören.

Wissenschaftler haben beispielsweise herausgefunden, dass die Betreuung eines schwer kranken Angehörigen die Menge der Entzündungsmarker bei ansonsten gesunden Menschen vergrößert. Das Gleiche bewirken aufeinanderfolgende kurze Stressphasen. So wird aus chronischem Stress eine chronische Krankheit.

Fettleibigkeit löst ebenfalls Entzündungen aus. Eine kleine Menge Körperfett ist gesund, sogar notwendig für die Regulierung des Appetits, der Stimmung, des Stoffwechsels und des Immunsystems. Doch wenn die Waage mehr als 25 bis 30 Prozent Fett anzeigt, kippt das Gleichgewicht (wie Sie herausfinden, wie hoch Ihr Körperfettanteil ist, lesen Sie auf Seite 115). Das Körperfett speichert Zytokine in großen Mengen und wenn zu viel Fett an Bord ist, vor allem um die Organe herum, kann es heraussickern und eine subklinische chronische Entzündung auslösen.

Zuckerreiche Kost kann zu Zahnfleischentzündung führen und dadurch im ganzen Körper eine Entzündung hervorrufen, die mit erhöhtem Risiko für Atherosklerose in Verbindung gebracht wird, einem Hauptrisikofaktor für Herzinfarkte und Schlaganfälle.

Je länger die Entzündung dauert, desto größer wird die Gefahr, dass sie Probleme verursacht. Diese können klein sein und zum Beispiel dazu führen, dass Sie leichte Infektionen wie Schnupfen schwerer loswerden. Aber sie können auch lebensgefährlich sein. Eine neuere Studie belegt, dass Entzündungen unmittelbar mit den Frühstadien von Herzkrankheiten zusammenhängen.[10] Bei Teilnehmern, deren Stressniveau und Gehirnaktivität nach eigener Einschätzung höher waren, wurden innerhalb von drei Jahren größere Mengen an C-reaktivem Protein (einem Entzündungsmarker) gefunden. Zudem war das Risiko für Herz-Kreislauf-Krankheiten erhöht. Wenn sich zu viele weiße Blutkörperchen im Kreislauf befinden, stürzen diese sich auf Fettablagerungen an den Arterienwänden, sodass die Plaque dicker wird und schließlich einreißt. Die Folge ist, dass die Arterie blutet und sich ein Gerinnsel bildet, das einen Herz- oder Schlaganfall auslösen kann.

Wir sind also mit einem Balanceakt konfrontiert. Wir brauchen die Hitze einer akuten Entzündung, wollen sie aber nicht in ein ewiges Feuer verwandeln. Die einfache Lösung ist Stressabbau. Suchen Sie nach Aktivitäten, die Sie zeitweilig von den Belastungen des Alltags befreien. Sport ist eine sehr gute Methode, weil er die Fitness verbessert und das Entzündungsmonster zähmt. Aber Stressabbau ist leichter gesagt als getan; deshalb brauchen Sie vielleicht ein paar Abkürzungen.

Es hat sich gezeigt, dass wir eine Entzündung abschalten können. Früher glaubte man, dass sie einfach verpufft; aber heute wissen wir, dass die weißen Blutkörperchen, die eine Entzündung auslösen, sie auch ausschalten können, wenn sie nicht länger benötigt wird, und zwar durch die Ausschüttung von Resolvinen, körpereigenen Entzündungshemmern. Eine chronische Entzündung wird nicht nur von zu starken »Ein«-Signalen hervorgerufen, sondern auch von zu schwachen »Aus«-Signalen.

Die meisten modernen Entzündungshemmer, zum Beispiel Ibuprofen, erschweren zwar den Ausbruch einer Entzündung, tun aber nichts, um sie zu beenden. Aber eine ältere Arznei, nämlich Aspirin, fällt aus dem Rahmen. In geringer Dosis blockiert es nicht nur entzündungsfördernde Substanzen, sondern löst auch die Produktion von Resolvinen aus. Aspirin ist derzeit das einzige Medikament, das diese Fähigkeit hat. Aber gehen Sie vorsichtig damit um, da es schwere Nebenwirkungen haben kann (siehe die Seiten 231 und 232).

Das ist aber nicht alles, was Sie tun können. Resolvine werden aus Omega-3-Fettsäuren gebildet. Achten Sie also darauf, dreimal in der Woche fetten Fisch oder ein gleichwertiges Nahrungsmittel zu essen. Dadurch verschaffen Sie Ihrem Körper genügend Rohmaterial, um Entzündungen zu lindern. Dass Omega-3-Fettsäuren Entzündungen abschwächen, könnte sogar erklären, warum eine Kost, die reich an diesen Fettsäuren ist, das Risiko für Herzkrankheiten verringert.

Studien belegen auch einen Zusammenhang zwischen einer fett- und zuckerreichen Kost und Entzündungen. Das ist ein weiterer Grund, auf die Ernährung zu achten. Studien lassen darauf schließen, dass die Farbstoffe in frischem Obst und Gemüse helfen, Entzündungen zu regulieren.

Die Antwort auf die Frage, was wir gegen Stress tun können, klingt also vertraut: gesund essen, Sport treiben, abnehmen. Das lindert nicht nur Entzündungen, sondern setzt zudem den Körper unter eine andere Art von Stress. Ein bisschen Stress ist nämlich gut. Der Grund dafür ist ein biologischer Prozess namens Hormesis: Wenn Sie Stress oder Toxinen in geringem Umfang ausgesetzt sind, werden Sie gegen größere Herausforderungen widerstandsfähiger.

Typisch für die Hormesis ist die biphasische Dosis-Wirkungs-Kurve. Sie besagt, dass hohe Dosen bestimmter Substanzen toxisch, niedrige Dosen jedoch nützlich sind. Die Redensart »Was dich nicht umbringt, macht dich stärker« stellt sich hier als richtig heraus.

Ein ziemlich wirksames Lebenselixier könnte also so aussehen: Röntgenstrahlen, Fasten, ein paar Bierchen und eine Dosis Hitzschlag. Wenn Ihnen das wie das genaue Gegenteil von Langlebigkeit vorkommt, sollten Sie noch einmal nachdenken. Hormesis verlängert nachweislich das Leben von Hefepilzen, Fruchtfliegen, Protozoen, Würmern und Nagetieren. Wenn die Befunde sich auf Menschen übertragen lassen, könnte Hormesis unsere durchschnittliche gesunde Lebensspanne auf etwa 90 Jahre verlängern.

Es gibt tatsächlich einige Belege dafür, dass Hormesis eine positive Wirkung auf die Lebenserwartung des Menschen hat. Zwischen 1980 und 1988 beobachteten amerikanische Forscher 28 000 Atomschiff-Werftarbeiter, um die Wirkung geringer Strahlendosen zu untersuchen. Sie stellten fest, dass die Sterblichkeit dieser Arbeiter um 24 Prozent niedriger war als bei einer Kontrollgruppe mit 32 500 Werftarbeitern in vergleichbarem Alter, die keiner Strahlung ausgesetzt waren. Eine ältere Studie fand ähnlich niedrige Sterberaten bei Radiologen, verglichen mit anderen Ärzten.

Wie kommt das? Stressoren kurbeln offenbar natürliche Reparaturfunktionen an. Dazu gehören die Hitzeschock-Proteine, die gebildet werden, wenn Zellen hohen Temperaturen, Toxinen oder einer Entzündung ausgesetzt werden. Sie schützen andere Proteine vor Schäden, indem sie sich an sie binden und gegen Angriffe abschirmen. Ein anderer nützlicher Stressor ist das Sirtuin 1. Es erkennt zellulären Stress und aktiviert Gene, die die Produktion schützender Proteine anregen, zum Beispiel Antioxidantien und Zellmembran-Stabilisatoren. Auch DNS-Reparaturenzyme werden aktiv. Wenn der Schaden nicht zu groß ist, überkompensieren ihn diese Reparatursysteme und flicken dabei auch andere Schäden. Wenn man den Schaden mit der Alterung gleichsetzen kann, ist das nichts anderes als Verjüngung.

Vielleicht müssen Sie sich gar nicht giftigen Chemikalien oder einer Strahlung aussetzen, um von der Hormesis zu profitieren. Kalorienrestriktion – die Beinahe-Hunger-Diät, die bisher die einzige zuverlässige Methode ist, das Leben von Tieren zu verlängern – wirkt wahrscheinlich deshalb, weil sie ein milder Stressor ist.

Diese molekularen Verteidigungsmechanismen haben sich entwickelt, um uns vor natürlichen Bedrohungen zu schützen; aber man kann sie auch aktivieren, ohne sich unter Stress zu setzen. Eine Methode ist der Verzehr von Obst und Gemüse. Es gibt viele Belege dafür, dass eine Kost, die reich an Pflanzen ist, das Risiko für Herz-Kreislauf-Krankheiten, Krebs und einige neurodegenerative Störungen verringert. Die übliche Erklärung dafür ist, dass Obst und Gemüse viele Antioxidantien enthalten, zum Beispiel Carotinoide und Flavonoide, die freie Radikale neutralisieren.

Aber die meisten pflanzlichen Antioxidantien beseitigen freie Radikale nur in hohen Konzentrationen, die wir nicht erreichen, wenn wir Obst und Gemüse in normalen Mengen essen. Klinische Studien mit hoch dosierten Antioxidantien konnten nicht nachweisen, dass diese Krankheiten verhindern oder heilen.

Die Hormesis bietet eine andere Erklärung an. Antioxidantien sind Teil einer breiteren Klasse von pflanzlichen Verbindungen, die man Phytochemikalien nennt. Sie sind in hohen Dosen giftig, aber in geringen Dosen nützlich. Wahrscheinlich haben sie sich als natürliche Pestizide entwickelt. Die Mengen, die wir essen, reichen zwar nicht aus, um uns zu vergiften, wohl aber, um unsere molekularen Stressreaktionen zu aktivieren. Mit anderen Worten: Sie sind hormetische Stressoren.

Resveratrol, die Verbindung, die angeblich für den gesundheitlichen Nutzen des Rotweins verantwortlich ist, aktiviert zum Beispiel Sirtuin 1. Sulforaphane in Brokkoli aktiveren ein Protein namens Nrf2, das Gene für antioxidative und entgiftende Enzyme einschaltet. Nrf2 wird auch vom Curcumin in der Kurkuma aktiviert. Allicin im Knoblauch und Capsaicin in Chilis lösen ebenfalls eine milde Stressreaktion aus.

Viele andere gesunde Verbindungen im Essen – darunter Vitamin A, Vitamin B_6, Selen, Eisen und Zink – sind in hohen Dosen giftig und lösen möglicherweise in niedriger Dosierung einige ihrer Wirkungen durch Hormesis aus.

Hormesis ist zumindest teilweise auch für die positiven Wirkungen von Sport und mancher Diäten verantwortlich. Der höhere Energieverbrauch und die Kalorienreduktion verursachen einen milden metabolischen Stress. Die Zellen reagieren darauf, indem sie Stressmechanismen aktivieren, die ihre Fähigkeit verbessern, unter dem Einfluss von Insulin Glukose aufzunehmen.

Ein milder metabolischer Stress veranlasst Zellen im Herzen und im Darm, Proteine zu bilden, die die Herzfrequenz und den Blutdruck senken und die Darmperistaltik steigern. Dadurch sinkt das Risiko für Herzkrankheiten, Schlaganfälle und Darmkrebs. Hormesis könnte demnach der eigentliche Grund für die nützlichen Wirkungen des Fastens sein.

Vielleicht ist permanentes »Zen« also nicht optimal; richtig dosiert kann Stress ein Tonikum sein. Achten Sie aber darauf, dass er nicht überhandnimmt.

Die Wahrheit über den Einfluss der Natur

Ärzte auf den Shetlandinseln haben damit begonnen, einige ziemlich sonderbare Therapien zu verordnen. Zusätzlich zur schulmedizinischen Therapie drängen sie Patienten mit bestimmten körperlichen oder seelischen Krankheiten – darunter Herzkrankheiten und Diabetes –, Bergwanderungen zu unternehmen, Strandgut zu sammeln, Vögel zu beobachten oder sogar Wolken zu betrachten. Es geht nicht darum, dass sie sich körperlich bewegen, sondern darum, dass sie in die Natur eintauchen.

Bei einem ähnlichen Programm in Neuseeland stellte sich heraus, dass zwei Drittel der Patienten sechs bis acht Monate nach dem Empfang eines »Naturrezepts« aktiver waren und sich gesünder fühlten. Fast die Hälfte hatte abgenommen.

Japan und China haben ihrerseits die Tradition des Shinrin-Yoku, des Waldbadens. Man wandert durch einen Wald und atmet langsam, während man bewusst schaut, hört, riecht und die Natur fühlt. Das hört sich wie New-Age-Unsinn an, doch es hat nachweislich eine positive Wirkung auf das Herz, die Gefäße und das Immunsystem.

Man weiß seit Langem, dass Menschen, die im Grünen leben, ein gesünderes Herz, gesündere Blutgefäße und ein niedrigeres Stressniveau haben, einerlei, wie wohlhabend sie sind. Neuere Studien legen nahe, dass Stadtbewohner, die in der Nähe von Grünland wohnen, seltener an Diabetes Typ 2 erkranken als Menschen ohne Zugang zum Grünen.[11]

Die Nähe zur Natur ist gut für uns, vor allem für die seelische Gesundheit, aber auch für das körperliche Wohlbefinden. Die Herzfrequenz sinkt, wir atmen besser und das Immunsystem wird stärker. Warum das so ist, wissen wir noch nicht genau. Es gibt verschiedene Erklärungen, von denen viele mit einer schwächeren Stressreaktion zu tun haben. Auf jeden Fall sind wir im Freien hellerem Licht ausgesetzt, und das hat viele Vorteile (mehr darüber lesen Sie ab Seite 299). Oft ist die Luft frischer. Bewegung, soziale Kontakte und der Abstand von den Sorgen des Alltags sind ebenfalls wohltuend. Vielleicht haben wir sogar einen evolutionären Drang, unsere natürliche Umwelt – Bäume und Wiesen unter dem Himmel – aufzusuchen, und reagieren positiv darauf.

Wie lange müssen wir uns in der Natur aufhalten, um einen Nutzen davon zu haben? Wie sich gezeigt hat, sind es zwei Stunden in der Woche. Das war die wichtigste Erkenntnis einer neueren Umfrage unter 20 000 Briten, die aufgeschrieben hatten, wie lange sie sich im Grünen – einschließlich Stadtparks – aufhielten, und zusätzlich Angaben zu ihrer Gesundheit und ihrem Wohlbefinden machten.[12] Die Forscher stellten auch die Frage, ob der gesundheitliche Nutzen die Folge der körperlichen Bewegung und nicht des Kontakts mit der Natur war, was verneint wurde.

Sie können das zweistündige Bad in der Natur an einem Stück nehmen oder über die Woche verteilen. Für die meisten Menschen wäre es kein großes Problem, dieses Ziel zu erreichen. Die Umfrage enthüllte auch, dass die Menschen durchschnittlich 94 Minuten in der Woche in der Natur verbrachten.

Zwei Stunden sollten das Minimum sein. Wenn Sie sich länger in der Natur aufhalten, nimmt der Nutzen weiter zu, wenn auch in geringerem Umfang.

Nach fünf Stunden erreicht der Nutzen sein Maximum und Sie können zurück nach Hause eilen.

Sie brauchen nicht durch die Natur zu wandern. Es genügt, wenn Sie sitzen oder stehen. Aber warum nicht zwei Fliegen mit einer Klappe schlagen und im Park oder im Wald Sport treiben? Wenn das nicht möglich ist, können Sie Ihren Tagesablauf so ändern, dass er ab und zu ein Bad in der Natur einschließt, zum Beispiel einen Spaziergang durch den Park auf dem Weg zur Arbeit.

Wenn Sie wirklich außerstande sind, ins Grüne zu gehen, können Bilder, die natürliche Szenen zeigen, oder Aufnahmen von natürlichen Geräuschen wie Vogelgesang einige der Wohltaten der Natur imitieren und die Herzfrequenz und den Blutdruck senken. Sie können auch den Duft eines Waldes simulieren: Als Wissenschaftler Kiefernöl in Schlafzimmern versprühten, nahm bei den Schläfern die Zahl der natürlichen Killerzellen zu, die Viren und Krebszellen vernichten. Selbst wenn Sie also ganz unnatürlich in der Natur baden, gibt es keinen Vorwand, auf die Vorteile zu verzichten.

Wenn Sie buchstäblich in der Natur baden wollen, können Sie einem Hobby frönen, das immer beliebter wird: Wildschwimmen. In einen See, Teich oder Tümpel zu tauchen (ohne Neoprenanzug wohlgemerkt), vor allem in einen kalten, soll zahlreiche gesundheitliche Vorzüge haben. Angeblich regt es das Immunsystem an, steigert die Stoffwechselrate und stimuliert die natürlichen Antioxidantien, die uns vor Schäden durch freie Radikale bewahren. Menschen, die im Winter schwimmen – wenn die Luft- und die Wassertemperatur unter 18 °C liegen –, behaupten, das härte sie ab.

Die Belege dafür sind allerdings vage: Es ist schwierig, den möglichen Nutzen vom allgemeinen Nutzen der körperlichen Bewegung zu unterscheiden. Zudem konnte in einer Studie mit Probanden in der San Francisco

Bay, die regelmäßig im Winter schwammen, keinen Rückgang der Infektionen in den oberen Atemwegen festgestellt werden. Aber wer regelmäßig im Winter schwimmt, passt sich physiologisch an, fröstelt weniger und verträgt Kälte besser. Ob die allgemeine Gesundheit davon profitiert, wissen wir jedoch nicht.[13] Es gibt auch Risiken: Schwimmen in Wasser mit starker Strömung ist gefährlich und das plötzliche Eintauchen in kaltes Wasser kann Herzinfarkte und Schlaganfälle auslösen. In Großbritannien sterben jährlich rund 1000 Menschen an Herz-Kreislauf-Versagen, das durch kaltes Wasser verursacht wird.

Im Sommer wird Ihnen ein Bad in einem See oder Teich aber kaum schaden. Zumindest trägt es zu Ihrem wöchentlichen zweistündigen Bad in der Natur bei und dass Sie davon profitieren, wissen wir definitiv.

Die Wahrheit über die Luftverschmutzung

Einer von neun frühen Todesfällen in der Welt ist nach einem Bericht der WHO auf Luftverschmutzung zurückzuführen. Vielleicht denken Sie nun an Bilder des braunen Smogs, der über vielen asiatischen Städten schwebt; aber Luftverschmutzung ist auch in den reichen Ländern ein Problem. Es ist schwierig, eine Zahl zu nennen, aber man schätzt, dass die Luftverschmutzung in den USA jährlich 200 000 Menschen zu früh das Leben kostet. In Europa sind es fast eine Million und in Großbritannien einige Zehntausend.

Die Luft muss nicht giftig aussehen, um giftig zu sein. Die Luftverschmutzung, die Städte in Europa und Nordamerika verpestet, ist zum größten Teil unsichtbar. Wenn Sie auf einer belebten Straße fahren oder in ihrer Nähe arbeiten oder wohnen, atmen Sie diese Luft ein, selbst wenn der Himmel strahlend blau ist. Der Feind ist das Gas Stickstoffdioxid und die Luft in westlichen Städten enthält besonders viel NO_2. Dieselfahrzeuge sind die größten Sünder und Europas Städte sind voll mit diesen Fahrzeugen, dank einer gut gemeinten, doch letztlich irregeleiteten grünen Politik, die die Menschen ermutigte, sie zu kaufen.

Stadtbewohner atmen auch eine Menge Ruß und andere Arten von Feinstaub ein, die noch größere Schäden verursachen, zum Beispiel Lungenkrebs. Sie sind nicht nur in Abgasen enthalten. In Städten stammt etwa die Hälfte des Feinstaubs aus Bremsbelägen und ein Zehntel vom Reifenabrieb. Ein weiteres Viertel besteht aus aufgewirbeltem normalem Staub.

Luftverschmutzung tötet uns nicht unmittelbar, aber sie verschlimmert andere Faktoren, die wahrscheinlich tödlich sind, und verkürzt dadurch unser Leben. Epidemiologen messen ihren Gesamttribut als Todesursachen-Äquivalent im Jahr. Vor Kurzem wurde in einem Bericht erörtert, dass Feinstaub in Großbritannien 30 000 solche »Todesfälle« und NO_2 10 000 verursacht.[14] Das bedeutet, dass Luftverschmutzung mehr Menschen umbringt als Fettleibigkeit oder Alkohol – nur Rauchen ist noch gefährlicher.

Toxikologen debattierten früher darüber, ob NO_2 selbst schädlich ist oder ob das nur so aussieht, weil es meist zusammen mit Feinstaub in hohen Konzentrationen auftritt. Heute gibt es eindeutige Belege dafür, dass NO_2 zahlreiche direkte schädliche Wirkungen hat; es vergrößert zum Beispiel das Risiko für Atemwegserkrankungen und Herz-Kreislauf-Krankheiten. Es besteht zudem der Verdacht, dass Luftverschmutzung auch das Risiko für Krankheiten wie Diabetes, Demenz und Autismus erhöht. Vor Kurzem fanden Forscher im Rahmen einer Studie Millionen winziger Eisenionenteilchen in Hirngewebeproben, die wahrscheinlich aus Autoabgasen stammten.[15] Toxikologen sind der Meinung, dass es keine ungefährliche Grenze der Luftverschmutzung gibt. Jede winzige Menge beginnt, unserer Gesundheit zu schaden.

Es gibt zwar Grenzwerte, die Stadtbewohner ein wenig schützen sollen; aber sie werden regelmäßig missachtet. Die EU schreibt vor, dass nur 40 Mikrogramm NO_2 pro Kubikmeter und Jahr in der Luft sein dürfen (der amerikanische Grenzwert ist weniger streng: 100 Mikrogramm pro Kubikmeter und Jahr) und dass der NO_2-Gehalt einen Durchschnitt von 200 Mikrogramm pro Kubikmeter und Stunde nicht häufiger als 18-mal im Jahr übersteigen darf. Diese Grenzwerte werden in der Hälfte der EU-Länder allerdings ständig überschritten.

In London übersteigt das Stadtzentrum das Limit von durchschnittlich 40 Mikrogramm pro Kubikmeter und in manchen Stadtteilen wird die 18-mal-pro-Jahr-Regel meist schon Ende Januar verletzt. Im Londoner Zentrum wird auch der EU-Grenzwert für Feinstaub mit einem Partikeldurchmesser von unter 10 Mikrometern (PM10) übertroffen; das ist das Doppelte des von der WHO empfohlenen Wertes.

Wir müssen noch viel darüber lernen, wie die Luftverschmutzung uns krank macht. Ihre biologischen Wirkungen sind wahrscheinlich zahlreich, komplex und voneinander abhängig. Entzündungen dürften ein wichtiger Faktor sein (mehr dazu ab Seite 245). Studien deuten darauf hin, dass Feinstaubpartikel, deren Durchmesser kleiner als 2,5 Mikrometer ist, sowie NO_2 und Ozon zu Entzündungen führen.

Eine Möglichkeit, mehr darüber herauszufinden, sind Korrelationen zwischen der Luftverschmutzung und bestimmten Krankheiten. Wenn wir beispielsweise häufig Feinstaub mit einer Partikelgröße unter 2,5 Mikrometern einatmen, steigt das Risiko für Herzinfarkte und Lungenkrebs. Eine Studie kam zu dem Ergebnis, dass bei Menschen, die bis zu 50 Meter entfernt von einer stark befahrenen Straße leben, das Risiko, an Demenz zu erkranken, um sieben Prozent größer ist als bei denjenigen, die 300 Meter oder weiter entfernt wohnen.[16] Andere Studien bringen Luftverschmutzung mit Diabetes, Nierenkrankheiten, Alzheimer, Frühgeburten und Geisteskrankheiten in Verbindung.

Die gute Nachricht ist, dass die Luftverschmutzung zurückgeht, wenn auch langsam, und dass Sie sich schützen können. Sie können zum Beispiel Autofahrten meiden. Falls Sie annehmen, dass Sie als Fahrer in einem Auto von der verschmutzten Luft außerhalb des Wagens abgeschirmt sind, täuschen Sie sich. Die Insassen eines Autos nehmen auf einer stark befahrenen Straße 25-mal so viel Kohlenmonoxid und zwei- bis dreimal so viel Feinstaub auf wie Fußgänger und Radfahrer auf derselben Straße. Einer der Gründe dafür könnte sein, dass die meisten Autos am Bug Luft nach innen leiten, also direkt hinter dem Auspuff des Wagens vor ihnen. Die Luftfilter in den meisten modernen Autos blockieren zwar große Partikel wie normalen Staub und Pollen, aber vermutlich nicht den Feinstaub und auch nicht NO_2 und ultrafeine Partikel. Es kann hilfreich sein, das Luftumwälzungssystem des Autos so zu ändern, dass kühlende Luft wiederverwertet und nicht von außen angesaugt wird. Bei frei fließendem Verkehr ist das Risiko geringer, aber die Insassen sind trotzdem stärker gefährdet als Radfahrer und Fußgänger. In einem Bus atmen Sie weniger verschmutzte Luft ein als in einem Pkw.

Fußgänger und Läufer sind nicht nur aktiver, sie tragen auch nicht zur Luftverschmutzung bei. Die positiven Wirkungen des Sports überwiegen bei Weitem die schädlichen Folgen der Luftverschmutzung, vor allem wenn Sie auf ruhigeren Straßen gehen oder Rad fahren. Auf Seitenstraßen ist die Luft sauberer und oft schirmen Gebäude Sie vom Verkehr ab. Falls Sie die verkehrsreiche Straße nicht meiden können, sollten Sie daran denken, dass die Stickstoffoxid- und die Feinstaubkonzentration, die von Autos, Lkws und Motorrädern erzeugt wird, exponentiell mit dem Abstand, den Sie zum Auspuff haben, fällt. Schon wenn Sie an der Innenseite des Fußweges und nicht an der Straßenseite gehen, ist der Unterschied deutlich. Es ist auch ein Vorteil, auf der Straßenseite zu gehen, die dem Wind zugewandt ist.

Außerhalb einer Stadt ist der NO_2-, Kohlenmonoxid- und Feinstaubgehalt der Luft geringer; andererseits ist der Ozongehalt in ländlichen Gebieten im Durchschnitt höher. Insgesamt ist die Luft jedoch sauberer.

Gesichtsmasken können helfen, zumindest wenn Sie sich vor Feinstaub schützen wollen. Tragen Sie eine Maske, die 95 Prozent der Partikel in der Luft, die größer als 0,3 Mikrometer sind, herausfiltert.

Masken für Radfahrer filtern 55 bis 85 Prozent dieser Partikel heraus. Wenn sie ein Ventil fürs Ausatmen haben, sind sie vielleicht noch wirksamer. Chirurgische Masken sind überraschend gut; sie wehren bis zu 80 Prozent des Feinstaubs ab. Baumwollmasken sind meist ziemlich ineffektiv. Keine Maske schützt vor NO_2, es sei denn, sie besitzt einen Kohlefilter. Sehr wichtig ist, dass die Maske eng anliegt. Wenn sie den Konturen Ihres Gesichts nicht perfekt folgt, tragen Sie im Grunde keine Maske.

Säuglinge und kleine Kinder tragen ein größeres Risiko, da sie den Auspuffgasen näher sind, entweder weil sie in einem Kinderwagen liegen oder einfach deshalb, weil sie klein sind. Das Gleiche gilt für Fahrer von Liegerädern. Experten raten Eltern, Kinderwagen mit Verdeck zu verwenden, vor allem auf belebten Straßen.

Auch die Innenluftbelastung gilt als Gesundheitsrisiko. Öffnen Sie ein Fenster, wenn Sie mit Gas kochen, weil beim Verbrennen von Methan NO_2 entsteht. Alles, was Sie zu Hause verbrennen, erzeugt Schadstoffe. Verzichten Sie also auf Kerzen, Räucherstäbchen, offenes Feuer und Scheitholzöfen.

Im Winter sind moderne Scheitholzöfen in nördlichen Städten wie London und Kopenhagen für einen enormen Teil der Luftverschmutzung verantwortlich. Holzrauch enthält viele schädliche Chemikalien, die auch im Tabakrauch enthalten sind.

Zimmerpflanzen verringern angeblich die Luftverschmutzung in der Wohnung, aber die Wirkung ist minimal.

Was atmen Sie ein?

Feststoffteilchen

- Quellen: Auspuffgase, Kraftwerke, Fabriken, Gaskocher, offenes Feuer, Scheitholzöfen, Vulkane, Staubstürme, Waldbrände.
- Wirkung auf die Gesundheit: Jeder Staubpartikel mit einem Durchmesser von weniger als zehn Mikrometern kann tief in die Lungen eindringen. Am schlimmsten sind Teilchen, die kleiner als 2,5 Mikrometer sind. Dazu gehören auch die sogenannten ultrafeinen

Teilchen (diese sind kleiner als 0,1 Mikrometer). Wenn Sie 2,5 Mikrometer großen Partikeln längere Zeit ausgesetzt sind, kann das die Lungen- und die Herzfunktion schwächen und das Sterberisiko erhöhen, vor allem wenn das Risiko für Herzkrankheiten und Schlaganfälle ohnehin erhöht ist.

Stickstoffoxid

- Quellen: Autofahrten (vor allem mit Dieselfahrzeugen), Heizanlagen, Kraftwerke.
- Wirkung auf die Gesundheit: NO_2 gilt als zweitschädlichster Schadstoff nach 2,5 Mikrometer großen Feinstaubpartikeln. Es kann zu Atemproblemen und Entzündungen führen. Die Langzeitwirkung ist noch unklar.

Bodennahes Ozon

- Quellen: Reaktionen zwischen anderen Chemikalien, zum Beispiel Stickstoffoxid und flüchtigen organischen Verbindungen, besonders an warmen, sonnigen Tagen.
- Wirkung auf die Gesundheit: Ozon kann Pfeifatmung, Kurzatmigkeit, Entzündungen und Schäden in den Atemwegen sowie Asthmaanfälle verursachen. O_3 ist ein sehr starkes Oxidans, das Zellen und Gewebe schädigt.

Die Wahrheit über Einsamkeit

Zu den Gesundheitsproblemen, die in der westlichen Welt am wenigsten erforscht und am meisten vernachlässigt worden sind, gehört die Einsamkeit. Umfragen legen nahe, dass sie epidemische Ausmaße angenommen hat. In Großbritannien berichten mehr als neun Millionen Menschen, sie seien oft oder immer einsam. Kinder und Behinderte klagen besonders oft über Einsamkeit.

Einsamkeit gilt häufig als ein Problem, das vorwiegend alte oder schutzbedürftige Menschen betrifft. Daran ist etwas Wahres: Fast die Hälfte der Rentnerinnen und Rentner räumt ein, der Fernseher sei ihr wichtigster Gefährte. Aber Einsamkeit kann jeden treffen. Insgesamt sind es so viele, dass wir von einer Epidemie sprechen müssen – und das ist kein Wort, das man leichtfertig benutzen sollte. Sie gilt meist als seelisches Problem, aber sie hat auch körperliche Auswirkungen. Wenn Einsamkeit nicht behandelt wird, kann sie der Gesundheit ebenso schaden wie Rauchen oder Fettleibigkeit.

Die Gründe sind nicht schwer auszumachen. Mehr Menschen als je zuvor leben allein und die Zahl der Alleinerziehenden steigt. Die Anforderungen der Ausbildung und des Berufs führen dazu, dass viele Menschen weit entfernt von ihren Angehörigen und Freunden leben. Gleichzeitig verändert die Technik die Art und Weise, wie wir arbeiten, einkaufen, Kontakte pflegen und uns amüsieren. Persönliche Kontakte werden seltener.

Manche Ereignisse im Leben machen uns besonders anfällig für Einsamkeit, zum Beispiel Umzüge, Jobwechsel, Todesfälle, Scheidung oder Trennung, ein neues Kind oder der Auszug eines älteren Kindes. Doch diese Phasen akuter Einsamkeit gehen oft vorüber. Gefährlicher ist die chronische Einsamkeit.

Wenn Sie sich einsam fühlen, sind Sie wahrscheinlich einsam. Einsamkeit ist ein sehr subjektives Phänomen und wir alle brauchen soziale Kontakte in unterschiedlichem Ausmaß. Manche Menschen können einen Großteil ihrer Zeit allein verbringen, ohne unter Einsamkeit zu leiden, andere sind sogar in einer Menschenmenge einsam. Dieses Empfinden, nicht das objektive Ausmaß der gesellschaftlichen Kontakte, bestimmt, wie einsam wir sind. Der Unterschied ist zum Teil angeboren. Zwillingsstudien lassen darauf schließen, dass manche Leute aus genetischen Gründen ein größeres Bedürfnis nach sozialen Interaktionen haben.

Einsame Menschen tragen ein größeres Risiko für fast jede schwere chronische Krankheit: Herz-Kreislauf-Krankheiten, neurodegenerative Krankheiten, Krebs. Eine Metaanalyse, die fast 150 Studien auswertete, stellte fest, dass ein Mangel an sozialen Interaktionen die gleiche negative Wirkung auf das Sterberisiko hat wie Rauchen, Alkohol, Bewegungsmangel und Fettleibigkeit.[17] Einsamkeit erhöht das Risiko für einen frühen Tod um 26 Prozent, etwa gleich stark wie Fettleibigkeit.

Das könnte zum Teil daran liegen, dass sie den Schlaf stört. Menschen, die sich als einsam bezeichnen, schlafen häufiger unruhig, sind tagsüber müde und können sich schlecht konzentrieren. Schlafmangel ist zudem ein bekannter Risikofaktor für viele chronische Krankheiten.

Aber das ist nicht alles. Einsamkeit vergrößert auch das Risiko für psychische Probleme, die ihrerseits körperliche Folgen haben können.[18] Da sie die Willenskraft schwächt (mehr dazu ab Seite 213), ernähren sich einsame Menschen häufiger ungesund und bewegen sich zu wenig.

Am stärksten sind wohl die Auswirkungen auf das Immunsystem. Eine Studie untersuchte, wie oft Entzündungen bei ständig einsamen und bei sozial aktiven Erwachsenen im mittleren Alter auftreten.[19] In der Gruppe der Einsamen waren die Gene, die für Entzündungen verantwortlich sind, eingeschaltet. Eine Entzündung ist die erste Verteidigungslinie des Körpers gegen Verletzungen und bakterielle Infektionen; aber chronische Entzündungen werden mit Krebs, Depressionen, Alzheimer und Fettleibigkeit in Verbindung gebracht.

Wenn Einsamkeit so gefährlich ist, warum hat sich dann das Gefühl, einsam zu sein, entwickelt? Die Antwort finden wir in unserer evolutionären Vergangenheit. Menschen sind von Natur aus gesellig. Das bedeutet, dass unser Überleben und unsere Vermehrung von der Zusammenarbeit mit anderen abhängen. Einerlei, ob wir Nahrung suchen oder Raubtiere oder feindliche Stämme abwehren, die Sicherheit liegt in der Zahl.

Diese evolutionäre Interpretation hilft uns, die Veränderungen des Immunsystems zu erklären. Das Anfachen einer Entzündung und das Dämpfen anderer Immunfunktionen wird konservierte transkriptionelle Reaktion auf eine Notlage (englisch *conserved transcriptional response to adversity* oder CTRA) genannt. Sie tritt meist in einer großen Gefahr auf und bereitet das Immunsystem auf Verletzungen und bakterielle Infektionen vor.

Sobald die akute Gefahr vorbei ist, normalisiert sich das Immunsystem wieder. Aber chronisch einsame Menschen empfinden ständig eine tödliche Bedrohung, weil es ihnen an Unterstützern fehlt. Deshalb bereitet sich ihr Körper ständig auf eine Verletzung vor, zu der es nie kommt.

Dieses dauernde Gefühl der Bedrohung könnte auch der Grund dafür sein, dass Einsamkeit den Schlaf stört. Wenn Sie einsam sind, können Sie es sich nicht erlauben, das Bewusstsein zu verlieren, und dementsprechend reagiert das Gehirn.

Was also können Sie tun, wenn Sie einsam sind? Zunächst sollten Sie sich klarmachen, dass Einsamkeit ein Teufelskreis sein kann. Eine Entzündung dämpft Gehirnregionen, die Sie motivieren, Kontakt zu anderen aufzunehmen. Diese Hemmung hat sich wahrscheinlich entwickelt, damit Kranke sich in eine Art selbst auferlegte Quarantäne begeben. Aber sie kann dazu führen, dass wir soziale Situationen nicht mehr gut interpretieren können und dass Einsame nicht die Hilfe anderer suchen, die sie unbedingt brauchen. Es ist daher kein Wunder, dass Einsamkeit, die zu lange unbehandelt bleibt, nach und nach überhandnehmen kann.

Wenn es einen Faktor gibt, der Einsamkeit lindern kann, dann ist es die Qualität, nicht die Quantität unserer Beziehungen. Auch hier liegt die Wurzel in unserer evolutionären Vergangenheit. Damals war eine kleine Zahl von Angehörigen und engen Freunden überlebenswichtig. Dieser innere Kreis umfasste meist etwa fünf Menschen.

Um diese wichtigen Beziehungen zu bewahren, gibt es eine einfache Formel: Sie müssen ihnen 40 Prozent Ihrer gesamten sozialen Zeit widmen. Das bedeutet in der Regel, mit diesen Menschen persönlichen und bewussten Kontakt zu pflegen und nicht nur mit ihnen im selben Haus zu wohnen. Aber hüten Sie sich vor sozialen Medien. Sie werden allzu oft zu antisozialen Medien. Obwohl sie vor Einsamkeit schützen und den Menschen, die sich nicht persönlich treffen können, helfen sollen, in Kontakt zu bleiben, deuten Studien darauf hin, dass fleißige Nutzer der sozialen Medien einsamer sind.

Also stellt sich die Frage, ob soziale Medien uns einsam machen oder ob einsame Menschen die sozialen Medien häufiger nutzen. Das ist noch unklar, aber Sie können dennoch einiges tun, um zu vermeiden, dass soziale Medien Sie dennoch einsam machen.

Besonders schädlich ist anscheinend die passive Nutzung, »Lurken« (englisch *lurk* »lauern«) genannt. Gemeint ist das Mitlesen, ohne zu posten oder mit anderen Kontakt aufzunehmen. Das ist wahrscheinlich deshalb schlecht, weil die Nutzer ihre Aktivität in den sozialen Medien so gestalten, dass ihr Leben scheinbar angenehmer und interessanter wird, als es tatsächlich ist. So entsteht bei Menschen, die für Einsamkeit anfällig sind, das Gefühl, isoliert zu sein. Andere kleine Veränderungen, zum Beispiel flüchtige Bekannte auszusondern und Mitteilungen nur von echten Freunden zu empfangen, können ebenfalls helfen.

Das hört sich nach schwerer Arbeit an, aber es zahlt sich aus. Soziale Aktivität ist eine der besten Methoden, um länger zu leben. Gute Beziehungen zu Angehörigen, Freunden, Nachbarn und sogar Haustieren sind nützlich, aber eine Ehe oder eine gleichwertige Partnerschaft tragen am meisten zu einem langen Leben bei. Diese Wirkung wurde zum ersten Mal im 19. Jahrhundert bemerkt und spätere Studien lassen darauf schließen, dass eine Ehe das Leben um bis zu sieben Jahre verlängert. Eine neuere Studie über langlebige Familien in Dänemark fand ungewöhnlich niedrige Scheidungsraten.[20] Auch viele Geschwister sind offenbar hilfreich. Die dänische Studie stellte fest, dass langlebige Familien meist überdurchschnittlich groß sind.

Warum enge Beziehungen die Langlebigkeit fördern, wissen wir nicht genau, aber der Grund ist wahrscheinlich eine komplexe Mischung aus sozioökonomischen, psychischen und physiologischen Faktoren. Menschen mit Partnern, die sie unterstützen, können Stress möglicherweise besser bewältigen.

Aber es gibt auch eine Kehrseite. Menschen, die einen Lebenspartner verlieren, sterben überdurchschnittlich oft innerhalb der nachfolgenden zwei Jahre. Wie die Ehe erfordert auch ein langes Leben gemeinsamen Einsatz.

Um Einsamkeit zu messen, verwenden Wissenschaftler häufig die UCLA Loneliness Scale.[21] Die vollständige Version umfasst 20 Fragen; aber hier ist eine kürzere Fassung:
Beantworten Sie die Fragen mithilfe einer Skala von 1 bis 4. Dabei ist 1 = nie, 2 = selten, 3 = manchmal und 4 = immer. Berechnen Sie dann Ihr Gesamtergebnis.

1. Wie oft fühlen Sie sich unglücklich, weil Sie so oft etwas alleine tun müssen?
2. Wie oft haben Sie das Gefühl, dass Sie niemanden haben, mit dem Sie reden können?
3. Wie oft haben Sie das Gefühl, dass Sie es nicht mehr aushalten, so allein zu sein?
4. Wie oft haben Sie das Gefühl, dass niemand Sie versteht?
5. Wie oft warten Sie darauf, dass jemand Sie besucht oder anruft?
6. Wie oft fühlen Sie sich völlig allein?
7. Wie oft haben Sie das Gefühl, dass Sie nicht auf Ihre Mitmenschen zugehen und nicht mit ihnen kommunizieren können?
8. Wie oft leiden Sie unter einem Mangel an Gesellschaft?
9. Wie oft haben Sie das Gefühl, dass es Ihnen schwerfällt, Freunde zu gewinnen?
10. Wie oft fühlen Sie sich von anderen ausgeschlossen und ausgegrenzt?

So berechnen Sie Ihr Gesamtergebnis:

- 20 Punkte sind der Durchschnitt bei dieser Umfrage.
- 25–29 Punkte deuten auf ein hohes Maß an Einsamkeit hin.
- 30 Punkte und mehr deuten auf ein sehr hohes Maß an Einsamkeit hin.

Die Wahrheit über Sonnenlicht

Hier kommt die Sonne – und da kommt der Sonnenschutz. Jeder weiß, dass zu viel Sonne Hautkrebs verursacht. Cremen Sie sich also gut ein und setzen Sie einen Hut auf, egal, was Sie gerade tun, damit Sie keinen Sonnenbrand bekommen.

Dafür gibt es gute Gründe. Die UV-Strahlen im Sonnenlicht haben eine sehr dunkle Seite. Sie verursachen Hautschäden, die sich zu Krebs entwickeln können, vor allem zum bösartigen Melanom, dem gefährlichsten Hautkrebs. Sonnenlicht ist bei Weitem die Hauptursache des Melanoms. Sonnenbrand ist eine schmerzhafte Warnung, die Ihnen sagt, dass Sie übertrieben haben. Der Zusammenhang zwischen Sonnenbrand und Melanomen ist komplex, doch jedes Mal, wenn Sie einen Sonnenbrand haben, steigt Ihr Risiko, eines Tages ein Melanom zu bekommen. Jedes Sonnenbad führt zu Zellmutationen, die irgendwann Krebs auslösen können. Der Rat, Sonnenschutz zu verwenden, hat anscheinend sein Ziel erreicht. In Australien, dem Hautkrebszentrum der Welt, sinkt jetzt die Zahl der Melanome, nachdem sie jahrzehntelang gestiegen war.

Gleichzeitig werden Ärzte jedoch zunehmend besorgt, weil der Rat zu weit gehen könnte. Überall auf der Welt leiden immer mehr Menschen an Vitamin-D-Mangel und der Rat, die Sonne zu meiden oder Sonnenschutz zu verwenden, ist zu einem großen Teil schuld daran. Wenn Sonnenlicht auf die Haut trifft, bildet sie Vitamin D; wenn Sie die Sonne meiden oder sich mit Sonnencreme vor ihr abschirmen, sinkt die Vitamin-D-Produktion des Körpers erheblich und Sie sind auf das Vitamin D im Essen oder in Tabletten angewiesen, die beide nicht genug davon liefern.

Etwa eine Milliarde Menschen auf der Welt leidet an Vitamin-D-Mangel und die darauf zurückzuführenden Krankheiten nehmen zu. Dazu gehört auch die Osteomalazie (Knochenerweichung), die man bei Kindern Rachitis nennt.

Ein niedriger Vitamin-D-Spiegel hängt außerdem mit schwächeren Zähnen, Infektionen, Herz-Kreislauf-Problemen und entzündlichen Autoimmunkrankheiten wie Multiple Sklerose zusammen. Obwohl Vitamin-D-Tabletten als Alternative beworben werden, haben sie anscheinend nicht einmal annähernd die gleiche Wirkung wie Sonnenlicht.

Das Problem verschlimmert sich sogar. Es gibt einen Trend hin zu höheren Lichtschutzfaktoren – heute ist schon ein LSF 100 erhältlich – und die meisten Westler verbringen den größten Teil ihres Lebens in Gebäuden. Feuchtigkeitscremes und Kosmetika enthalten routinemäßig ein Sonnenschutzmittel.

Bei etwa zehn Prozent der Briten ist der Vitamin-D-Spiegel im Sommer zu niedrig; im Winter sind es fast 40 Prozent. Deshalb empfiehlt das britische Scientific Advisory Committee on Nutrition allen Bürgerinnen und Bürgern, im Winter Vitamin-D-Tabletten einzunehmen.

Das Interesse der modernen Medizin am Sonnenlicht entstand Anfang des 20. Jahrhunderts, nachdem man beobachtet hatte, dass Rachitis auf Lichtmangel zurückging. In den 1920er-Jahren wurde Sonnenlicht als Heilmittel für fast jede Krankheit unter der Sonne angepriesen.

Wissenschaftler fanden bald heraus, warum Sonnenlicht die Gesundheit fördert. Wenn UV-B-Strahlen auf die Haut treffen, kurbeln sie die Umwandlung von Cholesterin in Vitamin D_3 an, einer inaktiven Vitamin-D-Vorstufe. Diese gelangt ins Blut und wird dann anderswo im Körper in die aktive Form des Vitamins umgewandelt. Mindestens 80, manchmal 100 Prozent des Vitamins D in unserem Körper wurden gebildet, weil wir die Haut UV-B-Strahlen ausgesetzt haben. Überschüsse werden in Fettzellen gespeichert. Sie können eine Menge Vitamin D speichern und deshalb mehrere Monate ohne Vitamin-D-Zufuhr durchhalten. Vitamine sind unerlässlich für die Gesundheit und Vitaminmangel führt zu Krankheiten oder zum Tod. Die Knochen und die Muskelzellen brauchen Vitamin D, damit sie stark und gesund bleiben. Für bestimmte Immunzellen ist es ebenfalls wichtig.

Aber das Sonnenlicht beeinflusst unsere Gesundheit nicht nur durch Vitamin D. UV-Licht, das die Haut trifft, kann auch zu einem leistungsfähigen Immunsystem beitragen. Die oberste Hautschicht enthält Zellen, die

Keratinozyten heißen; sie wandeln das UV-Licht in Signale um, die das Immunsystem in Schach halten, indem sie es bremsen. Das könnte wichtig sein, um Autoimmunkrankheiten zu verhindern. Aber die Wirkung des Sonnenlichts auf das Immunsystem hat auch eine Kehrseite. Wenn das Immunsystem nämlich weniger aktiv ist, können Tumore leichter wachsen.

Dennoch haben Menschen, die sich häufig in der Sonne aufhalten, eine höhere Lebenserwartung als Sonnenmuffel, trotz des erhöhten Krebsrisikos. Eine große, 20 Jahre dauernde Studie in Schweden ergab, dass Frauen, die mehr Zeit in der Sonne verbrachten, durchschnittlich ein bis zwei Jahre länger lebten als jene Frauen, die die Sonne mieden, unabhängig von Faktoren wie Einkommen, Bildung und körperlicher Bewegung.[22]

Diese geringere Lebenserwartung der Sonnenmuffel beruht zu einem großen Teil auf einem größeren Risiko, an Herz-Kreislauf-Krankheiten, Diabetes Typ 2, Autoimmunstörungen oder auch an chronischen Lungenkrankheiten zu sterben.

Sonnenlicht regt zudem die Produktion und die Speicherung von Stickstoffmonoxid an, das Blutgefäße stark erweitert und dadurch den Blutdruck senkt. Daran könnte es liegen, dass Blutdruckwerte im Sommer niedriger sind als im Winter und dass Herz-Kreislauf-Krankheiten in höheren Breitengraden häufiger vorkommen. Wenn Sie jemanden etwa dem Äquivalent von 20 Minuten Sommersonne aussetzen, fällt der Blutdruck.[23]

Dieses von der Sonne erzeugte Stickstoffmonoxid könnte auch andere Aufgaben haben. Mäuse, denen man fettreiches Futter gibt, sind vor Gewichtszunahme und Stoffwechselstörungen geschützt, wenn sie regelmäßig mit UV-Licht bestrahlt werden. Das geschieht jedoch nicht, wenn die Stickstoffmonoxidproduktion blockiert wird. Stickstoffmonoxid fördert zudem die Wundheilung bei Mäusen. Das ist vielleicht der Grund dafür, dass der Aufenthalt in der Sonne ebenfalls die Wundheilung beschleunigt.

Zu wenig Tageslicht wird auch für den weltweiten Anstieg der Kurzsichtigkeit in den vergangenen 60 Jahren verantwortlich gemacht. In den

1950er-Jahren waren in China nur 15 Prozent der Menschen kurzsichtig. Heute sind etwa drei Viertel der jungen Erwachsenen in Ostasien kurzsichtig. Im Jahr 2050 könnte die Hälfte der Weltbevölkerung kurzsichtig sein. Schon ein täglicher zweistündiger Aufenthalt im Freien und im Sonnenlicht könnte Kurzsichtigkeit verhindern.
Obendrein leiden rund 1,7 Milliarden Menschen an einer latenten Tuberkuloseinfektion, kurz Tbc, die ihr Immunsystem in Schach hält. Vitamin-D-Mangel wird mit dem Ausbruch der Tbc in Verbindung gebracht. In Großbritannien erreicht Tbc im Sommer einen Höhepunkt, was darauf zurückgeführt wird, dass es sechs Monate vorher wenig Sonnenschein gab.
Wir befinden uns also in einem gewissen Dilemma. Sonnenlicht ist sowohl gut als auch schlecht für uns. Wie können wir die Risiken ausgleichen, um die richtige Menge Sonnenlicht abzubekommen?
Die meisten Dermatologen glauben immer noch, dass das Hautkrebsrisiko größer ist als das Risiko für Vitamin-D-Mangel. Wenn Sie beispielsweise nur alle zwei Jahre einmal einen Sonnenbrand bekommen, verdreifacht sich Ihr Risiko für ein Melanom.[24]
Die australischen Gesundheitsbehörden, die ziemlich viel über Hautkrebs wissen, raten den Menschen, den UV-Index zu beachten, mit dem sie messen können, wie stark die UV-Strahlen der Sonne auf einer linearen Skala von 1 bis 12 sind. Der Index hat den Zweck, das Sonnenbrandrisiko zu messen. Die Australier sollen die Sonne meiden, wenn der Index bei 3 oder höher liegt. Zum Vergleich sei der UV-Index am Mittag in London genannt: Er beträgt im April 4, im Juli 6 und im Januar 1 und übersteigt den Wert 8 fast nie. In sonnigeren Gegenden ist er in der Regel viel höher und überschreitet sogar den angenommenen Maximalwert von 12. Im Herbst und im Winter werden die Menschen, die in Südaustralien leben – wo Vitamin-D-Mangel häufiger vorkommt –, jedoch ermuntert, gegen Mittag ins Freie zu gehen und einen Teil der Haut nicht zu bedecken.
In höheren Breiten, zum Beispiel in Großbritannien, klappt das nicht, weil im Winter die Entfernung zwischen Sonne und Erde so groß ist, dass die

UV-B-Strahlen die Erde nicht erreichen. In diesen Ländern – ungefähr nördlich von San Francisco oder Südspanien oder südlich von Melbourne – sind die Einwohner im Winter darauf angewiesen, in den wärmeren Monaten Vitamin D zu speichern und zusätzlich Vitamin D mit der Nahrung aufzunehmen. Fetter Fisch, Eigelb, Leber und einige angereicherte Frühstücksflocken sind ergiebige Quellen, aber wir essen nicht annähernd genug davon, um unsere Speicher aufzufüllen.

Viele Menschen nehmen auch Vitamin-D-Tabletten ein; doch einer neueren Metaanalyse zufolge haben Vitamin-D-Tabletten nur zwei eindeutige Vorteile: Sie beugen Infektionen in den oberen Atemwegen vor und sie verhindern, dass ein vorhandenes Asthma schlimmer wird.[25] Allerdings kann der Körper die Vitamin-D-Variante, die unter dem Einfluss von Sonnenlicht gebildet wird, doppelt so lange speichern wie das Vitamin D in Ergänzungsmitteln.

Um Vitamin D auf natürliche Weise zu produzieren, sind UV-B-Strahlen notwendig, die gegen Mittag am stärksten sind. Morgens und am Spätnachmittag bildet sich ziemlich wenig Vitamin D, weil die Sonne dann tiefer am Himmel steht. Sie brauchen nicht Stunden in der Sommersonne zu verbringen, um sicherzustellen, dass Sie genug Vitamin D für das ganze Jahr produzieren. Die Minimaldosis ist unterschiedlich, aber sie ist niedriger als die Dosis, von der Sie einen Sonnenbrand bekommen. In einem typischen britischen Sommer genügen schon fünf Minuten Sonnenlicht am Tag. Am besten verbringen Sie mittags ein wenig Zeit im Freien. Sie können aber kein Vitamin D produzieren, wenn Sie vor einem geschlossenen Fenster sitzen, weil UV-B-Strahlen kein Glas durchdringen. Sie können aber einen Sonnenbrand bekommen, weil einige UV-A-Strahlen durchkommen.

Wenn Sie Sonnenschutz tragen, können Sie trotzdem Vitamin D bilden, wenn auch weniger. Es hat einen Grund, warum wir von Sonnenschutz sprechen: Diese Mittel schützen die Haut, blockieren aber die Sonne nicht. Unabhängig davon, wie hoch der Lichtschutzfaktor ist, ein Teil der UV-Strahlen dringt durch.

LSF 30 lässt 3,3 Prozent der UV-Strahlen durch, LSF 50 zwei Prozent und LSF 100 ein Prozent. Das setzt aber voraus, dass Sie die Creme richtig auftragen. Dafür sind ungefähr 35 Milliliter je Anwendung erforderlich. Das ist ein Teelöffel voll für jedes Bein und jeden Arm, ein weiterer Teelöffel für die Vorderseite, noch einer für den Rücken und ein letzter für das Gesicht und den Hals. Das alles muss alle zwei Stunden aufgetragen werden. Die meisten Leute verwenden weniger und cremen nicht oft genug nach. Obendrein ist der LSF hauptsächlich ein Maß für den Schutz vor UV-B-Strahlen; aber UV-A-Strahlen schädigen die Haut ebenfalls. Um sich vor UV-A-Strahlen zu schützen, sollten Sie eine Creme mit Breitbandschutz verwenden, die das europäische Siegel trägt: die Abkürzung UVA in einem Kreis.

Denken Sie auch an Ihren Hauttyp. Menschen mit dunklerer Haut müssen sich länger in der Sonne aufhalten, um Vitamin D und Stickstoffmonoxid zu bilden, und es dauert länger, bis sie einen Sonnenbrand bekommen.

Vor einigen Jahren ging ich wegen einer hartnäckigen Pilzinfektion an meinen Zehennägeln zum Arzt. Ich rechnete mit einem kurzen Besuch, aber ich irrte mich. Der Arzt notierte mein Alter – damals 45 – und wies darauf hin, dass er mich schon eine ganze Weile nicht mehr gesehen hatte. Er stellte ein paar Fragen zu meiner Lebensweise, wog mich und prüfte meinen Puls und meinen Blutdruck, der ihm viel zu hoch war. Dann gab er mir einen neuen Termin für Bluttests in einer Woche.

Es ging mir ziemlich gut. Der Cholesterinspiegel war in Ordnung, es gab kein Anzeichen für Prostataprobleme, mein BMI lag knapp jenseits der Grenze zum Übergewicht und die Leberwerte waren ein wenig erhöht, ohne dass ein Grund zur Besorgnis bestand, falls ich meinen Alkoholkonsum einschränkte. Aber der Blutdruck ging durch die Decke. Ich hatte Bluthochdruck. In den folgenden paar Wochen wurde ich weiter getestet und untersucht – und jedes Mal schnitt ich schlecht ab. Schließlich verschrieb mir der Arzt einen Blutdrucksenker, der ein wenig wirkte, aber nicht sehr. Er verdoppelte die Dosis, und jetzt habe ich meinen Blutdruck im Griff.

Damals fühlte ich mich gedemütigt. Ich war im mittleren Alter und musste bis an mein Lebensende ein Medikament für alte Leute einnehmen. Heute bin ich jedoch erleichtert. Mein Blutdruck war gefährlich hoch und mein Herzinfarkt- und Schlaganfallrisiko war viel höher, als es in meinem Alter sein sollte. Mein Vater hat Bluthochdruck und sein Vater hatte ihn ebenfalls und starb im Alter von nur 69 Jahren an Herzversagen. Wenn alles gut geht, werde ich viel älter, was ich dann zumindest teilweise der Wachsamkeit meines Arztes zu verdanken habe.

Meiner Meinung nach ist Vorbeugen besser als Heilen. Und wie wir in diesem Kapitel gesehen haben, gibt es zahlreiche vorbeugende Strategien, von Medikamenten bis zu dem Vorsatz, einige der heimtückischsten Gesundheitsrisiken des modernen Lebens zu meiden. Wenn Sie Ihren Arzt schon einige Jahre lang nicht mehr besucht haben, dann tun Sie es jetzt. Es kann sein, dass Sie mehr bekommen, als Sie erwartet haben, in Form eines Rezepts gegen eine Krankheit, von der Sie gar nichts wussten. Aber Sie sollten es lieber wissen.

Und falls Sie sich wegen meiner Zehennägel Sorgen machen: Denen geht es jetzt gut, danke.

DIE WAHRHEIT ÜBER **DEN SCHLAF**

Einige Stunden nachdem Sie diese Zeilen gelesen haben, werden Sie das Bewusstsein verlieren und ins Dämmerlicht einer seltsamen Welt gleiten. Wohin geht Ihr Geist während dieses veränderten Zustands – besser gesagt während der Zustände, die wir Schlaf nennen? Und was ist so wichtig daran, dass wir ein Drittel unseres Lebens im Schlaf verbringen müssen?

Bis vor Kurzem waren die Wissenschaftler am Schlaf eher uninteressiert. Doch 1953, in dem Jahr, in dem der Mount Everest bezwungen und die Struktur der DNS entdeckt wurde, tat ein Doktorand namens Eugene Aserinsky etwas, woran niemand je gedacht hatte: Er starrte stundenlang auf die Augenlider eines Schlafenden. Was er sah, war erstaunlich. Statt der langsamen, periodischen Bewegung, die er erwartet hatte, sah er hektische, ruckartige Augenbewegungen.

Bis dahin hatte der Schlaf als ziemlich passiver und uninteressanter Zustand gegolten. Doch Aserinsky und sein Doktorvater, der Physiologe Nathaniel Kleitman von der University of Chicago, wiesen später nach, dass diese »schnellen Augenbewegungen« (englisch *rapid eye movements* oder REM) mit einer stark erhöhten Gehirnaktivität und mit Träumen einhergingen. Ihre Entdeckung gilt heute als Beginn der modernen Schlafwissenschaft.

Die Forschung konzentrierte sich meist auf das Gehirn; doch in den letzten Jahren gab es eine zweite Revolution. Wir wissen jetzt, dass der Schlaf eine tiefgreifende Wirkung auf die allgemeine Gesundheit hat, auf die Psyche ebenso wie auf den Körper.

Aber es ist unerträglich und frustrierend schwierig, gut zu schlafen. Der Schlaf ist eine der Freuden des Lebens, aber auch eine ständige Quelle der Sorge und Qual. Wir schlafen jeden Tag, aber viele Menschen haben nicht das Gefühl, erholsam zu schlafen. Warum ist guter Schlaf so schwer zu erlangen? Wie viel Schlaf ist genug? Können wir mit weniger Schlaf auskommen? Genug Fragen, um nachts wach zu bleiben. Zum Glück können Sie lernen, gut zu schlafen.

Die Wahrheit darüber, was im Schlaf geschieht

Der Schlaf ist ein vielschichtiges Phänomen. Wenn wir schlafen, machen wir verschiedene Phasen durch, die man in zwei große Kategorien einteilen kann: REM-Schlaf und Nicht-REM-Schlaf (englisch *non-REM* oder NREM-Schlaf). Der REM-Schlaf wird auch Traumschlaf genannt, weil die meisten Träume in dieser Phase vorkommen. Aber es gibt auch Träume im Tiefschlaf, die jedoch meist weniger lebhaft und weniger emotional aufgeladen sind und an die wir uns seltener erinnern.

Der NREM-Schlaf wird in drei Stadien eingeteilt. Stadium 1 ist der leichte Schlaf, der eintritt, wenn Sie eben eingedöst sind, aber auch kurz vor dem Aufwachen. Er dauert nur ein paar Minuten und ist ein rätselhafter Grenzbereich zwischen Wachzustand und Schlaf. Wenn man Menschen im Stadium 1 weckt, glauben sie oft, sie seien wach gewesen.

Der Schlaf im ersten Stadium weist manchmal bizarre sensorische Erfahrungen wie Halluzinationen und luzide Träume auf, kollektiv Hypnagogie genannt. Jetzt erleben wir auch hypnagogische Zuckungen, oft begleitet vom Gefühl zu fallen. Vielleicht beginnen wir zu träumen, noch ehe wir ganz eingeschlafen sind, oder diese Zuckungen sind ein Nebenprodukt des

Nervensystems, das sich entspannt, während wir einschlafen. Ein seltsames Ereignis, das im Stadium eins eintreten kann, ist das *exploding head syndrome*, bei dem wir ein lautes Geräusch – einer detonierenden Bombe oder einem Gewehrschuss ähnlich – wahrnehmen. Es betrifft etwa einen von zehn Menschen und beginnt meist im Alter von 50 Jahren. Niemand kennt die Ursache. Trotz seines Namens ist es harmlos.

In Stufe 2 wird der Schlaf tiefer und weniger ereignisreich als in Stufe 1. Die Hirnwellen sind langsamer und werden von kurzen Ausbrüchen elektrischer Aktivität unterbrochen. Jetzt träumen wir nicht. Dieses Stadium dauert ungefähr 25 Minuten; dann gehen wir ins Stadium 3 über, auch Tiefschlaf oder SW-Schlaf (englisch *slow-wave sleep* wegen der großen, langsamen Gehirnwellen) genannt.

Stadium 3 ist die tiefste und erholsamste Schlafphase. Die Herzfrequenz sinkt und die Gehirnwellen werden lang und regelmäßig. Es ist schwer, jemanden aus diesem Zustand aufzuwecken und es kann bis zu eine Stunde dauern, bis der Geweckte die Schlaftrunkenheit abgeschüttelt hat, die dem Wecken folgt. Manchmal träumen wir in diesem Stadium, das bis zu 40 Minuten dauert. Danach gleiten wir zurück in das Stadium 2 und in den REM-Schlaf.

Dies ist die traumreichste Phase. Die Muskeln sind gelähmt, damit sie unsere Träume nicht ausagieren. Man glaubt, dass das Gehirn im REM-Schlaf Erinnerungen und Emotionen verarbeitet, aber auch die Funktion dieser Schlafphase ist, wie die der anderen Schlafphasen, umstritten. Gehirnscans während des REM-Schlafs ähneln sehr den Scans bei vollem Wachbewusstsein. Die erste REM-Phase dauert ein paar Minuten, aber jede folgende Phase ist länger. Während eines achtstündigen Schlafs verbringen wir etwa zwei Stunden in einer REM-Phase, vor allem gegen Ende der Nacht.

Nach jeder REM-Phase fallen Sie ins Stadium 1 zurück; dann beginnen die Phasen von vorn. Das geschieht während eines typischen Nachtschlafs mehrere Male. Wenn Sie nachts aufwachen, dann geschieht das wahrscheinlich nach einer REM-Phase im folgenden Stadium 1.

Das Schlafbedürfnis wird von einem zweistufigen System gesteuert. Die erste Stufe ist unsere innere Uhr, die den 24-Stunden-Zyklus der Körpertemperatur, des Blutdrucks und der Ausschüttung von Hormonen steuert. Sie macht uns gegen Mitternacht schläfrig, aber in geringerem Ausmaß auch in der Mitte des Nachmittags (wenn Sie nach dem Mittagessen schlapp werden, dürfen Sie also die Schuld Ihrer Biologie zuschieben). Die innere Uhr ist vom Licht abhängig, damit sie den Schlaf-wach-Rhythmus von rund 24 Stunden aufrechterhalten kann. Was geschieht, wenn dieser Rhythmus gestört ist, besprechen wir auf Seite 296.

Dann gibt es noch den Schlafdrang oder Schlafdruck. Während Ihrer wachen Stunden reichert sich in Ihrem Gehirn eine Verbindung namens Adenosin an und sendet Signale aus, die Ihr Schlafbedürfnis steigern. Nach etwa 16 Stunden wird es extrem schwierig, diesem Druck zu widerstehen. Koffein hält Sie wach, indem es die Adenosinrezeptoren im Gehirn blockiert.

Die Wahrheit darüber, warum wir schlafen

Oberflächlich betrachtet scheint die Antwort klar zu sein: Wir schlafen, damit das Gehirn und der Körper sich ausruhen und reparieren können. Aber warum müssen wir dafür bewusstlos sein? Warum geschieht das nicht im Wachzustand, damit wir auf Bedrohungen reagieren können?

Schlaf ist ein derart universelles Phänomen, dass er etwas Nützliches bewirken muss. Alle Tiere schlafen. Sogar winzige Fliegen haben Phasen der Inaktivität, aus denen sie nicht leicht geweckt werden können. Das deutet darauf hin, dass Schlaf auch für die einfachsten Tiere notwendig ist. Aber es ist keine klare Korrelation zwischen Schlafgewohnheiten und irgendetwas anderem erkennbar. Die Vielfalt ist verwirrend.

Manche Fledermäuse schlafen 20 Stunden am Tag, Pferde schlafen etwa drei Stunden im Stehen. Einige Tiere kommen lange Zeit ohne Schlaf aus. Manche neugeborenen Delfine und Wale sowie deren Mütter bleiben nach der Geburt einen ganzen Monat lang wach.

Diese Variationsbreite macht es sehr schwierig, einen einzelnen, universellen Zweck des Schlafs zu entdecken. Die meisten Schlafforscher befassen sich heute intensiv mit dem Gehirn, mit der Verarbeitung von Erinnerungen und Emotionen. Aber der Schlaf hat auch wichtige körperliche Wirkungen, und darauf wollen wir uns hier konzentrieren.

Die Wahrheit über unseren Schlafbedarf

Wir alle wissen, dass acht Stunden die magische Zahl für einen gesunden Schlaf sind. Doch niemand scheint zu wissen, woher diese Zahl kommt. In Fragebögen berichten die meisten Menschen, dass sie nachts sieben bis acht Stunden schlafen. Das könnte erklären, warum acht Stunden als Faustregel gelten. Aber die Menschen neigen auch dazu, die Zeit zu überschätzen, die sie tatsächlich im Schlummerland verbracht haben.

Traditionelle Jäger und Sammler ohne Zugang zu elektrischem Strom schlafen nachts in der Regel sechs bis sieben Stunden und haben keinerlei Probleme damit.[1] Vielleicht sind acht Stunden also das falsche Ziel und sieben Stunden sind völlig ausreichend für uns. Das scheint das Minimum zu sein. Eine neuere Metaanalyse in den USA kam zu dem Schluss, dass das Risiko für Fettleibigkeit, Herzkrankheiten, Depressionen und frühen Tod steigt, wenn wir regelmäßig weniger Schlaf bekommen, und empfiehlt allen Erwachsenen, mindestens sieben Stunden anzustreben.[2]

Nach diesem Maßstab deuten neuere Berichte darauf hin, dass wir in einem Zustand des Schlafentzugs herumlaufen. Die amerikanischen Centers for Disease Control and Prevention schätzen, dass 35 Prozent der Erwachsenen in den USA weniger als sieben Stunden pro Nacht schlafen, und ein Bericht der britischen Royal Society for Public Health erklärte kürzlich, die Briten schliefen jede Nacht eine Stunde zu wenig. Eine Umfrage ergab, dass ein Drittel der Erwachsenen Symptome des Schlafmangels aufweist (mehr darüber auf Seite 279).

Die Medien schreiben oft, dass wir heute weniger Schlaf bekommen als früher, und es wird allgemein angenommen, dass wir uns mitten in einer Epidemie des Schlafmangels befinden, die immer schlimmer wird. Aber die Zahlen lassen vermuten, dass das übertrieben ist. Vielleicht schlafen die meisten Menschen zu wenig, aber es gibt keine Beweise dafür, dass dieses Phänomen neu ist. Vor Kurzem fand eine Analyse der wissenschaftlichen Aufzeichnungen zur Schlafdauer zwischen 1960 und 2013 keine signifikanten Unterschiede innerhalb dieses Zeitraums.[3]

Die wohlbekannte »Tatsache«, dass die Menschen einst etwa neun Stunden schliefen, ist ein Märchen. Diese Zahl nannte eine Studie mit Kindern, nicht mit Erwachsenen, im Jahr 1913. Auch heute schlafen Kinder im Durchschnitt so lange.

Die Annahme, dass Schlafmangel weitverbreitet ist, kann sich auch auf Laborstudien berufen, die sehr empfindliche Tests für Schlafstörungen verwenden, zum Beispiel den multiplen Schlaflatenztest, bei dem die Teilnehmer in einem stillen, schwach beleuchteten Schlafzimmer die Anweisung erhalten: »Entspannen Sie sich, schließen Sie die Augen und versuchen Sie zu schlafen.« Diese Tests enthüllen angeblich Schlafstörungen bei großen Teilen der Bevölkerung; aber sie wurden so geplant, dass sie den allerletzten Tropfen an Schlafstörungen herausquetschen, der im Alltag kaum wahrgenommen wird.

Ein weiteres Argument ist, dass wir an Wochenenden und im Urlaub meist länger schlafen, oft bis zu neun oder zehn Stunden pro Nacht. Viele Leute glauben, dass wir damit die Schlafschuld zurückzahlen, die wir im Laufe der Woche angesammelt haben. Es stimmt zwar, dass wir länger schlafen *können* als üblich, aber daraus folgt nicht unbedingt, dass wir das tun müssen. Warum sollten wir nicht schlafen, weil wir es genießen? Wir essen, trinken und haben Sex über unsere biologischen Bedürfnisse hinaus. Warum sollte es beim Schlaf anders sein?

In Wahrheit ist der Schlafbedarf von Mensch zu Mensch unterschiedlich und hängt auch vom Alter ab. Neugeborene und Kleinkinder schlafen bis zu 17 Stunden am Tag. Manche junge Erwachsene brauchen zwölf Stunden, andere nur sechs. Oft wird behauptet, ältere Menschen bräuchten weniger Schlaf, doch die Belege dafür sind dürftig.

Ihre Gene beeinflussen Ihr persönliches Schlafbedürfnis. Wir wissen nicht genau, welche Gene daran beteiligt sind, aber eine neuere Studie mit mehr als 50 000 Teilnehmern fand eine Genvariante, die pro Kopie 3,1 Minuten Schlaf hinzufügte.[4]

Das alles berücksichtigte die amerikanische National Sleep Foundation, als sie voriges Jahr ihre Richtlinien auf den neuesten Stand brachte. Sie empfiehlt Erwachsenen, sieben bis neun Stunden zu schlafen, jedoch mit einem Spielraum von einer Stunde mehr oder weniger, um der natürlichen Bandbreite zu genügen.

Wie viel Schlaf brauchen Sie? Da Sie seit Beginn Ihres Lebens reichlich Erfahrung mit dem Schlaf – oder mit Schlaflosigkeit – gesammelt haben, wissen Sie wahrscheinlich recht genau, wie viel Schlaf Sie im Idealfall benötigen und wie hoch Ihr Mindestbedarf ist.

Falls Sie trotzdem im Zweifel sind, sagt eine allgemeine Regel, dass Sie keinen Wecker benötigen sollten, der Sie morgens aufweckt. Wenn Sie ausreichend schlafen, sollten Sie etwa um die Zeit, zu der Sie aufstehen müssen, ganz natürlich aufwachen. Wenn Sie regelmäßig einen Wecker brauchen, der Sie aus dem Schlaf reißt, sollten Sie erwägen, früher zu Bett zu gehen. Allerdings ist die Zeit im Bett nicht gleichbedeutend mit der Schlafdauer.

Es gibt noch einen Test, den Sie probieren können: Wie lange brauchen Sie, um einzuschlafen, nachdem Sie beschlossen haben, dass es Zeit dafür ist? Ideal sind 10 bis 15 Minuten, aber wenn Sie an Schlafmangel leiden, schlafen Sie in etwa fünf Minuten ein. Dieser Maßstab ist jedoch etwas trügerisch, weil das Ziel die Bewusstlosigkeit ist. Rechnen Sie auch damit, dass Sie vielleicht nicht so viel Schlaf brauchen, wie Sie glauben. Viele Menschen schlafen aus Gewohnheit, zum Vergnügen oder aus Langeweile lange. Versuchen Sie also, früher aufzustehen, und beobachten Sie Ihre Reaktion.

Ausreichender Schlaf ist zwar gut für die Gesundheit, aber Sie sollten des Guten nicht zu viel tun. Das gesunde Optimum sind anscheinend etwa sieben Stunden. Wenn Sie regelmäßig acht Stunden oder mehr schlafen, könnte Sie das ins frühe Grab bringen. Zu viel Schlaf vergrößert das Sterberisiko mindestens so stark wie Schlafmangel.

Der Grund dafür bleibt rätselhaft. Vielleicht schlafen Menschen, die bereits krank sind, länger; dann würde nicht die zu lange Schlafdauer die Sterblichkeit erhöhen, sondern die Krankheit. Langer Schlaf fördert Entzündungen, eine Immunreaktion, die ihrerseits mit allerlei Krankheiten von Depression bis Herzkrankheiten zusammenhängt. Es könnte auch eine direkte Verbindung geben: Wenn wir schlafen, bewegen wir uns sehr wenig, und es gibt reichlich Belege dafür, dass Inaktivität ungesund ist. Vielleicht spielt das keine Rolle, wenn Sie während des Tages aktiv sind; aber es ist denkbar, dass Menschen, die länger schlafen, weniger Sport treiben, weil sie weniger Zeit dafür haben.

Nur eine winzige Minderheit, wahrscheinlich weniger als drei Prozent, kommt problemlos mit vier bis sechs Stunden Schlaf aus. Diese Gabe ist fast mit Sicherheit auf die Gene zurückzuführen. Kurzer Schlaf liegt in der Familie und Forscher haben ein Gen identifiziert, das Mäuse, denen man es einpflanzt, in die Lage versetzt, sich von Schlafmangel schneller zu erholen und schneller durch die Nicht-REM-Phasen zu huschen.[5]

Aber für uns einfache Sterbliche ist es wichtig, nicht zu wenig und nicht zu viel zu schlafen. Einfach ausgedrückt: Schlechter Schlaf kann das Leben verkürzen.

Die Wahrheit über Schlafmangel

Obwohl Wissenschaftler sich darüber streiten, wofür der Schlaf gut ist, sind sie sich ziemlich sicher, dass die richtige Schlafmenge für unser körperliches Wohlbefinden wichtig ist. Diese Tatsache wird jedoch oft missachtet. Bei einem Routinebesuch in einer Arztpraxis erwarten Sie vielleicht, dass man Ihren Blutdruck und Ihrem BMI misst und Sie fragt, was Sie essen, ob Sie Sport treiben und wie viel Alkohol Sie trinken. Eine Frage stellt der Arzt Ihnen wahrscheinlich nicht: »Wie schlafen Sie?« Schlechter Schlaf ist aber ein wichtiger Risikofaktor für Fettleibigkeit, Stimmungsschwankungen und Immunstörungen.

Schlaf wird als dritter Pfeiler der Gesundheit bezeichnet, zusammen mit Ernährung und Bewegung. Aber das wird ihm nicht gerecht. Der Schlaf ist das Fundament, auf dem die zwei anderen Pfeiler ruhen. Sämtliche körperlichen und seelischen Prozesse werden vom Schlaf verbessert oder von Schlafstörungen verschlechtert.

Schlafmangel wird mit fast jeder schweren Krankheit in Verbindung gebracht, von Herzkrankheiten über Diabetes bis zu Krebs – sogar mit der Alzheimerkrankheit, auf die ich in Kürze genauer eingehen werde. Er beeinflusst die Aufmerksamkeit, das Arbeitsgedächtnis, die Entscheidungsfindung und die Planung einschließlich der Zeitplanung, und verringert unsere Fähigkeit, Infektionen abzuwehren. Er macht uns hungrig und schwächt die Willenskraft, sodass wir eher zu viel essen. Chronischer Schlafmangel wird auch mit Fettleibigkeit in Verbindung gebracht. Er hat einen negativen Einfluss auf die Stimmung, macht uns gereizt und vergrößert das Risiko für Depressionen. Und er verursacht Unfälle: Wenn Sie weniger als fünf Stunden geschlafen haben, steigt das Risiko, einen Unfall zu haben, um das Dreifache.

Wenn Sie 24 Stunden wach bleiben, sind die gleichen kognitiven Störungen die Folge wie bei einem Blutalkoholgehalt von 0,1 Prozent – in manchen Ländern ist das mehr, als Autofahrern erlaubt ist. Aber Sie müssen gar nicht so lange wach bleiben, um die Wirkungen des Schlafmangels zu spüren. Schon eine Nacht mit schlechtem Schlaf kann sofortige Auswirkungen haben. Beispielsweise wurde die Schlafdauer gesunder junger Erwachsener im Rahmen einer Studie für eine Nacht auf vier Stunden beschränkt. Am nächsten Tag war das Immunsystem messbar geschwächt. Schon nach wenigen Nächten fordert chronischer Schlafmangel einen noch größeren Tribut vom Körper. In einer Studie erlaubten Wissenschaftler ihren Probanden sechs Tage lang nur vier Stunden Schlaf pro Nacht. Daraufhin stieg der Blutdruck bei den Teilnehmern, das Stresshormon Cortisol wurde vermehrt ausgeschüttet und die Insulinresistenz, die dem Diabetes Typ 2 vorausgeht, nahm zu. Zudem bildete sich nach einer Grippeimpfung nur die Hälfte der normalen Zahl von Antikörpern.[6]

Auch fragmentierter Schlaf ist ein Problem, selbst wenn Sie insgesamt acht Stunden schlafen. Wenn der Schlaf unterbrochen wird, haben Sie nämlich keine Zeit, alle erholsamen Schlafstadien zu durchlaufen.

Schlaf ist so lebenswichtig wie Wasser. Laborratten, denen man den Schlaf entzieht, sterben innerhalb eines Monats und Menschen können ebenfalls an Schlafmangel sterben, wie eine seltene Erbkrankheit namens tödliche familiäre Schlaflosigkeit beweist. Sie raubt ihren Opfern letztlich die Fähigkeit zu schlafen und führt innerhalb von drei Monaten zum Tod.

Da wir die biologische Funktion des Schlafes nicht kennen, überrascht es nicht, dass wir auch noch nicht wissen, warum Schlafmangel tödlich ist. Es gibt jedoch keinen Grund, sich deswegen Sorgen zu machen. Je länger Sie wach bleiben, desto größer wird der Schlafdruck. Ohne Hilfe müssten Sie nach 36 Stunden schwer kämpfen, um wach zu bleiben, und nach 48 Stunden wird der Schlafdrang überwältigend. Selbst dann waren Sie wahrscheinlich nicht zwei ganze Tage lang wach. Menschen, die an schwerem Schlafmangel leiden, gleiten oft in Mikroschlafphasen, kurze Schlafperioden, die eine oder zwei Sekunden dauern, ohne dass sie es merken. Häufig bleiben die Augen dabei weit offen. Das könnte auch der Grund dafür sein, dass Schlafmangel die Gefahr eines Verkehrsunfalls stark vergrößert: Die Fahrer schlafen am Steuer kurz ein.

Eine der bedrohlichsten Krankheiten, die mit Schlafmangel zusammenhängen, ist die Alzheimerkrankheit, eine Form der Demenz, an der zurzeit mehr als 44 Millionen Menschen auf der Welt leiden. Wahrscheinlich wird die Zahl der Betroffenen mit dem Durchschnittsalter der Bevölkerung steigen. Genügend Schlaf ist einer der wichtigsten Faktoren, die bestimmen, ob Sie in der Zukunft an Alzheimer erkranken werden.

Wenn wir älter werden, wird der Schlaf meist schlechter.[7] Das gilt besonders für die Qualität des Tiefschlafs. Der NREM-Schlaf ist vor allem bei Alzheimerpatienten gestört und wenn die Krankheit fortschreitet, nimmt die Schlafqualität weiter ab. Das dürfte daran liegen, dass die Ursache der Alzheimerkrankheit eine toxische Form eines Proteins namens Beta-Amyloid ist, das sich in klebrigen Klumpen, Plaque genannt, im Gehirn ansammelt. Diese Plaque vergiftet die Gehirnzellen, stört ihre Funktion und tötet sie ab. Plaque reichert sich hauptsächlich im mittleren Teil des Schläfenlappens an, einer Gehirnregion, die für tiefen NREM-Schlaf eine entscheidende Rolle spielt. Je mehr Beta-Amyloid sich in dieser Region befindet, desto stärker ist der Schlaf gestört.

Aber das ist nur die halbe Geschichte. Schlafmangel bewirkt sogar, dass sich Plaque im Gehirn ansammelt, und erhöht dadurch unmittelbar das Risiko, an Alzheimer zu erkranken.[8] Die Ursache ist das Entsorgungssystem für Abfallstoffe des Gehirns, dass glymphatische System. So wie das Lymphsystem dem Körper Schadstoffe entzieht, nutzt das glymphatische System die Gehirnflüssigkeit, um schädliche Stoffwechselabbauprodukte zu entfernen, die von Neuronen erzeugt werden.

Das glymphatische System ist zwar immer aktiv, aber während des tiefen NREM-Schlafs ist es besonders leistungsfähig. Gleichzeitig schrumpfen die Gliazellen des Gehirns um 60 Prozent, sodass die Gehirnflüssigkeit mehr Platz hat, um den Müll zu beseitigen. Während des Tiefschlafs entfernt das glymphatische System bis zu 20-mal mehr Abfall als sonst. Dieser Reinigungsprozess im Tiefschlaf könnte sogar eine der wichtigsten Funktionen des Schlafes sein.[9]

Beta-Amyloid ist einer der toxischen Abfallstoffe, die mit Alzheimer zusammenhängen. Im Labor sammelt sich Beta-Amyloid in der Rückenmarksflüssigkeit von Menschen an, deren Schlaf durch Geräusche so gestört wird, dass sie zwar nicht wach werden, aber aus dem Stadium 3 ins Stadium 2 zurückgleiten. Das geschieht sogar dann, wenn ihre gesamte Schlafdauer normal ist.

Schlafmangel und Alzheimer sind also in einem tückischen Kreislauf miteinander verbunden. Bei Schlafmangel sammelt sich Amyloid im Gehirn an, stört den tiefen NREM-Schlaf und blockiert die Beseitigung von Amyloid. Mehr Amyloid, weniger Tiefschlaf; weniger Tiefschlaf, mehr Amyloid und so weiter.

Deshalb erhöht Schlafmangel im Laufe des Lebens das Alzheimerrisiko erheblich. Andererseits können Sie Ihr Risiko verringern, wenn Sie Ihre Schlafqualität verbessern. Das bestätigen klinische Studien mit Menschen im mittleren Alter und darüber, die an Schlafstörungen leiden. Bei den Probanden, deren Schlafstörungen behandelt wurden, verlangsamte sich der kognitive Verfall und die Alzheimerkrankheit brach bis zu zehn Jahre später aus.

Unzureichender Schlaf ist aber nur ein Risikofaktor für Alzheimer. Schlaf allein kann die Krankheit nicht besiegen. Dennoch ist guter Schlaf in jedem Alter eine sichere Methode, das Alzheimerrisiko zu verringern. Das ist ein weiterer Grund, endlich an Ihren Schlafgewohnheiten zu arbeiten.

Die Wahrheit über guten Schlaf

Wir wissen vielleicht nicht, warum wir schlafen, aber ein enormer Wissensfundus kann uns helfen, besser zu schlafen. Schlaftherapeuten empfehlen eine gute »Schlafhygiene«. Damit ist eine Umgebung gemeint, die den Schlaf fördert und die Gefahr, abrupt geweckt zu werden, auf ein Minimum reduziert. Sie können einiges tun, um Ihre Schlafhygiene zu verbessern.

Halten Sie sich an feste Zeiten

Versuchen Sie, einen strikten Schlafzeitplan einzuhalten, also jeden Tag zur gleichen Zeit aufzustehen und zu Bett zu gehen, selbst wenn Sie (noch) nicht müde sind und am nächsten Morgen nicht aufstehen müssen.

Die Aufwachzeit ist dabei der wichtigste Faktor, weil sie während des Tages Ihren Schlafdruck aufbaut.

Bleiben Sie kühl

Ihre Körpertemperatur muss etwa um 1,2 °C sinken, damit Sie einschlafen. Deshalb schlafen Sie in einem zu warmen Zimmer viel mühsamer ein als in einem zu kalten. Ungefähr 18,5 °C sind optimal. Das ist wahrscheinlich kühler, als Sie denken. Ziehen Sie Socken an, wenn Ihre Füße kalt werden – wichtig ist nicht Ihre Peripherie, sondern Ihre Kerntemperatur. Studien belegen, dass Menschen mit Schlafstörungen, die während der Nacht oft aufwachen, davon profitieren, wenn sie einen Schlafanzug tragen, der die Haut ein klein wenig wärmt. Das mag widersprüchlich klingen, aber es hilft dem Körper, mehr Wärme abzugeben. Die kühlende Wirkung sorgt dafür, dass Sie seltener aufwachen und sich länger im erholsameren SW-Schlaf befinden. Ein heißes Bad vor dem Zubettgehen kann den gleichen Zweck erfüllen.

Dämpfen Sie das Licht

Löschen Sie in der letzten Stunde vor dem Schlafengehen so viele Lampen wie möglich, damit sie die natürliche Produktion des Schlafhormons Melatonin nicht stören, das am Abend ausgeschüttet wird. Trübes rotes Licht vor dem Zubettgehen ist am besten. Verwenden Sie Tischlampen anstatt heller Deckenleuchten und Glühbirnen mit warmem Licht oder kaufen Sie dimmbare Glühbirnen, die ihre Farbe wechseln.

Tablets, Telefone und Laptops erzeugen eine Menge kurzwelliges blaues Licht, das die Melatoninproduktion hemmt. Wenn Sie zwei Stunden vor dem Zubettgehen auf einen Monitor starren, verringern Sie die Melatoninmenge um 22 Prozent. Eine Studie verglich die Schlafmuster von Menschen, die auf ihrem Tablet ein Buch lasen, bevor sie zu Bett gingen, mit dem Schlafmuster von Probanden, die ein gedrucktes Buch lasen. Nach einigen Tagen brauchten diejenigen, die auf dem Tablet lasen, länger, um einzuschlafen, und ihre REM-Phasen waren kürzer. Etwa 40 Prozent der Amerikaner räumen ein, dass sie ihr Handy mit ins Bett nehmen und es benutzen, kurz bevor sie versuchen einzuschlafen.

Aber die düsteren Warnungen vor Bildschirmen als Todfeinde sind übertrieben. Die Wirkung ist real, aber subtil. Sie können bis zu zwei Stunden auf einen Bildschirm schauen, ohne Ihrem Melatoninspiegel sonderlich zu schaden. Und wenn Sie vor dem Schlafengehen gerne fernsehen – seien Sie beruhigt. Das Licht des Bildschirms ist zwar hell, aber wir sitzen meist weit genug von ihm entfernt, um den Melatonineffekt zu verhindern.

In der Nacht sollte Ihr Zimmer so dunkel wie möglich sein. Menschen, die in Gegenden mit starker Lichtverschmutzung leben, gehen meist später zu Bett und wachen später auf als diejenigen, in deren Umgebung das Licht überwiegend natürlich ist. Sie schlafen auch weniger und sind tagsüber müder und mit der Qualität ihres Schlafes weniger zufrieden. Das kann auch andere Gründe haben, zum Beispiel Verkehrslärm; aber das Licht ist offenbar ein häufiger Störfaktor. Verdunkelungsvorhänge können zu einer erholsamen Nachtruhe beitragen.

Schlafen Sie im stillen Kämmerlein

Leise Geräusche, zum Beispiel von anderen Menschen oder Haustieren, die in der Wohnung umhergehen, oder vom Straßenverkehr, können den Schlaf stören, einerlei, ob Sie den Lärm wahrnehmen oder nicht. Selbst wenn Sie davon nicht aufwachen, kann er Sie aus dem Tiefschlaf in eine leichtere Phase ziehen. Kaufen Sie sich bequeme Ohrstöpsel.

Bleiben Sie im trauten Heim

Wenn wir weg von zu Hause sind, schlafen wir oft schlecht. Gehirnscans von Menschen, die an fremden Orten schliefen, ergaben, dass Teile einer Gehirnhälfte ungewöhnlich aktiv blieben. Das ändert sich, sobald uns der

Schlafplatz vertraut ist. Dieser »Erste-Nacht-Effekt« könnte eine evolutionäre Anpassung sein: Er bewirkt, dass wir auf der Hut sind und darauf achten, dass die neue Umgebung sicher ist.

Probieren Sie es wieder

Wenn Sie in der Nacht aufwachen, sollten Sie nicht länger als etwa 20 Minuten im Bett bleiben. Sie müssen den Einschlafprozess sozusagen von vorn beginnen. Stehen Sie auf und tun Sie etwas Ruhiges und Entspannendes. Legen Sie ein Puzzle oder lesen Sie, bis der Schlafdrang zurückkehrt.

Bleiben Sie sauber

Verzichten Sie auf Kaffee, Alkohol und Zigaretten. Meiden Sie Koffein nach ein Uhr und Alkohol nach sechs Uhr nachmittags. Rauchen stört den Schlaf unabhängig davon, wann Sie eine Zigarette anzünden. Jede Zigarette, die Sie während des Tages rauchen, verringert die Schlafdauer um 1,2 Minuten. Tierstudien lassen vermuten, dass Nikotin ein Protein der inneren Uhr in den Lungen und im Gehirn hemmt.

Alkohol ist zwar ein Beruhigungsmittel, aber Sedierung ist kein Schlaf. Leider wird das eine oft mit dem anderen verwechselt und wenn Sie regelmäßig Alkohol trinken, um besser zu schlafen, sollten Sie noch einmal darüber nachdenken, denn das kann kontraproduktiv sein. Ein paar Drinks vor dem Schlafengehen stören den Tiefschlaf und kurbeln die Alphawellen im Gehirn an, die normalerweise nur tagsüber auftreten. Schon eine kleine Menge Alkohol am frühen Abend kann schlecht für den Schlaf sein. Angenommen, Sie genehmigen sich während der Happy Hour ein paar Drinks; dann wird der Alkohol verstoffwechselt, wenn Sie zu Bett gehen; aber aus irgendeinem Grund macht er Sie im zweiten Teil der Nacht richtig wach. Ältere Menschen sind anfälliger für diese Wirkung.

Wenn Sie sich auf Alkohol als Schlafmittel verlassen, besteht eine weitere Gefahr: Sie brauchen dann morgens ein Weckmittel, oft Koffein, aber auch Nikotin oder etwas noch Stärkeres. Und wenn Sie zu viel Koffein im Blut haben, fällt Ihnen das Einschlafen schwer und Sie trinken wieder Alkohol. Dieser heimtückische Kreislauf wird *sedative-stimulus loop* (Sedierung-Stimulierung-Schleife) genannt. Sie schadet sowohl dem Schlaf als auch dem Wachzustand.

Wenn Sie abends gerne einen Drink zu sich nehmen, sollten Sie Sauerkirschsaft probieren. Er ist reich an Melatonin und vor Kurzem fand man in einer Studie heraus, dass gesunde Erwachsene, die ihn zweimal am Tag tranken, nach sieben Tagen durchschnittlich 34 Minuten länger schliefen und am Tag weniger Nickerchen machten. Die amerikanische National Sleep Foundation (NSF) empfiehlt auch Mandeln, Walnüsse, Bananen, Ananas, Orangen und Kiwis als Melatoninquellen.

Warme Milch ist ein traditionelles Schlafmittel, aber die NSF hält ihre Wirkung eher für psychologisch als physiologisch. Wenn Sie glauben, dass etwas den Schlaf fördert, dann wirkt es wahrscheinlich. Der Placeboeffekt ist sehr mächtig.

Nahrungsmittel, die viel Tryptophan (eine Aminosäure) enthalten, erhöhen den Serotoninspiegel. Man könnte meinen, das sei schlecht für den Schlaf, aber es könnte ihn durchaus fördern. Der Verzehr von Nahrungsmitteln, die reich an Tryptophan sind, macht uns nachweislich schläfrig. Der NSF zufolge kann ein niedriger Serotoninspiegel Schlafstörungen begünstigen und sie empfiehlt, vor dem Schlafengehen Hüttenkäse zu essen, vielleicht mit melatoninreichen Früchten gesüßt.

Käse am Abend – ein Rezept für Albträume oder zumindest für Schlafstörungen? Vielleicht nicht. Im Jahr 2014 testete ein Handelsverband für britische Käseproduzenten mit dem lustigen Namen British Cheese Board (englisch *cheeseboard* »Käseplatte«) die Wirkung des Käseverzehrs am Abend auf den Schlaf und die Träume. Es stellte sich heraus, dass Käseesser besser schliefen als die Placebogruppe. Die Versuchsteilnehmer berichteten zudem, sie hätten weniger Träume als sonst gehabt. Aber die

Studie wurde nicht in einer Fachzeitschrift veröffentlicht und sollte daher mit einer Prise Vorsicht genossen werden.

Wie dem auch sei, fettreiche Speisen – für die Käse ein gutes Beispiel ist – führen nachweislich dazu, dass wir später einschlafen, vielleicht weil Fett die Entleerung des Magens verzögert, sodass das Verdauungssystem nachts länger aktiv ist. Hüttenkäse ist dagegen der fettärmste Käse überhaupt. Es gibt viele andere fettarme Nahrungsmittel, die viel Tryptophan enthalten. Probieren Sie einmal mageres Huhn oder Garnelen vor dem Schlafengehen.

Vertrauen Sie der Natur

Gehen Sie mit rezeptpflichtigen Schlafmitteln vorsichtig um. Langfristig verschlimmern sie häufig Schlafprobleme. Außerdem vergrößern sie das Sterberisiko und das Krebsrisiko.[10] Viele sind das, was Schlafforscher »K.-o.-Tropfen« nennen: Wie Alkohol wirken sie beruhigend, aber nicht schlaffördernd. Wenn Sie glauben, dass Sie Schlafmittel brauchen, müssen Sie ärztlichen Rat einholen.

Sie können Melatonintabletten kaufen, aber sie sind wahrscheinlich keine Lösung. Ihre Halbwertszeit im Körper beträgt nur 30 Minuten bis zwei Stunden. Das könnte erklären, warum Studien zu der Frage, ob Melatonin den Schlaf verbessert, gemischte Ergebnisse liefern.

Es gibt zahlreiche Kräuterpillen, die den Schlaf fördern sollen, aber auch hier sind die Belege widersprüchlich. Das Gleiche gilt für Kräutertees wie Kamille und Ingwer. Aber kleine Studien haben recht gute Resultate mit zwei Kräutern geliefert, die oft genommen werden, um den Schlaf zu fördern: Baldrian und Kava verkürzen in der Tat die Einschlafzeit und fördern den Tiefschlaf. Lavendel, Hopfen, Zitronenmelisse und Passionsblume werden ebenfalls als milde Schlafhilfen angepriesen, aber die Belege dafür sind schwächer.

Das Fazit lautet also: Bleiben Sie nicht zu lange auf, wenn Sie gut schlafen wollen. Bleiben Sie nie zu lange im Bett, um »auszuschlafen«. Meiden Sie

Koffein und Alkohol. Trinken Sie sauren Saft und essen Sie Hüttenkäse. Achten Sie darauf, dass das Schlafzimmer ungemütlich kühl ist. Schalten Sie Bildschirme aus. Und schlafen Sie nicht in der Fremde, zum Beispiel in einem Hotel oder bei Freunden. Kein Wunder, dass die meisten Menschen finden, sie bekämen nicht genug Schlaf.

Die Wahrheit über nachgeholten Schlaf

Trotz der Vorzüge und der unbestreitbaren Freuden des Schlafs kommen uns die Anforderungen und Versuchungen des Wachzustandes oft in die Quere. Was geschieht, wenn wir die Nacht zum Tag machen?

Die akuten Folgen des Schlafmangels werden wettgemacht, wenn Sie den versäumten Schlaf nachholen. Wenn Sie Schlafschulden haben, sollten Sie diese so bald wie möglich ausgleichen, indem Sie länger schlafen oder ein Nickerchen machen. Diesen »Rebound-Schlaf« genießen viele Menschen am Wochenende.

Aber Schlafmangel kann zu einem heimtückischen Kreislauf werden. Je mehr Schlaf Sie versäumen, desto mehr unterschätzen Sie Ihre Müdigkeit. Wenn Sie an chronischem Schlafmangel leiden – zum Beispiel nach einer längeren hektischen Zeit im Beruf –, reicht ein Mittagsschläfchen nicht aus; dann brauchen Sie wahrscheinlich Urlaub, um den Kreis zu durchbrechen.

Aber es gibt noch ein ernsteres Problem. Wir wissen nicht genau, ob zurückgezahlte Schlafschulden die langfristigen Wirkungen des Schlafmangels wettmachen können. Wir wissen aber, dass Schichtarbeit und der Jetlag, die unsere innere Uhr durcheinanderbringen, auch der Gesundheit schaden. Und es sieht danach aus, dass Schlafmangel während der Woche und Ausschlafen am Wochenende – »social Jetlag« genannt – die gleichen Störungen hervorrufen kann wie Schichtarbeit.

Wir können uns zwar von den kurzfristigen Folgen einer gelegentlichen langen Nacht erholen, aber wenn wir ständig versuchen, an den Wochenenden Schlaf nachzuholen, kann das ins Auge gehen.

Die Wahrheit über den Power Nap

Hat man Sie bei einem Nickerchen ertappt? Gute Idee! Eine Siesta ist kein Zeichen von Faulheit mehr, sondern eine schlaue und wirksame Methode, den Lohn des Schlafs zu ernten.

Zehn Minuten »Nano-Schlaf« können die Aufmerksamkeit und die Konzentration bis zu vier Stunden lang ankurbeln. 20 Minuten verbessern auch das Gedächtnis. In beiden Fällen sinken Sie wahrscheinlich nicht in den Tiefschlaf und vermeiden somit die Schlaftrunkenheit, die sich einstellt, wenn man Sie aus einem tiefen Schlaf weckt. Andererseits verpassen Sie den Nutzen des Tiefschlafs, der das Lernen am besten fördert. Wenn das Ihr Ziel ist, brauchen Sie ein Nickerchen, das 60 bis 90 Minuten dauert. Das hilft Ihnen zugleich, positiver zu denken. Wenn der Kurzschlaf 45 Minuten dauert, sollte er Sie durch einen REM-Zyklus führen. Gehirnscans nach einem REM-Schlaf verzeichneten mehr positive Reaktionen auf Bilder und angenehme Erlebnisse.

Aber es hat sich gezeigt, dass auch leichter Schlaf wichtiger ist, als wir glaubten. Im leichten Schlaf kommt es im Gehirn zu kurzen Ausbrüchen elektrischer Aktivität, Spindeln genannt, die mit dem Knallen von Champagnerkorken verglichen wurden und anscheinend das Gedächtnis und das Lernen fördern.

Er könnte aber auch positive körperliche Wirkungen haben. Der Tiefschlaf senkt den Blutdruck und die Kontraktionsgeschwindigkeit des Herzens; beides fördert die Gesundheit des Herzens und der Gefäße. Eine große Studie mit griechischen Männern ergab, dass die Herz-Kreislauf-Gesundheit bei denjenigen, die keine Siesta hielten, schlechter und das Krebsrisiko höher waren.[11]

Wenn Sie schläfrig sind, fällt Ihnen ein Nickerchen leicht. Suchen Sie einen ruhigen Platz auf, an dem Sie sich hinlegen können (im Sitzen müssen Sie 50 Prozent länger warten, bis Sie einschlafen). Wenn der Schlaf kurz sein soll, trinken Sie vorher eine Tasse Kaffee. Das Koffein wirkt in etwa 20 Minuten und Sie wachen erfrischt auf.

Die Wahrheit über Sleep-Hacking

Manche Leute wollen nicht mehr schlafen, sondern weniger. Diese »Sleep-Hacker« (sie »zerhacken« ihren Schlaf) gewinnen viele zusätzlich Stunden im Wachzustand, indem sie ihre Schlafmuster ändern und zugunsten eines kürzeren Schlafs und kürzerer Nickerchen auf einen vollständigen Nachtschlaf verzichten. Das ist eine Art Schlaffasten. Aber seien Sie vorsichtig. Diäten können zwar hilfreich sein, aber das gilt nicht für den Schlaf. Es stimmt zwar, dass Schlafmützen keine Erfolgsmenschen sind, aber die Begründung dafür ist oft falsch.

Sleep-Hacker bevorzugen den polyphasischen (mehrphasigen) Schlaf. Ein solches Schema ist der *Uberman* (»Übermensch«). Es erlaubt Ihnen, alle vier Stunden nicht länger als 30 Minuten zu schlafen. Das bedeutet, dass Sie jeden Tag 21 Stunden wach sind und nur drei Stunden schlafen. Diese Methode ist eines von mehreren extremen Schlafmustern, die Ihnen versprechen, Ihre Zeit im Wachzustand zu maximieren.

Ein anderes Schema, der *Everyman* (»Jedermann«), erlaubt einen »langen Schlaf« von drei Stunden plus drei 20-Minuten-Nickerchen. Am extremsten ist *Dymaxion*, das den täglichen Schlaf auf lediglich vier 30-Minuten-Siestas beschränkt. Kann das eine gute Idee sein?

Menschen, die den *Uberman* oder andere Methoden ausprobieren, berichten oft von einer Phase unangenehmer Anpassungen, darunter Kopfschmerzen, Zittern, Angst und (wie überraschend) Müdigkeit. Doch nach etwa einem Monat haben sich einige Leute daran gewöhnt und fühlen sich wieder normal.

Schlafforscher sind jedoch der Meinung, dass es unklug ist, den Schlaf zu zerstückeln. Die innere Uhr ist biologisch programmiert, und das aus gutem Grund. Wir wissen, dass das Gehirn während eines vollständigen Nachtschlafs mehrere Male bestimmte Phasen durchläuft, die jeweils auf ihre Art erholsam sind. Fragmentierter Schlaf ist nachweislich ebenso schädlich wie Schlafentzug, unter anderem für den Stoffwechsel.

Wer regelmäßig zu wenig schläft, stirbt früher. Es könnte also sein, dass Sie zwar länger wach sind, aber von Ihrem Leben Jahre abhacken.

Manche Historiker sind allerdings der Meinung, dass mehrphasiger Schlaf völlig natürlich ist. Überall auf der Welt haben Menschen in vorindustriellen Kulturen ihren Schlaf in zwei deutliche Phasen eingeteilt, mit ein bis zwei Stunden »stiller Wachsamkeit« in der Mitte der Nacht. Diese Zeit füllten sie mit Aktivitäten, für die das Bett sich gut eignet, beispielsweise mit Gesprächen und mit Sex. Wir haben diese Praxis aufgegeben, doch wenn diese Logik zutrifft, folgen Menschen, die mitten in der Nacht schlaflos sind, vielleicht nur einem natürlichen Schlafmuster.

Aber diese Behauptung ist umstritten. Wenn sie stimmt, müsste man erwarten, dass heutige Jäger und Sammler ebenfalls diesem Muster folgen; aber bisher hat man keine gefunden. Sie ziehen es vor, wie andere Menschen mindestens bis drei Stunden nach Sonnenuntergang aufzubleiben und dann in einem Stück durchzuschlafen. Das bedeutet nicht, dass es keinen zweiphasigen Schlaf gibt, aber es lässt vermuten, dass er kein natürliches Muster ist.

Die Wahrheit über Schlaflosigkeit

Jeder, der schon einmal nachts wach im Bett lag und beobachtete, wie quälend langsam die Minuten vergingen, und sich fragte, warum er oder sie nicht einschlafen konnte, versteht das Elend der Schlaflosigkeit. Leider wissen wir nicht viel darüber, was sie verursacht und wie man sie heilen kann.

Gelegentliche Schlaflosigkeit kommt so oft vor, dass man sie vielleicht als völlig normal betrachten sollte. Eine Umfrage unter Erwachsenen in Frankreich ergab, dass 73 Prozent ab und zu Einschlafprobleme hatten.[12] Das rechtfertigt nicht unbedingt die klinische Diagnose »Schlaflosigkeit«. Diese setzt voraus, dass Sie mindestens an drei Abenden in der Woche nicht einschlafen oder durchschlafen können und dass Ihre Schlaflosigkeit Folgen für Ihren Alltag hat, zum Beispiel starke Müdigkeit oder Beeinträchtigungen im Beruf. Das Problem kann vorübergehend auftreten, aber auch wochenlang oder länger.

Selbst nach diesen Kriterien ist Schlaflosigkeit sehr häufig. Sie plagt einen von fünf Männern und eine von drei Frauen irgendwann in ihrem Leben als Erwachsene und ist somit die häufigste Schlafstörung der Welt.[13]

Der versäumte Schlaf hat ernste Folgen. Schlaflosigkeit wird mit Unfällen und schlechter seelischer und körperlicher Gesundheit in Zusammenhang gebracht. Zudem richtet sie wirtschaftlichen Schaden an, weil Betroffene weniger produktiv sind oder sich krankmelden.

Schlaflosigkeit ist heilbar, wenn sie die Folge einer therapierbaren Krankheit ist, zum Beispiel eines Restless-Legs-Syndroms oder einer Schlafapnoe. Aber in den meisten Fällen findet man keine tiefer liegende Ursache und es ist schwierig, den Betroffenen zu helfen. Meist wird ihnen geraten, die Schlafhygiene zu verbessern, das heißt, die Ratschläge zu befolgen, die ich am Anfang dieses Kapitels aufgezählt habe: Bildschirme rechtzeitig ausschalten, Verdunkelungsvorhänge anbringen und so weiter. Medikamente sind eine weitere Option, aber keine langfristige Lösung.

Das eigentliche Problem ist, dass wir die Schlaflosigkeit noch nicht richtig verstehen. Hat sie seelische oder körperliche Ursachen oder beides? Niemand weiß es. Wir wissen auch nicht, warum Frauen häufiger von schlechtem oder unterbrochenem Schlaf berichten und warum das Risiko, an Schlaflosigkeit zu leiden, bei ihnen um 40 Prozent höher ist als bei Männern.

Bei manchen Menschen ist die Angst vor Schlaflosigkeit zugleich deren Ursache. Wenn Sie wach liegen und befürchten, dass Ihre Schlaflosigkeit am folgenden Morgen schlimme Folgen haben wird, schlafen Sie nicht mehr ein. Befolgen Sie den Rat der Experten für Schlafhygiene: Stehen Sie auf und tun Sie etwas, um sich von Ihren Sorgen abzulenken.

Oft spielt sich Schlaflosigkeit im Kopf ab. Diesen Zustand nennt man Schlafhypochondrie. Etwa ein Drittel der subjektiv wahrgenommenen Schlafstörungen entsprechen nicht der Realität. »Jammernde gute Schläfer« – Menschen, die der Meinung sind, an Schlaflosigkeit zu leiden, obwohl ihre nächtliche Gehirnaktivität auf das Gegenteil hindeutet –, haben höchstwahrscheinlich Symptome wie Müdigkeit bei Tag, Depressionen und Angst. Bei »nicht jammernden schlechten Schläfern« sind die schädlichen Wirkungen hingegen erstaunlich gering.

Wenn Sie wissen wollen, wie lange Sie schlafen und wie lange Sie sich in den einzelnen Schlafphasen befinden, können Sie Apps oder tragbare Tracker-Geräte benutzen, die Ihren Schlaf nachverfolgen. Manche Wissenschaftler warnen jedoch vor epidemischer »Orthosomnie«, dem zwanghaften Streben nach perfektem Schlaf. Dieses Phänomen ähnelt der Orthorexie, dem kontraproduktiven fanatischen Streben nach gesunder Ernährung.

Da die Angst vor schlechtem Schlaf ein größeres Problem ist als der tatsächliche schlechte Schlaf, sollten Sie einfach versuchen zu schlafen, ohne sich ablenken zu lassen. Aber selbst das verhindert nicht unbedingt, dass Sie sich müde fühlen.

Die Wahrheit über ständige Müdigkeit

Sie haben wieder einmal einen anstrengenden Tag hinter sich und beschließen nicht zum ersten Mal in dieser Woche, früh schlafen zu gehen. Nach einem recht guten Schlaf wachen Sie ganz natürlich auf und fühlen sich ... erschöpft.

Wenn sich das deprimierend vertraut anhört, sind Sie nicht alleine. Einer neueren Umfrage zufolge geht es bei rund 30 Prozent aller Arztbesuche um ständige Müdigkeit.[14] Etwa 20 Prozent der Amerikaner leiden an derart starker Müdigkeit, dass sie nicht mehr normal leben können.[15]

Ständige Müdigkeit galt einst als Symptom eines schlechten Schlafs oder zu starker körperlicher Anstrengung – mehr nicht. Der Schlaf ist nur ein Faktor – die Centers for Disease Control and Prevention schätzen, dass 35 Prozent der Amerikaner zu wenig Schlaf finden –, aber er ist nicht der einzige. Müdigkeit kann viele Ursachen haben.

Chronische Müdigkeit ist ein Symptom vieler häufiger Krankheiten und eine Gefahr im Alter. Aber sie kann uns auch ohne ersichtlichen Grund heimsuchen.

Ein häufig genannter Grund ist, dass unser Leben anstrengender denn je ist. Gefangen zwischen den Anforderungen des Berufs und der Familie, dem ständigen Druck, Sport zu treiben, und dem Überfluss an Unterhaltung am späten Abend ist es wohl keine Überraschung, dass so viele Menschen das Gefühl haben, überfordert zu sein. Aber das ist wahrscheinlich ein Irrtum.

Die Menschen haben immer geklagt, sie seien ausgelaugt, und sie sehnten sich in die gute alte Zeit zurück, als alle in der Nacht neun Stunden schliefen. Im Jahr 1894 beklagte das *British Medical Journal* in einem Leitartikel die »Eile und Aufgeregtheit, Hektik und Unruhe, Angst und Hochspannung« des modernen Lebens. Doch wie wir heute wissen, ist die Vorstellung, neun Stunden seien früher die Norm gewesen, im modernen Leben aber unerreichbar, ein urbanes Märchen.

Wenn das moderne Leben nicht schuld ist, gibt es noch eine andere Erklärung: Müdigkeit ist zumindest teilweise auf Schlafmangel zurückzuführen. Wissenschaftler unterscheiden jedoch zwischen Schläfrigkeit und Müdigkeit und halten sie für verwandt, aber subtil verschieden. Erfreulicherweise können Sie mit dem Schlaflatenztest leicht herausfinden, was auf Sie zutrifft. Er wird in Schlafkliniken häufig verwendet, um herauszufinden, ob Patienten an Schlafmangel leiden. Wenn Sie sich bei Tag an einem ruhigen Ort hinlegen und innerhalb weniger Minuten einnicken, schlafen Sie zu wenig oder es liegt eine Schlafstörung vor. Wenn Sie nicht innerhalb von etwa 15 Minuten einschlafen und dennoch müde sind, ist Erschöpfung das wahrscheinlichere Problem.

Was aber ist Erschöpfung, wenn sie nicht das Gleiche ist wie Schläfrigkeit? Offenbar hat sie zum Teil psychische Ursachen. In Experimenten waren Probanden, die Gewichte heben und gleichzeitig Rechenaufgaben lösen mussten, um 25 Prozent weniger leistungsfähig als jene, die nur Gewichte hoben. Ein nachfolgender Gehirnscan verriet den Grund: Intensives Nachdenken verringert die Aktivität des Frontalhirnlappens, der sowohl Bewegungen steuert als auch an der Konzentration beteiligt ist. Wenn das Gehirn stark beansprucht wird, kann es auch die Muskeln ermüden.

Bei Erschöpfung am Tag kann aber auch eine Störung der inneren Uhr vorliegen, die Tag und Nacht die Phasen geistiger Wachheit reguliert. Dafür ist der *Nucleus suprachiasmaticus* (SCN) zuständig, der die Hormone und die Gehirntätigkeit koordiniert, damit wir uns in der Regel am Tag wach und in der Nacht schläfrig fühlen. Unter normalen Umständen löst er am Morgen einen Wachheitsgipfel, ein Tief am frühen Nachmittag und Schläfrigkeit am Abend aus.

Wie lange Sie nachts schlafen, hat wenig Einfluss auf diesen Zyklus. Wie wach Sie sich fühlen, hängt von der Qualität der hormonellen und elektrischen Signale der inneren Uhr ab, die sich ihrerseits danach einstellt, wie viel Licht die Retina empfängt. Zu wenig Licht am Morgen oder zu viel Licht am Abend kann die Signale stören und beides kann tagsüber zu Müdigkeit führen. Experten fürchten, dass ein gestörter Tagesrhythmus bereits sehr häufig vorkommt und dass die Störungen sich wegen der zunehmenden Helligkeit in der Nacht weiter verschlimmern werden.

Wenn Sie also tagsüber das Gefühl haben, noch nicht richtig wach zu sein, aber nachts nicht schläfrig sind, kann eine schlecht eingestellte innere Uhr die Ursache sein. Versuchen Sie, morgens mindestens 20 Minuten im Freien zu verbringen, und sitzen Sie abends nicht zu lange vor einem Bildschirm, damit die innere Uhr nicht im Tag-Modus stecken bleibt.

Das Letzte, worauf müde Menschen Lust haben, ist wahrscheinlich Sport; aber mehrere Studien bringen ihn mit verringerter Müdigkeit in Zusammenhang. Das könnte eine weitere Methode sein, Ihre innere Uhr neu einzustellen,[16] und es könnte erklären, warum Menschen, die anfangen, regelmäßig Sport zu treiben, oft besser schlafen, obwohl sie nicht unbedingt länger schlafen.[17] Was den Schlaf anbelangt, kann Qualität wichtiger sein als Quantität.

Sport bekämpft zudem den Speck und es gibt gute Gründe anzunehmen, dass Fettabbau gegen Müdigkeit hilft. Sie brauchen nicht nur mehr Energie, um Körperfett mit sich herumzuschleppen, sondern Fettzellen schütten auch vermehrt Leptin aus. Dieses Hormon signalisiert dem Gehirn, dass der Körper ausreichende Energiereserven besitzt. Studien haben einen Zusammenhang zwischen einem höheren Leptinspiegel und größerer wahrgenommener Müdigkeit nachgewiesen. Dieser Befund ergibt aus evolutionärer Sicht durchaus Sinn; denn wenn Sie reichlich Fett angesetzt haben, brauchen Sie keine Motivation, die Sie hinaustreibt, um nach Nahrung zu suchen. Interessant ist, dass Menschen, die regelmäßig fasten, oft berichten, sie hätten während der Fastenperioden mehr Energie.

Vielleicht gibt es noch einen Grund dafür, dass Fett uns müde macht: Wie wir gesehen haben, hängt überflüssiges Fett mit Entzündungen zusammen, die wiederum Teil der Immunreaktion sind, die andere Teile aktiviert, indem sie Zytokine ans Blut abgibt. Auch Zytokine machen müde, was jeder bestätigen kann, der erkältet ist. Das kann eine evolutionäre Strategie sein, die zur Abwehr von Infektionen beiträgt. Wenn Sie Zeit brauchen, um zu genesen, ist Müdigkeit Ihr Freund.

Tierstudien stützen diesen Befund. Mäuse, denen man ein Medikament verabreicht, das eine leichte Entzündung auslöst, meiden das Laufrad, von dem sie ansonsten nicht genug bekommen können. Wenn eine Entzündung Mäusen die Vitalität rauben kann, gibt es gute Gründe für den Verdacht, dass es uns ähnlich ergeht.

Selbst wenn Sie weder dick noch krank sind, kann eine Entzündung Sie schlapp machen. Eine sitzende Lebensweise, chronischer Stress und falsche Ernährung werden alle mit leichten Entzündungen in Verbindung gebracht. Wenn das stimmt, können ein paar einfache Änderungen der Lebensweise Sie aufmuntern: mehr Sport, Stressabbau und bessere Ernährung.

Aber Müdigkeit ist oft ein heimtückischer Kreislauf. Bewegung und Ernährung setzen Motivation voraus, aber ein Mangel an Motivation ist typisch für Müdigkeit. Auch Lustlosigkeit kann von einer Entzündung verursacht werden, weil diese die Aktivität in zwei Gehirnregionen verringert, die mit Motivation zu tun haben: im striatofrontalen Netzwerk, das an belohnungsbasierten Entscheidungsprozessen beteiligt ist, und im Inselkortex, der die körperliche Wahrnehmung der Müdigkeit verarbeitet. Müdigkeit ist also ein komplizierter Zustand. Aber das bedeutet, dass Sie vieles ausprobieren können, um nicht ständig müde zu sein. Einige Maßnahmen gehören zu den Standardempfehlungen in Gesundheits- und Fitnesszirkeln und kommen auch in diesem Buch immer wieder vor: Ernährung, Sport und Tageslicht.

Es gibt einige Hinweise darauf, dass Wassermangel ebenfalls müde machen kann. In einer Studie wurde herausgefunden, dass leichte Dehydrierung – nur 1,5 Prozent unterhalb der normalen Wassermenge im Körper, was sehr schnell vorkommen kann, – vor allem jüngere Frauen müde macht. Da wir erst bei einem Wassermangel von zwei Prozent Durst bekommen, könnte Dehydrierung der Grund für Ihre Müdigkeit sein. Es könnte sich also lohnen, ein wenig Wasser zu trinken, selbst wenn Sie nicht durstig sind.

Und schließlich gibt es noch ein Mittel gegen Müdigkeit, von dem Sie vermutlich zwar selten hören, das allerdings großen Spaß macht. Wenn alle anderen Bemühungen fehlschlagen, sollten Sie etwas Furchterregendes probieren (falls Sie das mögen), denn die Ausschüttung von Adrenalin trägt dazu bei, Lethargie zu überwinden. Wenn Sie auf der Kriechspur endloser Müdigkeit feststecken, kann ein wenig Tempo und Nervenkitzel – vielleicht eine Achterbahnfahrt – genau das Tonikum sein, das Sie brauchen.

Die Wahrheit über Licht und Schlaf

Zwei wohlbekannte Elemente einer guten Schlafhygiene sind gedämpftes Licht am Abend und Dunkelheit in der Nacht. Aber es hat sich gezeigt, dass Licht sogar noch wichtiger ist, nicht nur für guten Schlaf, sondern auch für gute Gesundheit im Allgemeinen.

Vor der Erfindung der Gaslampen Anfang des 19. Jahrhunderts stammte das einzige künstliche Licht, das unsere Urahnen sahen, vom Feuer, von Kerzen oder von Öllampen. Die Menschen verbrachten den Großteil des Tages im Freien und die Nacht – abgesehen vom Mondlicht – in pechschwarzer Dunkelheit.

Heute haben wir eine ganz andere Beziehung zum Licht. Der durchschnittliche Westler verbringt 90 Prozent seiner Zeit in einem Gebäude. Wenn wir doch einmal hinausgehen, überschatten hohe Gebäude häufig den offenen Raum. Das bedeutet, dass wir in einer Art ewigem Zwielicht leben: zu wenig Licht während des Tages und zu viel Licht in der Nacht. Dieser unnatürliche Zustand wird immer häufiger mit schlechtem Schlaf und einer gestörten inneren Uhr in Zusammenhang gebracht. Der 24-Stunden-Zyklus in unserer Biologie und in unserem Verhalten gerät durcheinander. Das hat ernste Folgen für die Gesundheit.

Zu wenig Sonnenlicht trägt außerdem zu dem weitverbreiteten Vitamin-D-Mangel bei, der dem Immunsystem und dem Herz-Kreislauf-System schaden kann (mehr über das Immunsystem erfahren Sie ab Seite 241). Erfreulicherweise haben selbst kurze Aufenthalte in hellem Licht während des Tages eine ganze Reihe von günstigen Auswirkungen.[18]

Die Beleuchtungsstärke einer Lichtquelle wird in Lux gemessen; sie gibt an, wie viel Licht auf eine bestimmte Fläche fällt. An einem wolkenlosen Sommertag liefert direktes Sonnenlicht ungefähr 100 000 Lux. Normales Tageslicht schenkt uns etwa 10 000 Lux, bei bewölktem Himmel 1000 Lux. Während der Dämmerung sind es nur zehn Lux. In den meisten Gebäuden liegt die Beleuchtungsstärke zwischen »bewölkt« und »Dämmerung«, in den meisten Büros und Klassenzimmern bei rund 200 Lux.

Schon einen Meter vom Fenster entfernt sinkt die Lichtintensität unter die Intensität jeder Art von Tageslicht.

Mit anderen Worten: Die meisten Menschen verbringen ihre Tage beinahe im Zustand der Dämmerung. An einem Sommertag sind Briten in ihren Häusern durchschnittlich 587 Lux und im Winter nur 210 Lux ausgesetzt, selbst wenn draußen 50 000 Lux gemessen werden.

Studien bei den Amischen, einer religiösen Gemeinschaft in Pennsylvania, die sich der modernen Technik verweigert, verraten uns, was uns fehlt. Im Sommer tanken die Amischen durchschnittlich Licht in einer Stärke von 4000 Lux und im Winter sind es immer noch 1500 Lux. Nach dem Sonnenuntergang beträgt die Beleuchtungsstärke in den Wohnungen der Amischen im Durchschnitt zehn Lux – das ist fünfmal weniger als in elektrifizierten Häusern.

Licht bewirkt, dass wir uns wohlfühlen, und seit einigen Jahren verstehen die Biologen, warum. An der Rückseite des Auges, hinter den Stabzellen und Zapfenzellen in der Retina, die für die Bilderkennung zuständig sind, befinden sich lichtempfindliche Zellen, die man intrinsisch fotosensitive Ganglienzellen (englisch *intrinsically photosensitive retinal ganglion cells* oder ipRGC) nennt. Sie werden als Reaktion auf jedes helle Licht aktiviert und sind besonders empfindlich für blaues Licht. Das schließt helles Tageslicht ein, aber auch Licht aus vielen LED-Lampen und Bildschirmen.

Die ipRGC senden Signale an Gehirnregionen, die die Wachheit steuern, und an das Hirngewebe *Nucleus suprachiasmaticus* (SCN), das wir bereits kennengelernt haben.[19] Der SNC ist die Hauptuhr des Körpers und stellt die Nebenuhren richtig ein, die in jeder Zelle ticken, damit sie untereinander und mit der äußeren Zeit synchron laufen. Der SCN interpretiert helles Licht als Signal dafür, dass es Tag ist. Dieses System hat sich unter dem Einfluss des hellen Lichts während des Tages entwickelt, vor allem am Morgen. Es stellt die innere Uhr auf »Tag« ein und fördert die Wachheit.

Wenn wir dem Tageslicht ausgesetzt sind, winkt uns eine gute Nacht. Als niederländische Forscher 20 Probanden mit Geräten ausstatteten, die die

Lichtintensität maßen, und dann ihren Schlaf bewerteten, stellten sie fest, dass ein längerer Aufenthalt im Tageslicht mit tieferem Schlaf und seltenerem Vorkommen von fragmentiertem Schlaf einherging.[20] Offenbar ist helles Licht am Morgen eine Art Schutzimpfung gegen zu viel helles Licht am Abend, vor allem gegen das Licht, das Fernseher, Computer und Smartphones ausstrahlen. Eine gute Dosis Lux am Morgen verhindert also, dass die Körperuhren verstellt werden, wenn sie vor dem Schlafengehen blauem Licht ausgesetzt sind.

Dunkelheit in der Nacht ist ebenso wichtig. Wie wir wissen, hemmt Licht in der Nacht die Ausschüttung des Hormons Melatonin, das dem Körper und dem Gehirn mitteilt, dass es Zeit zum Schlafen ist. Licht am Abend stimuliert zudem die ipRGC im Auge, macht Sie wacher, wenn Sie sich eigentlich entspannen wollen, und gaukelt Ihrer Hauptuhr vor, es sei immer noch Tag. Alles zusammen hat zur Folge, dass Sie nicht schläfrig werden. Es ist ähnlich wie beim Jetlag, der dazu führt, dass der Körper und das Gehirn nicht mehr synchron mit der Außenwelt sind und Sie nicht schlafen können, selbst wenn Sie es wollen.

Ein großer Kontrast zwischen Tag und Nacht ist ebenfalls wichtig. Licht beeinflusst nicht nur das Timing, sondern auch die Amplitude unserer inneren Uhr: Unter ziemlich konstanten Lichtverhältnissen wird der Unterschied zwischen Tag und Nacht geringer, und das führt zu schlechterem Schlaf.

Längere Aufenthalte im Tageslicht hängen auch mit geringeren Werten auf einer Depressionsskala zusammen. Dies bestätigen auch andere Befunde, denen zufolge helles Licht am Morgen dazu beiträgt, saisonal-affektive Störungen und andere Formen der Depression zu behandeln. Früher nahm man an, dass Licht zur rechten Zeit die Schlafqualität verbessert. Aber der Zusammenhang dürfte direkter sein: Vor Kurzem zeigte eine Tierstudie, dass ipRGC auch mit dem Thalamus verbunden sind, einer Gehirnregion, die unter anderem die Stimmung reguliert.[21]

Eine Studie nach der anderen findet positive Wirkungen des Tageslichts. Als Forscher den Schlaf von Büroarbeitern untersuchten, stellten sie fest, dass Angestellte, die während des Tages mehr helles Licht tankten – entweder weil sie neben einem Fenster saßen oder sich zu Fuß oder mit dem Fahrrad an den Arbeitsplatz begaben –, abends schneller einschliefen als diejenigen, die weniger Licht abbekamen.[22] Angestellte, die zwischen acht Uhr morgens und Mittag länger dem Tageslicht ausgesetzt waren, brauchten durchschnittlich 18 Minuten, um abends einzuschlafen, verglichen mit 45 Minuten bei denjenigen, die sich mit weniger Licht begnügen mussten. Die Ersteren schliefen etwa 20 Minuten länger und ihr Schlaf war weniger gestört.

In einem anderen ganz neuen Experiment verbrachten zwölf Freiwillige drei Nächte in Glaskuppeln auf dem Land in Dänemark und waren daher dem 24-stündigen Hell-dunkel-Zyklus ausgesetzt. Die Probanden waren morgens signifikant wacher und ihre Melatoninausschüttung ging durchschnittlich 26 Minuten früher zurück.

Das alles deutet offensichtlich darauf hin, dass wir unsere Lebensweise ändern müssten. Doch leider sind wir oft nicht die Herren unseres Schicksals. Viele Menschen verbringen den ganzen Tag in einem Gebäude, wo das Licht nicht allnähernd so hell ist wie im Freien, selbst wenn es für die Arbeit ausreicht.

Was also können Sie tun? Morgens öfter in die Sonne zu gehen wäre eine gute Idee. Öffnen Sie die Vorhänge, wenn Sie aufwachen, und frühstücken Sie an einem hellen Platz. Wenn Sie zur Arbeit gehen oder mit dem Rad fahren, draußen oder an einem Fensterplatz arbeiten oder in der Pause ins Freie gehen können, dann tun Sie es. Falls Sie zwar einen eigenen Schreibtisch haben, aber nicht direkt an einem Fenster sitzen, sollten Sie sich eine Vollspektrumlampe anschaffen. Treiben Sie außerdem im Freien Sport.

Sie können auch einen Lichtwecker verwenden, der den Tagesanbruch und den Sonnenaufgang imitiert und helfen kann, die innere Uhr richtig einzustellen. Licht holt uns sanft aus dem tiefen Schlaf, sodass wir selbst dann weniger benommen sind, wenn das moderne Leben von uns verlangt, vor Tagesanbruch aufzustehen.

Auch die Abende sind wichtig. Vielleicht haben Sie gehört, dass blaues Licht am Abend die innere Uhr durcheinanderbringen, den Schlaf stören und der Gesundheit schaden kann. Dafür gibt es solide wissenschaftliche Beweise. Studien belegen, dass starkes bläulich-weißes Licht – auch Tageslicht genannt – die Produktion des schlaffördernden Hormons Melatonin blockiert. Ebendieses Licht flutet aus Bildschirmen und weckt die Befürchtung, dass Fernseher, Handys und Notebooks, die wir im Bett benutzen, Unheil mit unserer inneren Uhr anrichten. Smartphones haben oft einen Blaulichtfilter, der es Ihnen ermöglicht, abends auf das Display zu schauen, ohne fürchten zu müssen, dass die Melatoninproduktion darunter leidet.

Mehrere Studien sollen gezeigt haben, dass das Licht eines Smartphones den Schlaf stören kann; aber das ist ziemlich unglaubhaft. Denken Sie an die vielen Büroangestellten an ihren lichtarmen Arbeitsplätzen. Wenn das Licht der Bildschirme stark genug wäre, um das Tageslicht zu imitieren, gäbe es keine Lichtarmut.

Neuere Studien belegen sogar, dass nur größere Geräte genug bläulich-weißes Licht erzeugen, um den Melatoninspiegel zu beeinflussen.[23] Die Schwelle für die Störung der Melatoninproduktion liegt bei etwa 85 Lux. Ein Tablet-iPad kann diese Lichtmenge liefern, aber Telefone schaffen das meist nicht. Doch je länger Sie auf einen Bildschirm starren, desto wahrscheinlicher ist es, dass sie die Melatoninproduktion blockieren.

Was Lichtquellen mit einem wärmeren Farbton anbelangt, zum Beispiel Glühbirnen oder warm-weiße LED-Leuchten, so genügt die Lichtmenge in einem Zimmer am Abend nicht, um die Melatoninproduktion zu unterdrücken. Das Gleiche gilt für einen Fernsehbildschirm, auf den Sie aus zwei oder mehr Metern Entfernung schauen.

Wir verstehen immer besser, wie tiefgreifend Licht die Gesundheit beeinflussen kann und wie wir diese Tatsache nutzen können. Einige Wissenschaftler sagen sogar voraus, dass Licht der neueste Gesundheitstrend sein wird und dass tragbare Geräte auf den Markt kommen werden, die uns zeigen, wie viel Licht wir getankt haben und ob wir mehr davon brauchen.

Unklar ist aber noch, wie viel Tageslicht notwendig ist, um die Gesundheit zu optimieren. Das könnte durchaus unterschiedlich sein, je nachdem, was wir erreichen wollen. Eine halbe Stunde am Morgen ist vielleicht genug, wenn Sie Ihre innere Uhr neu einstellen wollen. Wenn Sie hellwach sein möchten, brauchen Sie möglicherweise den ganzen Tag lang helles Licht. Im Allgemeinen gilt jedoch die Regel: Sorgen Sie für helles Licht am Tag und für Dunkelheit in der Nacht.

Ich bin kein guter Schläfer und leide ab und zu an Schlaflosigkeit. Früher lag ich bisweilen stundenlang wach, schaute zu, wie die Minuten langsam verrannen, und fürchtete, am nächsten Tag zu müde für die Arbeit zu sein. Einmal ging ich nach einer total schlaflosen Nacht, die ich bei zunehmender Verzweiflung mit unruhigem Umherwälzen verbrachte, zu einer sehr wichtigen ganztägigen Besprechung. Und siehe da: Es ging mir gut.

Heute vergleiche ich den Schlaf mit Wasser. Wenn man es braucht, gibt der Körper Bescheid. Es nützt nichts, sich zwingen zu wollen, acht Gläser Wasser zu trinken – oder acht Stunden zu schlafen. Wenn ich nicht schlafen kann, bleibe ich gelassen, denke über meine aktuelle Arbeit nach und versichere mir, dass Schlaf von Natur aus zweiphasig ist und dass ich wieder schlafen werde, sobald meine innere Uhr dazu bereit ist. Oft genug wache ich dann auf und es ist Morgen.

Das steht nicht im traditionellen Handbuch der Schlafhygiene, aber bei mir wirkt es. Und ich bin davon überzeugt, dass auch Sie die Methode anwenden sollten, die bei Ihnen am besten klappt.

Wenn Sie trotzdem schlecht schlafen, lohnt es sich, alles Mögliche auszuprobieren. Es wird immer klarer, dass Schlafmangel gefährlich ist und dass er sogar zu Demenz führen kann. Der Schlaf gilt mit Recht als Grundlage für gute Gesundheit. Fast alles in diesem Buch – von der gesunden Ernährung bis zum Sport – ist leichter, wenn Sie gut geschlafen haben.

KANN ICH EWIG LEBEN?

Spoiler-Alarm: Sie werden sterben. Und wenn Sie lange genug leben, werden Sie vorher alt. Das ist keine gute Nachricht für Ihre Gesundheit und Ihr Wohlbefinden. Alt zu sein ist nicht nur der Hauptrisikofaktor für den Tod, sondern es vergrößert auch das Risiko für zahlreiche chronische Krankheiten einschließlich Demenz, Diabetes Typ 2, Herz-Kreislauf-Krankheiten, Krebs und Star. Das sind die sogenannten Alterskrankheiten – etwa 20 sind anerkannt –, die sich irgendwann häufen, weil sie dieselbe fundamentale Ursache haben.

Sie schlagen zu, wenn Sie etwa 60 Jahre alt sind, und von da an treten sie immer häufiger auf. Bei vielen älteren Menschen werden zwei oder mehr dieser Krankheiten diagnostiziert und es ist nicht ungewöhnlich, an fünf oder sechs von ihnen zu leiden. Diese Menschen befinden sich im Zustand der altersbedingten Morbidität, aus dem es in der Regel nur einen Ausweg gibt.

Die ernüchternde Wahrheit lautet: Wenn Sie einmal 45 oder älter sind, geht es mit Ihnen nur noch bergab, was Ihre körperliche Gesundheit anbelangt.

Aber so muss es nicht sein. Gerontologen sprechen heute gerne von der »Gesundheitsspanne«, die vielleicht wünschenswerter ist als eine lange Lebensspanne. Gemeint ist das Verhältnis zwischen gesunden Jahren (ohne die Jahre, in denen wir zwar leben, uns aber im Zustand der altersbedingten Morbidität befinden) und der gesamten Lebensspanne. Sie könnten auch »Lebensqualitätsspanne« dazu sagen.

Wie erreichen Sie eine gute Gesundheitsspanne? Jetzt ist es an der Zeit, Ihnen ein Geheimnis zu verraten: Sie haben inzwischen viele Informationen verarbeitet, die in diesem Buch enthalten sind – über Ernährung, körperliche Bewegung, Schlaf, Licht, Stress, Luftverschmutzung, Nahrungsergänzer, Medikamente und vieles mehr. Das alles mag Ihnen verwirrend vorkommen, aber alles hat dasselbe Ziel: einen guten Gesundheitszustand zu erlangen und beizubehalten, somit den Alterungsprozess zu verlangsamen und folglich die Lebensspanne zu verlängern. Eine Win-win-Situation.
Denken Sie an das Volk der Hadza, das wir im Kapitel über körperliche Bewegung kennengelernt haben und dessen Lebensweise als Jäger und Sammler das ideale Fitnessprogramm darstellt. Die Hadza sind nicht nur schlank und körperlich fit, sie altern auch äußerst harmonisch. Die Krankheiten des späteren Lebens, mit denen Westler so vertraut sind, sind ihnen nahezu unbekannt – aber nicht, weil sie früh sterben. Die Alterskrankheiten sind der Preis, den wir für unsere moderne Lebensweise zahlen.
Wenn es Ihnen also keinen Spaß macht, Ihre letzten Jahre in einem ständigen Kampf gegen immer mehr chronische Krankheiten zu verbringen, dann sind gute Ernährung, Bewegung und der ganze Rest Ihre besten Freunde.

Die Wissenschaft vom Altern ...

Die Biologie des Alterns handelt letztlich vom fortschreitenden Verlust der Fähigkeit, sich selbst zu reparieren. Auch das ist eine traurige Folge der Evolution. Wenn wir jung sind, schaden Krankheiten unserer reproduktiven Fitness, also der Fähigkeit, unsere Gene an unsere Kinder und Enkel weiterzugeben. Deshalb hat die natürliche Auslese dafür gesorgt, dass wir nicht zu früh krank werden. Aber die Evolution konnte mit der raschen Zunahme der Lebenserwartung nicht Schritt halten. Wenn die Reparaturprozesse länger funktionieren würden, käme das wahrscheinlich unserer reproduktiven Fitness zugute – wir könnten beispielsweise mehr Enkel und Urenkel großziehen –, aber die natürliche Auslese hatte noch keine Zeit, an unseren letzten Lebensjahren zu arbeiten.

Wenn die Reparaturmechanismen versagen, nehmen die Schäden zu. Eiweißklumpen und anderer Müll verstopfen die Organe und Gewebe. Mutationen häufen sich. Die Chromosomen zerfasern. Manche Zellen werden zu Tumoren, andere zu Zombies. Das Immunsystem wird schwächer. Die Mitochondrien, die Kraftwerke der Zellen, verfallen. Chronische Entzündungen – neuerdings »Inflammaging« (Entzündungsaltern) genannt – breiten sich im ganzen Körper aus.

Bald entwickeln sich die klassischen Alterskrankheiten aus diesen Schäden: Herz-Kreislauf-Krankheiten, Atherosklerose, Osteoarthritis, Krebs, Demenz, Diabetes Typ 2, Star und vieles mehr. Und je älter Sie werden, desto schneller schlagen sie zu. Im Alter von etwa 60 Jahren treten fast alle chronischen Krankheiten plötzlich viel häufiger auf.

Der erlahmende Reparaturprozess hat weitere körperliche Folgen, die nicht so sehr krankhaft, aber vielleicht ebenso unangenehm und seelisch belastend sind. Die Muskelmasse nimmt ab und an den Hüften, am Po, an den Oberschenkeln und rund um die inneren Organe entwickeln sich Fettpolster. Sport wird schwerer, weil die Leistung des Herzens und der Lungen abnimmt. Gelenke versteifen und schmerzen. Wunden heilen langsamer. Die Haut bekommt Falten und wird papierdünn oder sackt ab. Wir schlafen nicht mehr so gut, sehen schlechter – die meisten Menschen über 45 sind mehr oder weniger weitsichtig, weil die Augenlinsen dicker und steifer werden – und das Gehör lässt nach. Das Haar wird grau und fällt aus.

Danken wir also der Wissenschaft dafür, dass sie genug über diese Reparaturmechanismen weiß, um sie neu zu starten.

... und vom langsameren Altern

Bis vor Kurzem blieb uns Menschen nichts anderes übrig, als die Alterung als unvermeidlich zu akzeptieren. Aber das ändert sich allmählich. In den letzten Jahren haben die Biologen endlich herausgefunden, welche Ursachen der Alterungsprozess und der Tod haben. Wir verstehen immer besser, dass die traditionellen positiven Änderungen der Lebensweise, etwa der Ernährung und der körperlichen Aktivität, den Alterungsprozess tatsächlich verlangsamen und sogar rückgängig machen können. Außerdem wächst die Zuversicht, dass wir sogar direkt intervenieren können.[1] Die Alterung ist Teil unserer Biologie, aber wir können in diese Biologie eingreifen.

Pharmaunternehmen sind eifrig dabei, die Entdeckungen der Altersforschung für Anti-Aging-Medikamente zu verwerten, und Investoren stecken viel Geld in die Industrie, die nach Ansicht vieler Experten die größte aller Zeiten werden wird. Schon in zwei Jahren könnten die ersten wissenschaftlich geprüften Anti-Aging-Medikamente auf den Markt kommen.[2]

Auf die Interventionen müssen wir noch warten und sie werden meist die Form von Arzneien und anderen medizinischen Therapien annehmen. Aber wir können jetzt schon etwas von der Forschung lernen und sogar zu unserem Vorteil danach handeln.

Wenn Sie den Eindruck haben, Sie hätten das alles schon gehört, dann stimmt das wahrscheinlich. Das Märchen von der Quelle der Jugend fesselt unsere Fantasie seit Jahrhunderten und die Geschichte ist mit den Leichen der Menschen übersät, die behaupteten, das Altern werde noch zu ihren Lebzeiten abgeschafft und die Unsterblichkeit sei in Reichweite. Quacksalber versprachen viel und hielten wenig. Aber dieses Mal ist es anders.

Es ist vor allem deshalb anders, weil Biologen im vergangenen Jahrzehnt nachgewiesen haben, dass wir den Alterungsprozess mit Medikamenten verlangsamen können, nicht nur bei Versuchstieren, sondern auch bei Menschen.[3] Mehrere klinische Studien zeitigen vielversprechende Ergebnisse bei einer Reihe von Alterskrankheiten wie Osteoarthritis und Immunoseneszenz. Sie sind nicht identisch mit der Alterung an sich, aber sie werden von derselben fundamentalen Biologie verursacht, sodass wir sie als Stellvertreter des Alterungsprozesses betrachten können. Es gibt gute Gründe zu glauben, dass ein Medikament, das Osteoarthritis bessert, auch bei zahlreichen anderen Alterskrankheiten wirkt.

Ein weiterer wichtiger Unterschied besteht darin, dass die Messlatte sich verschoben hat. Früher wollten die Anti-Aging-Forscher dem Leben ein paar zusätzliche Jahre hinzufügen, mehr nicht. Heute wollen sie die Menschen gesund erhalten, bevor sie sterben. Das wird Morbiditätskompression oder Verlängerung der Gesundheitsspanne – der Jahre ohne Krankheit – genannt. Das bedeutet, dass die Lebenserwartung bleibt gleich – 85 Jahre –, dass wir jedoch 84 Jahre lang gesund bleiben, anstatt in den letzten zehn Jahren gebrechlich zu sein.

Die Verlängerung der Gesundheitsspanne wäre vergleichbar mit der Verdoppelung der Lebenserwartung, die sich in den letzten 150 Jahren ereignet hat. Das war zweifellos großartig, aber die Gesundheitsspanne hinkte hinterher. Zwischen 2000 und 2015 stieg die weltweite Lebenserwartung um fünf Jahre, die Zahl der gesunden Jahre aber nur um 4,6 Jahre. Wir verbringen heute durchschnittlich 20 Prozent unseres Lebens im Zustand der Altersmorbidität.

Ein großer Teil der Investitionsgelder fließt in Medikamente namens Senolytika, die gealterte (seneszente) Zellen aufspüren und vernichten. Diese Zellen sammeln sich in Geweben und Organen an, wenn wir altern. Sie haben irreversible Schäden erlitten und daher den Zustand der Seneszenz erreicht, in dem sie die Notbremse ziehen und untätig darauf warten, dass sie vernichtet werden.

Dieser Prozess hat sich wahrscheinlich entwickelt, damit Zellen nicht zu Krebszellen werden. Aber er kostet einen Tribut. Seneszente Zellen werden normalerweise von den weißen Blutkörperchen beseitigt, aber das gelingt nicht mehr, wenn wir alt werden. Nicht beseitigte Zellen sind Zombies, die nicht mehr zu reparieren sind, aber als Untote Amok laufen. Sie schütten eine Reihe von entzündungsfördernden Proteinen aus, die eine Hauptursache des Inflammaging sind und das gesunde Gewebe in ihrer Umgebung schädigen.

Wir wissen heute, dass seneszente Zellen viele Alterskrankheiten auslösen, unter anderem Krebs, Atherosklerose, Diabetes Typ 2, Osteoarthritis, Parkinson, Alzheimer und Star. Interessant ist, dass seneszente

Zellen aus einer alten Maus, die man in eine junge Maus transplantiert, die Alterung der jungen Maus beschleunigen und bei ihr Alterskrankheiten verursachen. Das Gegenteil trifft ebenfalls zu. Wenn wir einer alten Maus seneszente Zellen entnehmen, werden die Tiere ein wenig jünger. Und es ist anscheinend nie zu spät. Selbst sehr alte, sehr hinfällige Mäuse profitieren davon.

Senolytika sind Medikamente, die diese Entnahme seneszenter Zellen imitieren, indem sie selektiv alte Zellen aufspüren und zerstören.[4]

Ein großer Vorteil der Senolytika besteht darin, dass wir gelegentlich eine Dosis einnehmen könnten – vielleicht alle sechs oder zwölf Monate –, um den Müll zu beseitigen. Die meisten anderen Anti-Aging-Medikamente müssten wir wahrscheinlich viel häufiger einnehmen, was wegen langfristiger Nebenwirkungen natürlich Sicherheitsbedenken hervorruft.

Wann werden diese Medikamente verfügbar sein? Die Antwort lautet: bald, vielleicht. Auch hier gelten die üblichen Vorbehalte hinsichtlich der meisten experimentellen Medikamente, die während der klinischen Studien auf der Strecke bleiben. Aber die Gerontologen sind der Ansicht, dass solche Mittel schon in fünf Jahren in den Kliniken sein könnten. Sie können sie sogar heute schon bekommen, falls Sie die Risiken in Kauf nehmen. Das Mittel der Wahl für Biohacker ist eine gelegentliche Dosis des Chemotherapeutikums Dasatinib zusammen mit dem Pflanzenextrakt Quercetin. Die Kombination dieser Wirkstoffe wird derzeit in den Labors erforscht. Aber seien Sie sehr vorsichtig – diese Mittel wurden nicht an Menschen getestet und Biologen weisen darauf hin, dass ihre Unbedenklichkeit nicht erwiesen ist. Manche seneszenten Zellen erfüllen einen nützlichen Zweck, zum Beispiel bei der Wundheilung. Es ist eine große Herausforderung herauszufinden, wie man böse Zombiezellen entfernen kann, ohne den guten zu schaden. Nehmen Sie diese Präparate nicht, es sei denn, Sie sind bereit, Ihr Leben zu riskieren.

Es gibt eine viel bessere Methode, Zombiezellen zu vernichten: Sport. Offenbar hat er auch deshalb viele gesundheitsfördernde Wirkungen, weil er ein Senolytikum ist.

Ein anderes Gebiet, das sich als fruchtbar erweisen könnte, ist eine alte Anti-Aging-Strategie namens Kalorienrestriktion, die wir im Kapitel über Diäten und Gewichtsabnahme kennenlernten. Kalorienreduktion und Intervallfasten verlängern nachweislich die Lebensspanne und die Gesundheitsspanne jedes Tieres, dem sie aufgezwungen werden, wahrscheinlich deshalb, weil sie einige der Schutzfunktionen aktivieren, die immer schwächer werden, wenn wir altern.

Einer dieser Mechanismen wird mTOR genannt (»em-tor« ausgesprochen).[5] Er wurde entdeckt, als Wissenschaftler das Medikament Rapamycin untersuchten, das man Patienten nach Transplantationen verabreicht, weil es das Immunsystem unterdrückt. Später stellte sich heraus, dass es die Lebensspanne von Würmern, Fliegen und Mäusen verlängert. Die Forscher fanden heraus, dass es wirkt, indem es einen Proteinkomplex im Inneren von Zellen abschaltet, den sie *mechanistic* (früher *mammalian*) *target of Rapamycin* (»mechanistisches Ziel des Rapamycins«, früher »Ziel des Rapamycins im Säugetier«), abgekürzt mTOR, nannten.

mTOR entwickelte sich, damit wir Hungerzeiten überlebten. Seine wichtigste Funktion ist die Wahrnehmung von Nährstoffen. Wenn Sie essen, wird es aktiviert und weist die Zellen an, zu wachsen und sich zu teilen. Wenn Sie nichts essen, schaltet es sich ab und regelt Schutzmechanismen hoch. Zu diesen Mechanismen gehört auch die Autophagie, der Prozess, durch den die Zellen dysfunktionale Moleküle und ganze Organellen abbauen und zur Energiegewinnung verwerten – eine Müllabfuhr für Zellen. mTOR verlangsamt also die Ansammlung von Abfällen in den Geweben und macht sie rückgängig. Auf diese Weise hemmt es den Alterungsprozess. Faszinierend ist, dass mTOR offenbar immer länger »eingeschaltet« bleibt, wenn Tiere altern.

Echtes Hungern ist nicht notwendig. Rapamycin ist nur eines von vielen Medikamenten, die nachweislich mTOR in Mäusen hemmen, wenn man sie spät im Leben verabreicht. Und so wie bei den Senolytika wird das Wissen jetzt genutzt, um Menschen zu behandeln. Die meisten Therapien werden aber erst in einigen Jahren verfügbar sein und selbst dann werden sie nur Menschen verordnet werden, bei denen spezifische Alterskrankheiten diagnostiziert wurden. Wenn Sie also mit dem Intervallfasten noch zögern, sollten Sie daran denken, dass es sich vorzüglich dafür eignet, mTOR zu hemmen.

Einige andere beliebte Anti-Aging-Mittel beeinflussen mTOR vielleicht ebenfalls, aber die Wirkungsweise ist noch nicht klar. Eines der populärsten ist das Antidiabetikum Metformin, das ein gutes Sicherheitsprotokoll hat und bei einigen Tieren die Lebens- und Gesundheitsspanne verlängert. Allerdings versagte es vor Kurzem bei einem Test mit Mäusen. Andere Favoriten sind Spermidin, ein Nahrungsergänzungsmittel, das bei älteren Mäusen die Funktion der Mitochondrien wiederherstellt, und Nicotinamid-Mononucleotid, das das Leben von Mäusen verlängert.

Gehen Sie auch mit diesen Präparaten vorsichtig um. Viele wurden nicht bei Menschen getestet. Aber Spermidin ist in vielen Nahrungsmitteln enthalten, vor allem in Weizenkeimen und in Nattō, einem fermentierten japanischen Sojagericht.

Eine weitere Option ist die Einnahme der neuen Generation von Anti-Aging-Ergänzungsmitteln, die nach und nach auf den Markt kommen. Sie sollen mTOR abschalten, wirken nachweislich bei Mäusen und sind für Menschen ungefährlich. (Eines davon ist Rejuvant, das die Firma Ponce De Leon Health in Florida herstellt (benannt nach dem spanischen Eroberer und Entdecker Juan Ponce de León, der angeblich in Florida die Quelle der ewigen Jugend suchte), ein anderes heißt Basis und wird vom amerikanischen Unternehmen Elysium produziert.)

Eine große Hoffnung der Anti-Aging-Medizin ist eine moderne Version einer alten Entdeckung: In den 1970er-Jahren begannen Biologen mit einem grauenhaften Verfahren namens Parabiose zu experimentieren. Dabei wurden die Kreislaufsysteme von zwei Tieren chirurgisch verbunden, manchmal wochenlang ohne Pause, sodass die Tiere ihr Blut miteinander teilten. Die Parabiose wurde entwickelt, um siamesische Zwillinge zu studieren, aber sie schien auch einige faszinierende Wirkungen auf die

Langlebigkeit zu haben. Alte Mäuse, die mit jungen verbunden werden, werden jünger, während die jungen Mäuse vorzeitig altern.

Neuere Experimente haben diese Wirkung bestätigt.[6] Schon die Injektion von jungem Plasma – oder von Plasma aus menschlichen Nabelschnüren – hat eine verjüngende Wirkung auf alte Mäuse.

Das ist die Grundlage des Rummels um »junges Blut«, der auf der ganzen Welt Schlagzeilen machte und die FDA (Food and Drug Administration) neulich veranlasste, eindringlich vor nicht zugelassenen Plasmatransfusionen zu warnen. Der Behörde zufolge haben sie »keinen nachgewiesenen klinischen Nutzen ... und mit der Anwendung jedes Plasmaprodukts gehen Risiken einher«. Medikamente, die die Wirkung imitieren, befinden sich in der Entwicklungsphase, doch bisher gibt es keine sichere oder klinisch bewährte Methode, um von der Parabiose zu profitieren. Probieren Sie es also bitte nicht aus.

Biologisches Alter und chronologisches Alter

Jeder kennt sein eigenes Alter. Aber wissen Sie auch, wie alt Sie wirklich sind? Ja, Sie haben zwei Alter: das chronologische und das biologische. Das erste steht für die Zahl der Kerzen auf Ihrem Geburtstagskuchen, das andere für die Frische des Kuchens.

Wissenschaftlich ausgedrückt ist das biologische Alter ein Versuch zu messen, wie stark die Zellreparatur in einem Menschen nachgelassen hat. Wir wissen heute, dass dieser Niedergang die Hauptursache der Alterung ist. Die ermittelte Zahl kann weit vom chronologischen Alter abweichen, in Extremfällen um ein Jahrzehnt oder mehr. Daran liegt es, dass manche Menschen jünger und andere vorzeitig gealtert aussehen.

Der Unterschied zwischen dem chronologischen und dem biologischen Alter hängt weitgehend von der Lebensweise ab. Der wichtigste Faktor ist das Fett. Morbide Fettleibigkeit kann 15 Jahre hinzufügen. Bei den meisten Menschen weicht das biologische Alter jedoch nur um fünf Jahre nach oben oder unten ab.

Das biologische Alter ist nützlich, weil es die künftige Gesundheit oft zuverlässiger vorhersagt als das chronologische Alter. Bei Menschen mit einem höheren biologischen Alter ist beispielsweise das Risiko, an Alzheimer und Osteoporose zu erkranken, erhöht, unabhängig von ihrem chronologischen Alter. Wir können es aber senken, wenn wir unsere Lebensweise verbessern; denn im Gegensatz zum chronologischen Alter kann das biologische Alter sinken oder steigen.

Eine ungenaue Methode, das biologische Alter zu schätzen, ist der Blick in den Spiegel. Das ist nichts Besonderes – wir alle sind Experten darin, das Alter anderer Leute in deren Gesicht abzulesen. Doch jenseits der offensichtlichen Merkmale, zum Beispiel Falten und Ringe unter den Augen, gibt es einige subtile Anzeichen für eine schnellere biologische Alterung. Für ältere Gesichter sind ein breiterer Mund, ein größerer Abstand zwischen Nase und Mund und bei Männern eine stärker hervorstehende Nase typisch.

Es gibt aber auch ausgefeilte Methoden, die molekulare Marker verwenden, um das biologische Alter zu schätzen. Als besonders genau gilt ein Marker, der sich auf die Epigenetik stützt, genauer gesagt auf die chemischen Veränderungen der DNS, die während der Lebenszeit eines Menschen auftreten und Gene ein- oder ausschalten. Es hat sich gezeigt, dass unsere Zellen eine innere epigenetische Uhr enthalten, mit der sich das biologische Alter gut messen lässt. Vorhersehbare Veränderungen bestimmter Methylierungsmuster können es heute mit einer Genauigkeit von 2,9 Jahren in beiden Richtungen schätzen.

Diese Uhr läuft im Gewebe fettleibiger Menschen schneller; aber sie tickt langsamer, wenn wir regelmäßig Fisch und Gemüse essen und Alkohol in Maßen trinken. Auch Sport scheint sie zu bremsen.

Immer mehr Firmen bieten jetzt an, das biologische Alter mithilfe einer Speichelprobe zu bestimmen. Das ist nicht billig und Sie müssen fragen, wie genau ihre Methode ist, ehe Sie bezahlen. Ein führendes Unternehmen auf diesem Gebiet räumt beispielsweise eine Fehlerquote von 4,75 Jahren ein, was den Nutzen fragwürdig erscheinen lässt. Angenommen, Ihr chronologisches Alter beträgt 45 Jahre, aber Ihr biologisches Alter soll bei 42 Jahren liegen. Großartig – abgesehen davon, dass es in Wahrheit 47 Jahre oder auch 38 Jahre betragen kann.

Doch wenn Sie eine Grundlage haben wollen, auf der Sie Ihr persönliches Verjüngungsprogramm aufbauen und Ihre Fortschritte beobachten wollen, lohnt es sich, über einen Test des biologischen Alters nachzudenken.

Um Ihr biologisches Alter herauszufinden, können Sie auch die Dienste einer Epigenetikfirma in Anspruch nehmen, die routinemäßig das biologische Alter und andere gesundheitsbezogene DNS-Marker misst (mehr über Epigenetik und Gentests lesen Sie auf Seite 240).

Wie Sie ein hohes Alter erreichen

Die Gesundheitsspanne und das biologische Alter sind schön und gut, aber die Lebensspanne und das chronologische Alter sind ebenfalls wichtig. Schließlich haben Sie nur ein Leben und wenn Sie das Beste daraus machen wollen, müssen Sie so lange wie möglich leben.

Für viele Menschen ist ein Alter über 80 Jahren ein vernünftiges Ziel; aber es sind immer noch sehr wenige, die 100 Jahre erreichen.

Vielleicht glauben Sie, Ihre Chance, den 100. Geburtstag zu feiern, sei gering. Die Lebensdauer hängt ja zu einem nicht geringen Teil von den richtigen Genen ab, und in dieser Lotterie gewinnen nur wenige Menschen. Denken Sie aber daran, dass die Zahl der 100-Jährigen schnell zunimmt. Weltweit gab es 2012 schätzungsweise 315 000, und nur drei Jahre später waren es bereits 450 000.[7]

Das kann man nicht mit den Genen erklären. Es muss an der Umwelt liegen. Mit anderen Worten: Es gibt Veränderungen der Lebensweise, mit denen Sie Ihre Lebenserwartung steigern können. Einige liegen auf der

Hand und ich brauche sie hier nicht zu wiederholen. Auf die Gefahr hin, Ihnen lästig zu fallen, weise ich aber erneut darauf hin, dass alles in diesem Buch – Ernährung, Sport, Wassertrinken, Schlaf, Vorbeugung, Stress und mehr – letztlich darauf abzielt, die Gesundheitsspanne und die Lebensspanne zu verlängern. Aber es lohnt sich, noch ein weiteres Thema zu behandeln, bevor wir es genug sein lassen.

Denken Sie positiv

Es gibt überraschend wenige Merkmale, die langlebige Menschen gemeinsam haben, aber eines teilen die meisten von ihnen: Optimismus. Wissenschaftler, die mit 100-Jährigen arbeiten, beschreiben sie oft als gesellig und als angenehme Gesellschafter. Es gibt immer mehr Beweise dafür, dass ein sonniges Gemüt mit guter Gesundheit und langem Leben zusammenhängt.

Eine Studie mit betagten Nonnen fand zum Beispiel heraus, dass diejenigen, die als junge Frauen besonders optimistisch gewesen waren, sich im Alter der besten Gesundheit erfreuten. Optimismus verbessert die Prognose von Patienten mit Herz- oder Infektionskrankheiten. Bei älteren Männern mit einer optimistischen Einstellung ist das Risiko für Herz-Kreislauf-Krankheiten halb so groß wie bei Altersgenossen, die eine negative Grundhaltung haben. Die Lebenseinstellung hat also gesundheitliche Auswirkungen, aber das Mindset alleine ist nicht alles.

Letztlich geht es wohl um Stress. Positives Denken senkt den Blutspiegel des Hormons Cortisol, das die Immunreaktion dämpft und dem Herz-Kreislauf-System sowie dem Gehirn schadet. Bei negativem Denken wird dagegen Stress verursacht, was eine erhöhte Produktion an Cortisol begünstigt.

Manche Menschen sind von Natur aus entspannt, doch selbst wenn Ihr Gemüt eher ein energiegeladenes oder unruhiges ist oder Sie stressanfällig sind, können Sie einiges tun, um Ihren Cortisolspiegel zu senken. Zu mehr Gelassenheit und Entspannung können unter anderem Meditation, Yoga und Tai-Chi verhelfen. Sogar ein tiefer Atemzug zwischendurch kann helfen, Sport und guter Schlaf ebenfalls.

Noch etwas haben 100-Jährige gemeinsam: Sie sind in jeder Lebensphase gesünder als ihre Altersgenossen. Mit anderen Worten: Wenn Sie heute gesund sind, zahlt sich das in der Zukunft aus.

Das sollten Sie im Auge behalten, wenn Sie mit Gefräßigkeit und Faulheit zu kämpfen haben. Einerlei, wo Sie anfangen, wenn Sie heute ein wenig gesünder werden, leben Sie morgen wahrscheinlich ein bisschen länger. Irgendwo müssen Sie anfangen. Machen Sie diesen Tag zum ersten Tag Ihres neuen Lebens!

Nachwort

Ich habe dieses Buch mit einem Geständnis begonnen und ich werde es mit einem zweiten beenden. Ich mag Selbsthilfebücher nicht. Als Genre finde ich sie banal und ausbeuterisch. Sie spielen mit der Unsicherheit der Menschen und versprechen schnelle, einfache Lösungen für oft komplexe Probleme. Aber ich habe soeben ein Selbsthilfebuch geschrieben. Schere ich etwa mein eigenes Buch mit allen anderen über einen Kamm?

Ich hoffe, Sie stimmen mit mir überein, dass dieses Selbsthilfebuch anders ist. Es versichert Ihnen nicht, dass Sie etwas Besonderes sind, und es verspricht nicht, Ihr inneres Potenzial zu wecken. Es verspricht auch nicht, Sie in den reichen, erfolgreichen Helden zu verwandeln, der Sie Ihrer Überzeugung nach schon immer waren. Es bietet keine inspirierenden Zitate oder uralte Weisheiten an. Es tischt keinen einfachen Fünf-Stufen-Plan als Weg zur Gesundheit auf. Es enthält überhaupt keinen Fünf-Stufen-Plan. Mit anderen Worten: Es ist nicht das übliche, mit Wohlfühlkram gefüllte Paket.

Dieses Buch ist ein seriöser, abgesicherter Leitfaden zu einem gesünderen und hoffentlich längeren Leben. Wenn Sie Ihr Leben wirklich zum Besseren ändern wollen, dann hilft Ihnen dieses Buch. Die Wissenschaft ist das mächtigste Werkzeug, das wir haben, um die Welt zu verstehen, in der wir leben, und um zu erfahren, wie wir gesünder und länger leben können. Wenn etwas nicht wissenschaftlich getestet und auf seine Wirksamkeit überprüft wurde, dann ist es nur eine Meinung von vielen. Vielleicht wirkt es, vielleicht nicht. Wenn Sie das Risiko eingehen wollen, dann tun Sie es. Doch zu jeder Meinung gibt es einige harte Tatsachen. Ich weiß, wofür ich meine Zeit und mein Geld opfere.

Eine Warnung ist jedoch immer angebracht. Wissenschaftliche Erkenntnisse sind ihrer Definition nach vorläufig. Es ist immer möglich, dass eine bessere Theorie oder neue Daten sie widerlegen oder ersetzen. Das macht die Wissenschaft zu einem einzigartigen, leistungsfähigen System der Erkenntnisgewinnung. Anders als beispielsweise die Theologie oder die

Philosophie behauptet sie nicht, alle Antworten zu kennen, sondern sie kann neue Tatsachen integrieren.

Denken Sie an das Thema, mit dem wir begonnen haben: die gesundheitlichen Auswirkungen von fettem Essen. Vor 20 Jahren hätten die meisten Ernährungsforscher gewettet, dass der Fall abgeschlossen ist. Doch anstatt stur auf ihrer Meinung zu beharren, sammelten sie Daten, die ihnen ungelegen kamen, und revidierten ihre Auffassung. Das Ergebnis war eine bessere Lipidhypothese. Die alte war übrigens nicht falsch, nur unvollständig. Auch die neue ist wahrscheinlich unvollständig und wird irgendwann durch eine bessere ersetzt werden. Aber vorläufig ist es die beste, die wir haben.

Für manche Menschen ist die provisorische Natur der Wissenschaft ein Vorwand dafür, alles als »bloße Theorie« abzulehnen und das herauszupicken, was sie glauben wollen. Das ist die »Mir hat es geholfen«-Denkweise, die mir oft entgegengehalten wird, wenn ich Freunden und Angehörigen erklären will, dass es für ihre Lieblingsdiät oder ihr Lieblingsergänzungsmittel oder ihren Lieblingssport keine wissenschaftlichen Belege gibt. Es stimmt, dass »Anekdote« nicht der Singular von »Daten« ist.

Um nicht missverstanden zu werden: Ich lehne nicht alles ab, was »mir geholfen hat«. Der menschliche Körper ist komplex und alle Menschen sind Individuen. Aber die Methode der Gesundheitswissenschaften besteht darin, große Gruppen von Menschen zu untersuchen und den Durchschnitt zu ermitteln. Es ist daher möglich, dass eine Methode, die beim Durchschnittsmenschen nicht wirkt, Ihnen hilft. Wahrscheinlich ist es nicht. Zudem gibt es den Placeboeffekt: Wenn wir glauben, dass ein Mittel wirkt, kann es sein, dass es tatsächlich wirkt. Aber noch einmal: Ich rate Ihnen immer, dem Weg zu folgen, den die wissenschaftlichen Befunde uns zeigen.

Wenn Sie Gewissheiten und Plattitüden haben wollen, sind die Standardratgeber das Richtige für Sie. Wenn Sie aber einen nuancierten wissenschaftlichen Leitfaden zu einer gesunden Lebensweise bevorzugen, dann halten Sie ihn in der Hand.

Während ich dieses Buch schrieb, habe ich der Versuchung widerstanden, die Belege auf schnelle und simple Merksätze zu reduzieren. Aus gutem Grund: Die Wissenschaftler, die auf diesen Gebieten arbeiten, ermahnen uns, die gesamte Beweisführung zu prüfen und nicht die Rosinen herauszupicken.

Aber einen einfachen Rat kann ich Ihnen geben. Wenn Sie irgendwo eine Behauptung lesen, bei der es um die Gesundheit geht, dann stellen Sie sich die folgenden vier Fragen: Klingt es zu gut, um wahr zu sein? Ist die Quelle glaubwürdig? Sind die Daten solide? Wer profitiert davon?

Ich möchte Ihnen nicht vorschreiben, nach welchen Antworten Sie suchen sollen. Wenn Sie so weit gekommen sind, finden Sie das mit Sicherheit selbst heraus. Ich wünsche Ihnen gute Gesundheit.

Dank

Dieses Buch wäre ohne meine brillanten Kolleginnen und Kollegen beim *New Scientist* niemals entstanden. Ihre Kompetenz, ihr Talent und ihre Hingabe erstaunen mich immer noch, obwohl ich fast 20 Jahre mit ihnen und ihren Nachfolgern gearbeitet habe. Viele Kapitel dieses Buches basieren auf Artikeln, die sie geschrieben oder lektoriert haben; deshalb bin ich den ehemaligen und jetzigen Reportern und Redakteuren im Themenbereich Biomedizin besonders verpflichtet: Andy Coghlan, Catherine de Lange, Kate Douglas, Alison George, Jessica Hamzelou, Rowan Hooper, Michael Le Page, Tiffany O'Callaghan, Penny Sarchet und Clare Wilson. Es tut mir leid, wenn ich jemanden vergessen habe, es ist viel Zeit vergangen. Das redaktionelle Team verdient ebenfalls ein Lob für seine vorzügliche Arbeit beim Aufpolieren der Originalartikel.

Dankbar bin ich auch dem Team der Geschäftsleitung des *New Scientist*, vor allem Nina Wright, Emily Wilson und Richard Webb für ihre Unterstützung, ihre Schmeicheleien und ihre Geduld.

Dieses Buch wäre auch ohne die Hartnäckigkeit und Weitsicht von Georgina Laycock und Abigail Scruby bei John Murray und Toby Mundy, dem literarischen Agenten beim *New Scientist*, nicht zustande gekommen.

Zu guter Letzt muss ich meiner Frau Clare und meinen Söhnen Jonah und Jude danken, die wieder einmal monatelang meine mentale und physische Abwesenheit und gelegentliche schlechte Laune erdulden mussten, wenn die engen Termine ihren Tribut forderten. Ich liebe euch alle.

Quellen

Die Wahrheit über das Essen

1 Stephen, A. M., Sieber, G. M. (1994): Trends in Individual Fat Consumption in the UK 1900–1985, in: *British Journal of Nutrition* 71, 5: S. 775–778. https://doi.org/10.1079/BJN19940183

2 Siri-Tarino, P. W., Sun, Q., Hu, F. B. et al. (2010): Meta-analysis of Prospective Cohort Studies Evaluating the Association of Saturated Fat with Cardiovascular Disease, in: *American Journal of Clinical Nutrition*, 91, 3: S. 535–546. https://doi.org/10.3945/ajcn.2009.27725

3 Chowdhury, R., Warnakula, S., Kunutsor, S. et al. (2014): Association of Dietary, Circulating, and Supplement Fatty Acids with Coronary Risk: A Systematic Review and Meta-analysis, in: *Annals of Internal Medicine* 160, 6: S. 398–406. https://doi.org/10.7326/M13-1788

4 de Oliveira, Otto, Mozaffarian D., Kromhout D. et al. (2012): Dietary Intake of Saturated Fat by Food Source and Incident Cardiovascular Disease: the Multi-Ethnic Study of Atherosclerosis, in: *American Journal of Clinical Nutrition*, 96, 2: S. 397–404. https://doi.org/10.3945/ajcn.112.037770

5 Gardner, C. D., Kiazund, A., Alhassan, S. et al. (2007): Comparison of the Atkins, Zone, Ornish, and LEARN Diets for Change in Weight and Related Risk Factors Among Overweight Premenopausal Women. The A to Z Weight Loss Study: A Randomized Trial, in: *Journal of the American Medical Association* 297, 9: S. 969–977. https://doi.org/10.1001/jama.297.9.969

6 Shai, I., Schwarzfuchs, D., Henkin, Y. et al. (2008): Weight Loss with a Low-Carbohydrate, Mediterranean, or Low-Fat Diet, in: *New England Journal of Medicine* 359, 3: S. 229–241. https://doi.org/10.1056/NEJMoa0708681

7 Eddy, D., Schlessinger, L., Kahn, R. et al. (2009): Relationship of Insulin Resistance and Related Metabolic Variables to Coronary Artery Disease: A Mathematical Analysis, in: *Diabetes Care* 32, 2: S. 361–366. https://doi.org/10.2337/dc08-0854

8 Siehe zum Beispiel Lenoir, M., Serre, F., Cantin, L., Ahmed, S. H. (2007): Intense Sweetness Surpasses Cocaine Reward, in: *PLoS ONE* 2, 8: S. e698. https://doi.org/10.1371/journal.pone.0000698

9 Siehe zum Beispiel Te Morenga, L., Mallard, S., Mann, J. (2013): Dietary Sugars und Body Weight: Systematic Review and Meta-analyses of Randomi-

sed Controlled Trials and Cohort Studies, in: *BMJ* 346: S. e7492. https://doi.org/10.1136/bmj.e7492

10 Siehe zum Beispiel Strazzullo, P., D'Elia, L., Kundala, N.-B., Cappuccio, F. P. (2009): Salt Intake, Stroke, and Cardiovascular Disease: Meta-analysis of Prospective Studies, in: *BMJ* 339: S. b4567. https://doi.org/10.1136/bmj.b4567

11 Cook, N. R., Cutler, J. A., Obarzanek, E. et al. (2007): Longterm Effects of Dietary Sodium Reduction on Cardiovascular Disease Outcomes: Observational Follow-up of the Trials of Hypertension Prevention (TOHP), in: *BMJ* 334: S. 885. https://doi.org/10.1136/bmj.39147.604896.55

12 Kieneker, L. M., Eisenga, M. F., Gansevoort M. T. et al. (2018): Association of Low Urinary Sodium Excretion With Increased Risk of Stroke, in: *Mayo Clinic Proceedings* 93, 12: S. 1803–1809. https://doi.org/10.1016/j.mayocp.2018.05.028

13 World Cancer Research Fund/American Institute for Cancer Research (2007): *Food, Nutrition, Physical Activity, and the Prevention of Cancer: A Global Perspective*. Washington, D.C. http://www.dietandcancerreport.org

14 Red Meat and Processed Meat (2015): *IARC Monographs on the Evaluation of Carcinogenic Risks to Humans* 114

15 Lippia, G., Mattiuzzi, C. und Cervellin, G. (2016): Meat Consumption and Cancer Risk: a Critical Review of Published Meta-analyses, in: *Critical Reviews in Oncology/Hematology* 97, 1: S. 1–14. https://doi.org/10.1016/j.critrevonc.2015.11.008

16 Pan, A., Sun, Q., Bernstein, A. M. et al. (2012): Red Meat Consumption and Mortality: Results from 2 Prospective Cohort Studies, in: *Annals of Internal Medicine* 172, 7: S. 555–563. https://doi.org/10.1001/archinternmed.2011.2287

17 Kappeler R., Eichholzer, M. und Rohrmann, S. (2013): Meat Consumption and Diet Quality and Mortality in NHANES III, in: *European Journal of Clinical Nutrition* 67, 6: S. 598–606. https://doi.org/10.1038/ejcn.2013.59

18 Rohrmann, R., Overvad, K., Bueno-de-Mesquita, H. B., et al. (2013): Meat Consumption and Mortality – Results from the European Prospective Investigation into Cancer and Nutrition, in: *BMC Medicine* 11: S. 63. https://doi.org/10.1186/1741-7015-11-63

19 Ebd.

20 Michaëlsson, K., Wolk, A., Langenskiöld, S. et al. (2014): Milk Intake and Risk of Mortality and Fractures in Women and Men: Cohort Studies, in: *BMJ* 349: S. g6015. https://doi.org/10.1136/bmj.g6015
21 Cui, X., Zuo, P., Zhang, Q. et al. (2006): Chronic Systemic D-galactose Exposure Induces Memory Loss, Neurodegeneration, and Oxidative Damage in Mice: Protective Effects of R-Alpha-lipoic Acid, in: *Journal of Neuroscience Research* 83, 8: S. 1584–1590. https://doi.org/10.1002/jnr.20899
22 Lampe J. W. (2011): Dairy Products and Cancer, in: *Journal of the American College of Nutrition* 30, 5, Beiheft 1: S. 464S–470S. https://doi.org/10.1080/07315724.2011.10719991
23 Elwood, P. C., Givens, D. I., Beswick, A. D. et al. (2008): The Survival Advantage of Milk and Dairy Consumption: an Overview of Evidence from Cohort Studies of Vascular Diseases, Diabetes and Cancer, in: *Journal of the American College of Nutrition* 27, 6: S. 723S–734S. https://doi.org/10.1080/07315724.2008.10719750
24 Aune, D., Giovannucci, E., Boffetta, P. et al. (2017): Fruit and Vegetable Intake and the Risk of Cardiovascular Disease, Total Cancer and All-cause Mortality – a Systematic Review and Dose-response Meta-analysis of Prospective Studies, in: *International Journal of Epidemiology* 46, 3: S. 1029–1056. https://doi.org/10.1093/ije/dyw319
25 Verhoeven, D. T., Goldbohm, R. A., van Poppel, G. et al. (1996): Epidemiological Studies on Brassica Vegetables and Cancer Risk, in: *Cancer Epidemiology, Biomarkers and Prevention* 5, 9: S. 733–748. https://cebp.aacrjournals.org/content/5/9/733.short
26 Siehe zum Beispiel De Carvalho, F. G., Ovídio, P. P., Padovan, G. J. et al. (2014): Metabolic Parameters of Postmenopausal Women after Quinoa or Corn Flakes Intake – a Prospective and Double-blind Study, in: *International Journal of Food Science and Nutrition* 65, 3: S. 380–385. https://doi.org/10.3109/09637486.2013.866637
27 Cassidy, A., Mukamal, K. J., Liu, L. et al. (2013): High Anthocyanin Intake is Associated with a Reduced Risk of Myocardial Infarction in Young and Middle-Aged Women, in: *Circulation* 127: S. 188–196. https://doi.org/10.1161/CIRCULATIONAHA.112.122408
28 Scheers, N., Rossunder-Hulthen, L., Torsdottir, I. et al. (2016): Increased Iron Bioavailability from Lactic-fermented Vegetables is Likely an Effect of Promoting the Formation of Ferric Iron (Fe^{3+}), in: *European Journal of Nutrition* 55, 1: S. 373–382

29 Siehe zum Beispiel Hamet, M. F., Medrano, M., Pérez, P. F. et al. (2016): Oral Administration of Kefiran Exerts a Bifidogenic Effect on BALB/c Mice Intestinal Microbiota, in: *Beneficial Microbes* 7, 2: S. 237–246. https://doi.org/10.3920/BM2015.0103

30 Jun, L., Qi, L., Yu, C. (2015): Consumption of Spicy Foods and Total and Cause Specific Mortality: Population Based Cohort Study, in: *BMJ* 351: S. h3942. https://doi.org/10.1136/bmj.h3942

31 Heskey, C., Oda, K., Sabaté, J. (2019): Avocado Intake, and Longitudinal Weight and Body Mass Index Changes in an Adult Cohort, in: *Nutrients* 11, 3: S. 691. https://doi.org/10.3390/nu11030691

32 Hemler, E. C., Chavarro, J. E., Hu, F. B. (2018): Organic Foods for Cancer Prevention – Worth the Investment?, in: *JAMA Internal Medicine* 178, 12: S. 1606–1607. https://doi.org/10.1001/jamainternmed.2018.4363

33 González, N., Marquès, M., Nadal, M. und Domingo, J. L. (2019): Occurrence of Environmental Pollutants in Foodstuffs: A Review of Organic vs. Conventional Food, in: *Food and Chemical Toxicology*, 125: S. 370–375. https://doi.org/10.1016/j.fct.2019.01.021

34 Hurtado-Barroso, S., Tresserra-Rimbau, A., Vallverdú-Queralt, A. und Lamuela-Raventós, R. M. (2017): Organic Food and the Impact on Human Health, in: *Critical Reviews in Food Science and Nutrition* 59, 4: S. 704–714. https://doi.org/10.1080/10408398.2017.1394815

35 Stergiadis, S., Leifert, C., Seal, C. J. et al. (2012): Effect of Feeding Intensity and Milking System on Nutritionally Relevant Milk Components in Dairy Farming Systems in the North East of England, in: *Journal of Agricultural and Food Chemistry*, 60, 29: S. 7270–7281. https://doi.org/10.1021/jf301053b

36 Estruch, R., Ros, E., Salas-Salvadó, J. et al. (2013): Primary Prevention of Cardiovascular Disease with a Mediterranean Diet, in: *New England Journal of Medicine* 368: S. 1279–1290. https://doi.org/10.1056/NEJMoa1200303

37 Estruch, R., Ros, E., Salas-Salvadó, J. (2018): Primary Prevention of Cardiovascular Disease with a Mediterranean Diet Supplemented with Extra-Virgin Olive Oil or Nuts, in: *New England Journal of Medicine*, 378: S. e34. https://doi.org/10.1056/NEJMoa1800389

38 Bonaccio, M., Di Castelnuovo, A., Pounis, G. et al. (2017): High Adherence to the Mediterranean Diet is Associated with Cardiovascular Protection in Higher but not in Lower Socioeconomic Groups: Prospective Findings from the Moli-sani Study, in: *International Journal of Epidemiology* 46, 5: S. 1478–1487. https://doi.org/10.1093/ije/dyx145

39 Menotti, A., Puddu, P. E., Lanti, M. et al. (2014): Lifestyle Habits and Mortality from all and Specific Causes of Death: 40-year Follow-up in the Italian Rural Areas of the Seven Countries Study, in: *Journal of Nutrition, Health and Aging* 18: S. 314–321. https://doi.org/10.1007/s12603-013-0392-1
40 Scientific Advisory Committee on Nutrition (2019): *Saturated fats and health*. https://www.gov.uk/government/publications/saturated-fats-and-health-sacn-report

Die Wahrheit über Diäten und Gewichtsabnahme

1 Betts, J. A., Richardson, J. D., Chowdhury, E. A. et al. (2014): The Causal Role of Breakfast in Energy Balance and Health: a Randomized Controlled Trial in Lean Adults, in: *American Journal of Clinical Nutrition* 100, 2: S. 539–547. https://doi.org/10.3945/ajcn.114.083402
2 Betts, J. A., Chowdhury, E. A. und Gonzalez, J. T. (2016): Is Breakfast the Most Important Meal of the Day?, in: *Proceedings of the Nutrition Society* 75, 4: S. 464–474. https://doi.org/10.1017/S0029665116000318
3 Conley, M., Le Fevre, L., Haywood, C. et al. (2018): Is Two Days of Intermittent Energy Restriction Per Week a Feasible Weight Loss Approach in Obese Males? A Randomised Pilot Study, in: *Nutrition and Dietetics* 75, 1: S. 65–72. https://doi.org/10.1111/1747-0080.12372
4 Wei, M., Brandhorst, S., Shelehchi, M. et al. (2017): Fasting-mimicking Diet and Markers/Risk Factors for Aging, Diabetes, Cancer, and Cardiovascular Disease, in: *Science Translational Medicine* 9, 377: S. eaai8700. https://doi.org/10.1126/scitranslmed.aai8700
5 Chaix, A., Zarrinpar, A., Miu, P., Panda, S. (2014): Time-Restricted Feeding is a Preventative and Therapeutic Intervention against Diverse Nutritional Challenges, in: *Cell Metabolism* 20, 6: S. 991–1005. https://doi.org/10.1016/j.cmet.2014.11.001
6 Fontana, L., Cummings, N. E., Arriola Apelo, S. I. (2016): Decreased Consumption of Branched-Chain Amino Acids Improves Metabolic Health, in: *Cell Reports* 16: S. 520–530. https://doi.org/10.1016/j.celrep.2016.05.092
7 Klein, A. V., Kiat, H. (2015): Detox Diets for Toxin Elimination and Weight Management: a Critical Review of the Evidence, in: *Journal of Human Nutrition and Dietetics* 28, 6: S. 675–686. https://doi.org/10.1111/jhn.12286

8 Hue, O., Marcotte, J., Berrigan, F. et al. (2006): Increased Plasma Levels of Toxic Pollutants Accompanying Weight Loss Induced by Hypocaloric Diet or by Bariatric Surgery, in: *Obesity Surgery* 16, 9: S. 1145–1154. https://doi.org/10.1381/096089206778392356

9 Eaton S. B., Konner, M. (1985): Paleolithic Nutrition – A Consideration of its Nature and Current Implications, in: *New England Journal of Medicine* 312, 5: S. 283–289. https://doi.org/10.1056/NEJM198501313120505

10 Thompson, R. C., Allam, A. H., Lombardi, G. P. et al. (2013): Atherosclerosis Across 4000 Years of Human History: the Horus Study of Four Ancient Populations, in: *Lancet* 381, 9873: S. 1211–1222. https://doi.org/10.1016/S0140-6736(13)60598-X

11 Statista 2020: www.de.statista.com/statistik/daten/studie/445155/umfrage/umfrage-in-deutschland-zur-anzahl-der-veganer/. Letzter Zugriff am 10.12.2020

12 Winston J., Craig, W. J. (2009): Health Effects of Vegan Diets, in: *American Journal of Clinical Nutrition* 89, 5: S. 1627S–1633S . https://doi.org/10.3945/ajcn.2009.26736N

13 Skodje, G. I., Sarna, V. K., Minelle, I. H. et al. (2018): Fructan, Rather Than Gluten, Induces Symptoms in Patients With Self-Reported Non-Celiac Gluten Sensitivity, in: *Gastroenterology* 154, 3: S. 529–539.e2. https://doi.org/10.1053/j.gastro.2017.10.040

14 Francis, C. Y., Whorwell, P. J. (1994): Bran and Irritable Bowel Syndrome: Time for Reappraisal, in: *Lancet* 344, 8914: S. 39–40 . https://doi.org/10.1016/S0140-6736(94)91055-3

15 Jensen, M. D., Ryan, D. H., Apovian, C. M., Ard, J. D. (2014): 2013 AHA/ACC/TOS Guideline for the Management of Overweight and Obesity in Adults: A Report of the American College of Cardiology/American Heart Association Task Force on Practice Guidelines and The Obesity Society, in: *Circulation* 129: S. S102–S138. https://doi.org/10.1161/01.cir.0000437739.71477.ee

16 Yannakoulia, M., Poulimeneas, D., Mamalaki, E., Anastasiou, C. A. (2019): Dietary Modifications for Weight Loss and Weight Loss Maintenance, in: *Metabolism* 92: S. 153–162. https://doi.org/10.1016/j.metabol.2019.01.001

17 Flegal, K. M., Kit, B. K., Orpana, H. et al. (2013): Association of All-Cause Mortality with Overweight and Obesity Using Standard Body Mass Index Categories: a Systematic Review and Meta-analysis, in: *JAMA* 309, 1: S. 71–82. https://doi.org/10.1001/jama.2012.113905

18 Murakami, K., Sasaki, S., Takahashi, Y. et al. (2007): Hardness (Difficulty of Chewing) of the Habitual Diet in Relation to Body Mass Index and Waist Circumference in Free-living Japanese Women Aged 18–22 y, in: *American Journal of Clinical Nutrition* 86, 1: S. 206–213. https://doi.org/10.1093/ajcn/86.1.206

19 Evenepoel, P., Geypens, B., Luypaerts, A. et al. (1998): Digestibility of Cooked and Raw Egg Protein in Humans as Assessed by Stable Isotope Techniques, in: *Journal of Nutrition* 128, 10: S. 1716–1722. https://doi.org/10.1093/jn/128.10.1716

20 Siehe zum Beispiel Schmidt, S. L., Harmon, K. A., Sharp, T. A. et al. (2012): The Effects of Overfeeding on Spontaneous Physical Activity in Obesity Prone and Obesity Resistant Humans, in: *Obesity*, 20, 11: S. 2186–2193. https://doi.org/10.1038/oby.2012.103

Die Wahrheit über Vitamine und Nahrungsergänzung

1 Bjelakovic, G., Nikolova, D., Gluud, L. L. et al. (2012): Antioxidant Supplements for Prevention of Mortality in Healthy Participants and Patients with Various Diseases, in: *Cochrane Database of Systematic Reviews* 3. https://doi.org/10.1002/14651858.CD007176.pub2

2 Martí-Carvajal, A. J., Solà, I., Lathyris, D. et al. (2013): Homocysteine-lowering Interventions for Preventing Cardiovascular Events, in: *Cochrane Database of Systematic Reviews* 1. https://doi.org/10.1002/14651858.CD006612.pub3

3 Hemilä, H., Chalker, E. (2013): Vitamin C for Preventing and Treating the Common Cold, in: *Cochrane Database of Systematic Reviews* 1. https://doi.org/10.1002/14651858.CD000980.pub4

4 Tian, H., Guo, X., Wang, X. et al. (2013): Chromium picolinate supplementation for overweight or obese adults, in: *Cochrane Database of Systematic Reviews* 11: S. CD010063. https://doi.org/10.1002/14651858.CD010063.pub2

5 European Food Safety Authority Panel on Dietetic Products, Nutrition and Allergies (NDA)(2010): Scientific Opinion on the substantiation of health claims related to coenzyme Q10, in: *EFSA Journal* 10, 8: S. 1793. https://doi.org/10.2903/j.efsa.2010.1793

6 Schöttker, B., Jorde, R., Peasey, A. et al. (2014): Vitamin D and mortality: meta-analysis of individual participant data from a large consortium of

cohort studies from Europe and the United States, in: *BMJ* 348: S. g3656. https://doi.org/10.1136/bmj.g3656
7 Abdelhamid, A. S., Brown, T. J., Brainard, J. S. et al. (2018): Omega-3 fatty acids for the primary and secondary prevention of cardiovascular disease, in: *Cochrane Database of Systematic Reviews* 7: S. CD003177. https://doi.org/10.1002/14651858.CD003177.pub3
8 Miller, E. R. III., Juraschek, S., Pastor-Barriuso, R. et al. (2010): Meta-analysis of folic acid supplementation trials on risk of cardiovascular disease and risk interaction with baseline homocysteine levels, in: *American Journal of Cardiology* 106, 4: S. 517–527. https://doi.org/10.1016/j.amjcard.2010.03.064
9 Towheed, T., Maxwell, L., Anastassiades, T. P. et al. (2005): Glucosamine therapy for treating osteoarthritis, in: *Cochrane Database of Systematic Reviews* 2: S. CD002946. https://doi.org/10.1002/14651858.CD002946.pub2
10 Shaw, K. A., Turner, J., Del Mar, C. (2002): Tryptophan and 5-Hydroxytryptophan for depression, in: *Cochrane Database of Systematic Reviews* 1: S. CD003198. https://doi.org/10.1002/14651858.CD003198
11 Bolland, M. J., Barber, P. A., Doughty, R. N. et al. (2008): Vascular Events in Healthy Older Women Receiving Calcium Supplementation: Randomised Controlled Trial, in: *BMJ* 336: S. 262–266. https://doi.org/10.1136/bmj.39440.525752.BE
12 Bolland, M. J., Avenell, A., Baron, J. A. et al. (2010): Effect of Calcium Supplements on Risk of Myocardial Infarction and Cardiovascular Events: Meta-Analysis, in: *BMJ* 341: S. c3691. https://doi.org/10.1136/bmj.c3691
13 European Food Safety Authority Panel on Dietetic Products, Nutrition and Allergies (NDA) (2010): Scientific Opinion on the substantiation of health claims related to methylsulphonylmethane (MSM), in: *EFSA Journal* 8, 10: S. 1746. https://doi.org/10.2903/j.efsa.2010.1746
14 Rees, K., Hartley, L., Day, C. et al. (2013): Selenium supplementation for the primary prevention of cardiovascular disease, in: *Cochrane Database of Systematic Reviews* 1: S. CD009671. https://doi.org/10.1002/14651858.CD009671.pub2
15 Singh, M., Das, R. R. (2015): Zinc for the common cold, in: *Cochrane Database of Systematic Reviews* 6: S. CD001364. https://doi.org/10.1002/14651858.CD001364.pub4
16 Bjelakovic, G., Nikolova, D., Gluud, L. L. et al. (2007): Mortality in Randomized Trials of Antioxidant Supplements for Primary and Secondary Pre-

vention: Systematic Review and Meta-analysis, in: *JAMA* 297, 8: S. 842–857. https://doi.org/10.1001/jama.297.8.842

17 Klein, E. A., Thompson, I. M., Tangen, C. M. et al. (2011): Vitamin E and the Risk of Prostate Cancer: The Selenium and Vitamin E Cancer Prevention Trial (SELECT), in: *JAMA* 306, 14: S. 1549–1556. https://doi.org/10.1001/jama.2011.1437

Die Wahrheit über Getränke (und Drogen)

1 Valtin, H. (2002): »Drink at Least Eight Glasses of Water a Day.« Really? Is There Scientific Evidence for »8 × 8«?, in: *American Journal of Physiology-Regulatory, Integrative and Comparative Physiology* 283, 5: S. R993–R1004. https://doi.org/10.1152/ajpregu.00365.2002

2 Furst, H., Hallows, K. R., Post, J. et al. (2000): The Urine/Plasma Electrolyte Ratio: A Predictive Guide to Water Restriction, in: *The American Journal of the Medical Sciences* 319, 4: S. 240–244. https://www.sciencedirect.com/science/article/abs/pii/S0002962915407360

3 Popkin, B. M., D'Anci, K. E., Rosenberg, I. H. (2010): Water, Hydration, and Health, in: *Nutrition Reviews* 68, 8: S. 439–458. https://doi.org/10.1111/j.1753-4887.2010.00304.x

4 Bernabé, E., Vehkalahti, M. M., Sheiham, A. et al. (2014): Sugar-Sweetened Beverages and Dental Caries in Adults: A 4-Year Prospective Study, in: *Journal of Dentistry* 42, 8: S. 952–958. https://doi.org/10.1016/j.jdent.2014.04.011

5 O'Connor, L., Imamura, F., Lentjes, M. A. H. et al. (2015): Prospective Associations and Population Impact of Sweet Beverage Intake and Type 2 Diabetes, and Effects of Substitutions with Alternative Beverages, in: *Diabetologia* 58: S. 1474. https://doi.org/10.1007/s00125-015-3572-1

6 Heneghan, C., Howick, J., O'Neill, B. et al. (2012): The Evidence Underpinning Sports Performance Products: a Systematic Assessment, in: *BMJ Open* 2: S. e001702. https://doi.org/10.1136/bmjopen-2012-001702

7 Pritchett, K., Pritchett, R. (2013): Chocolate Milk: A Post-Exercise Recovery Beverage for Endurance Sports, in: *Acute Topics in Sport Nutrition* 59: S. 127–134. https://doi.org/10.1159/000341954

8 Rogers, P. J., Hogenkamp, P. S., de Graaf, C. et al. (2016): Does Low-Energy Sweetener Consumption Affect Energy Intake and Body Weight? A Systematic Review, Including Meta-Analyses, of the Evidence from Human and

Animal Studies, in: *International Journal of Obesity* 40: S. 381–394. https://pubmed.ncbi.nlm.nih.gov/26365102/

9 Loftfield, E., Cornelis, M. C., Caporaso, N. et al. (2018): Association of Coffee Drinking with Mortality by Genetic Variation in Caffeine Metabolism: Findings from the UK Biobank, in: *JAMA Internal Medicine* 178, 8: S. 1086–1097. https://doi.org/10.1001/jamainternmed.2018.2425

10 Boehm, K., Borrelli, F., Ernst, E. et al. (2009): Green Tea (Camellia sinensis) for the Prevention of Cancer, in: *Cochrane Database of Systematic Reviews* 3: S. CD005004. https://doi.org/10.1002/14651858.CD005004.pub2

11 Neturi, R. S., Srinivas, R., Simha, V. et al. (2014): Effects of Green Tea on Streptococcus mutans Counts – A Randomised Control Trial, in: *Journal of Clinical and Diagnostic Research* 11: S. ZC128–ZC130. https://doi.org/10.7860/JCDR/2014/10963.5211

12 Coles, L. T., Clifton, P. M. (2012): Effect of Beetroot Juice on Lowering Blood Pressure in Free-Living, Disease-Free Adults: a Randomized, Placebo-Controlled Trial, in: *Nutrition Journal* 11: S. 106. https:/doi.org/10.1186/1475-2891-11-106

13 Kohn, J. B. (2015): Is Vinegar an Effective Treatment for Glycemic Control or Weight Loss?, in: *Journal of the Academy of Nutrition and Dietetics* 115, 7: S. 1188. https://doi.org/10.1016/j.jand.2015.05.010

14 GBD 2016 Alcohol Collaborators (2016): Alcohol Use and Burden for 195 Countries and Territories, 1990–2016: a Systematic Analysis for the Global Burden of Disease Study, in: *Lancet* 392, 10152: S. 1015–1035. https://doi.org/10.1016/S0140-6736(18)31310-2

15 Ebd.

16 Wood, A. M., Kaptoge, S., Butterworth, A. S. et al. (2018): Risk Thresholds for Alcohol Consumption: Combined Analysis of Individual-Participant Data for 599. 912 Current Drinkers in 83 Prospective Studies, in: *Lancet* 391, 10129: S. 1513–1523. https://doi.org/10.1016/S0140-6736(18)30134-X

17 Mehta, G., Macdonald, S., Cronberg, A. et al. (2018): Short-Term Abstinence from Alcohol and Changes in Cardiovascular Risk Factors, Liver Function Tests and Cancer-Related Growth Factors: a Prospective Observational Study, in: *BMJ Open* 8: S. e020673. https://doi.org/10.1136/bmjopen-2017-020673

18 de Visser, R. O., Robinson, E. und Bond, R. (2016): Voluntary Temporary Abstinence from Alcohol During »Dry January« and Subsequent Alcohol

Use, in: *Health Psychology* 35, 3: S. 281–289. https://doi.org/10.1037/hea0000297

19 Perreault, K., Bauman, A., Johnson N. et al. (2017): Does Physical Activity Moderate the Association Between Alcohol Drinking and All-Cause, Cancer and Cardiovascular Diseases Mortality? A Pooled Analysis of Eight British Population Cohorts, in: *British Journal of Sports Medicine* 51: S. 651–657. https://doi.org/10.1136/bjsports-2016-096194

20 Penning, R., McKinney, A., Verster, J. C. (2012): Alcohol Hangover Symptoms and Their Contribution to the Overall Hangover Severity, in: *Alcohol and Alcoholism* 47, 3: S. 248–252. https://doi.org/10.1093/alcalc/ags029

21 Köchling, J., Geis, B., Wirth, S. et al. (2019): Grape or grain but Never the Twain? A Randomized Controlled Multiarm Matched-Triplet Crossover Trial of Beer and Wine, in: *The American Journal of Clinical Nutrition* 109, 2: S. 345–352. https://doi.org/10.1093/ajcn/nqy309

22 Pirie, K., Peto, R., Reeves, G. K. et al. (2013): The 21st Century Hazards of Smoking and Benefits of Stopping: a Prospective Study of One Million Women in the UK, in: *Lancet* 381, 9861: S. 133–141. https://doi.org/10.1016/S0140-6736(12)61720-6

23 Nutt, D. J., King, L. A., Phillips, L. D. on behalf of the Independent Scientific Committee on Drugs (2010): Drug Harms in the UK: a Multicriteria Decision Analysis, in: *Lancet* 376, 9752: S. 1558–1565. https://doi.org/10.1016/S0140-6736(10)61462-6

24 O'Brien, M. S. und Anthony, J. C. (2005): Risk of Becoming Cocaine Dependent: Epidemiological Estimates for the United States, 2000–2001, in: *Neuropsychopharmacology* 30: S. 1006–1018. https://doi.org/10.1038/sj.npp.1300681

Die Wahrheit über Sport

1 Morris, J. N., Crawford, M. D. (1958): Coronary Heart Disease and Physical Activity of Work, in: *BMJ* 2, 5111: S. 1485–1496. https://doi.org/10.1136/bmj.2.5111.1485

2 Siehe zum Beispiel Pedersen, B. K. (2019): The Physiology of Optimizing Health with a Focus on Exercise as Medicine, in: *Annual Review of Physiology* 81: S. 607–627. https://doi.org/10.1146/annurev-physiol-020518-114339

3 Diabetes Prevention Program Research Group (2002): Reduction in the Incidence of Type 2 Diabetes with Lifestyle Intervention or Metformin, in: *New England Journal of Medicine* 346: S. 393–403. https://doi.org/10.1056/NEJMoa012512

4 Dunstan, D. W., Howard, B., Healy, G. N. et al. (2012): Too Much Sitting – Health Hazard, in: *Diabetes Research and Clinical Practice* 97, 3: S. 368–376. https://doi.org/10.1016/j.diabres.2012.05.020

5 https://sites.google.com/site/compendiumofphysicalactivities/. Letzter Zugriff am 10.12.2020

6 Lear, S., Hu, W., Rangarajan, S. et al. (2017): The Effect of Physical Activity on Mortality and Cardiovascular Disease in 130.000 People from 17 High-Income, Middle-Income, and Low-Income Countries: The PURE Study, in: *Lancet* 390, 10113: S. 2643–2654. https://doi.org/10.1016/S0140-6736(17)31634-3

7 O'Donovan, G., Lee, I., Hamer, M. et al. (2017): Association of »Weekend Warrior« and Other Leisure Time Physical Activity Patterns with Risks for All-Cause, Cardiovascular Disease, and Cancer Mortality, in: *JAMA Internal Medicine* 177, 3: S. 335–342. https://doi.org/10.1001/jamainternmed.2016.8014

8 Bouchard, C, An, P., Rice, T. et al. (1999): Familial Aggregation of VO2 Max Response to Exercise Training: Results from the HERITAGE Family Study, in: *Journal of Applied Physiology* 87, 3: S. 1003–1008. https://doi.org/10.1152/jappl.1999.87.3.1003

9 Tigbe, W. W., Granat, M. H., Satta, N., Lean, M. E. J. (2017): Time Spent in Sedentary Posture is Associated with Waist Circumference and Cardiovascular Risk, in: *International Journal of Obesity* 41: S. 689–696. https://www.nature.com/articles/ijo201730

10 Siehe zum Beispiel Rees-Punia E., Evans, E. M., Schmidt, M. D. et al. (2019): Mortality Risk Reductions for Replacing Sedentary Time With Physical Activities, in: *American Journal of Preventative Medicine* 56, 5: S. 73–141. https://doi.org/10.1016/j.amepre.2018.12.006

11 Tabata, I., Nishimura, K., Kouzaki, M. et al. (1996): Effects of Moderate-intensity Endurance and High-intensity Intermittent Training on Anaerobic Capacity and VO_2max, in: *Medical Science Sports Exercise* 28, 10: S. 1327–1330. https://www.ncbi.nlm.nih.gov/pubmed/8897392

12 Ruiz, J. R., Sui, X., Lobelo, F. et al. (2008): Association Between Muscular Strength and Mortality in Men: Prospective Cohort Study, in: *BMJ* 337: S. a439. https://doi.org/10.1136/bmj.a439

13 Swift, D. L., Johannsen, N. M., Lavie C. J. et al. (2014): The Role of Exercise and Physical Activity in Weight Loss and Maintenance, in: *Progress in Cardiovascular Diseases* 56, 4: S. 441–447. https://doi.org/10.1016/j.pcad.2013.09.012

14 Willbond, S. M., Laviolette, M. A., Duval, K., Doucet, E. (2010): Normal Weight Men and Women Overestimate Exercise Energy Expenditure, in: *Journal of Sports Medicine and Physical Fitness* 50, 4: S. 377–384

15 Dugas, L. R., Kliethermes, S., Plange-Rhule, J. et al. (2017): Accelerometer-measured Physical Activity is Not Associated with Two-year Weight Change in African-origin Adults from Five Diverse Populations, in: *PeerJ* 5: S. e2902. https://doi.org/10.7717/peerj.2902

16 Pontzer, H., Durazo-Arvizu, R., Dugas, L. et al. (2015): Constrained Total Energy Expenditure and Metabolic Adaptation to Physical Activity in Adult Humans, in: *Current Biology* 26, 3: S. 410–417. https://doi.org/10.1016/j.cub.2015.12.046

17 Paravidino, V. B., Mediano, M. F. F., Hoffman D. J., Sichieri, R. (2016): Effect of Exercise Intensity on Spontaneous Physical Activity Energy Expenditure in Overweight Boys: A Crossover Study, in: *PLoS ONE* 11, 1: S. e0147141. https://doi.org/10.1371/journal.pone.0147141

18 Levine, J. A., Lanningham-Foster, L. M und McCrady, S. K. (2005): Interindividual Variation in Posture Allocation: Possible Role in Human Obesity, in: *Science* 307: S: 584–586. https://doi.org/10.1126/science.1106561

19 Moffitt, T. E., Arseneault, L., Belsky, D. et al. (2011): A Gradient of Childhood Self-control Predicts Health, Wealth, and Public Safety, in: *PNAS* 108, 7: S. 2693–2698. https://doi.org/10.1073/pnas.1010076108

20 Baumeister, R. F., Bratslavsky, E., Muraven, M., Tice, D. M. (1998): Ego Depletion: Is the Active Self a Limited Resource?, in: *Journal of Personality and Social Psychology* 74, 5: S. 1252–1265. https://doi.org/10.1037/0022-3514.74.5.1252

21 Job, V., Dweck, C. S., Walton, G. M.: Ego Depletion – Is It All in Your Head?: Implicit Theories About Willpower Affect Self-Regulation, in: *Psychological Science* 21, 11: S. 1686–1693. https://doi.org/10.1177/0956797610384745

22 Miller, E. M., Walton, G. M., Dweck, C. S., Job, V. et al. (2012): Theories of Willpower Affect Sustained Learning, in: *PLoS ONE* 7, 6: S. e38680. https://doi.org/10.1371/journal.pone.0038680
23 Neal, D. T., Wood, W., Drolet, A. (2013): How do People Adhere to Goals When Willpower is Low? The Profits (and Pitfalls) of Strong Habits, in: *Journal of Personal and Social Psychology* 104, 6: S. 959–975. https://doi.org/10.1037/a0032626
24 Crum, A. J., Langer, E. J.: Mind-Set Matters: Exercise and the Placebo Effect, in: *Psychological Science* 18, 2: S. 165–171. https://doi.org/10.1111/j.1467-9280.2007.01867.x
25 Zahrt, O. H., Crum, A. J. (2017): Perceived Physical Activity and Mortality: Evidence from Three Nationally Representative U.S. Samples, in: *Health Psychology* 36, 11: S. 1017–1025. https://doi.org/10.1037/hea0000531
26 Crum, A. J., Corbin, W., Brownell, R. et al. (2011): Mind Over Milkshakes: Mindsets, Not Just Nutrients, Determine Ghrelin Response, in: *Health Psychology* 30, 4: S. 424–429
27 Cassady, B. A., Considine, R. V., Mattes, R. D. (2012): Beverage Consumption, Appetite, and Energy Intake: What Did You Expect?, in: *American Journal of Clinical Nutrition* 95, 3: S. 587–593. https://doi.org/10.3945/ajcn.111.025437

Die Wahrheit über Vorbeugung

1 https://digital.nhs.uk/data-and-information/publications/statistical/health-survey-for-england/health-survey-for-england-2013
2 Ridker, P. M., Danielson, E., Fonseca, F. A. H. et al. (2008): Rosuvastatin to Prevent Vascular Events in Men and Women with Elevated C-Reactive Protein, in: *New England Journal of Medicine* 359: S. 2195–2207. https://doi.org/10.1056/NEJMoa0807646
3 Collins, R., Reith, C., Emberson, J. et al. (2016): Interpretation of the Evidence for the Efficacy and Safety of Statin Therapy, in: *Lancet* 388: S. 2532–2561. https://doi.org/10.1016/S0140-6736(16)31357-5
4 Spence, J. D., Dresser, G. K. (2016): Overcoming Challenges With Statin Therapy, in: *Journal of American Heart Association* 5, 1: S. e002497. https://doi.org/10.1161/JAHA.115.002497
5 Hira, R. S., Kennedy, K., Nambi, V. et al. (2015): Frequency and Practice-Level Variation in Inappropriate Aspirin Use for the Primary Prevention of

Cardiovascular Disease: Insights from the National Cardiovascular Disease Registry's Practice Innovation and Clinical Excellence Registry, in: *Journal of the American College of Cardiology* 65, 2: S. 111–121. https://doi.org/10.1016/j.jacc.2014.10.035
6 J. Cuzick, M. A., Thorat, C., Bosetti, P. H. et al. (2015): Estimates of Benefits and Harms of Prophylactic Use of Aspirin in the General Population, in: *Annals of Oncology* 26, 1: S. 47–57. https://doi.org/10.1093/annonc/mdu225
7 Wallenfels, Matthias (2018) So verhüten die Frauen weltweit, in: *Ärzte-Zeitung*, Springer Medizin. https://www.aerztezeitung.de/Politik/So-verhueten-die-Frauen-weltweit-227526.html. Letzter Zugriff am 10.12.2020
8 Hannaford, P. C., Iversen, L. (2013): Mortality Among Oral Contraceptive Users: An Evolving Story, in: *European Journal of Contraception & Reproductive Health Care* 18, 1: S. 1–4. https://doi.org/10.3109/13625187.2012.723226
9 Martin, R. M., Donovan, J. L., Turner, E. L. (2018): Effect of a Low-Intensity PSA-Based Screening Intervention on Prostate Cancer Mortality: The CAP Randomized Clinical Trial, in: *JAMA* 319, 9: S. 883–895. https://doi.org/10.1001/jama.2018.0154
10 Tawakol, A., Ishai, A., Takx, R. A. P. (2007): Relation Between Resting Amygdalar Activity and Cardiovascular Events: a Longitudinal and Cohort Study, in: *Lancet* 389, 10071: S. 834–845. https://doi.org/10.1016/S0140-6736(16)31714-7
11 Müller, G., Harhoff, R., Rahe, C. et al. (2018): Inner-city Green Space and its Association with Body Mass Index and Prevalent Type 2 Diabetes: a Cross-sectional Study in an Urban German City, in: *BMJ*, 8: S. e019062. https://doi.org/10.1136/bmjopen-2017-019062
12 https://www.gov.uk/government/collections/monitor-of-engagement-with-the-natural-environment-survey-purpose-and-results
13 Nuckton, T. J., Koehler, E. A., Schatz, S. P. (2014): Characteristics of San Francisco Bay Cold-Water Swimmers, in: *Open Sports Medicine Journal*, 8: S. 1–10. https://doi.org/10.2174/1874387001408010001
14 https://www.rcplondon.ac.uk/projects/outputs/every-breath-we-take-life-long-impact-air-pollution
15 Maher, B. A., Ahmed, I. A. M., Karloukovski, V. et al. (2016): Magnetite Pollution Nanoparticles in the Human Brain, in: *PNAS* 113, 39: S. 10797–10801. https://doi.org/10.1073/pnas.1605941113

16 Lewis, O. J., Killin, J. M., Starr, I. J. et al. (2016): Environmental Risk Factors for Dementia: a Systematic Review, in: *BMC Geriatrics* 16: S. 175. https://doi.org/10.1186/s12877-016-0342-y
17 Holt-Lunstad, J., Smith, T. B., Layton, J. B. (2010): Social Relationships and Mortality Risk: A Meta-analytic Review, in: *PLoS Medicine* 7, 7: S. e1000316. https://doi.org/10.1371/journal.pmed.1000316
18 Richardson, T., Elliott, P., Roberts, R. (2017): Relationship Between Loneliness and Mental Health in Students, in: *Journal of Public Mental Health*, 16, 2: S. 48–54. https://doi.org/10.1108/JPMH-03-2016-0013
19 Cole, S. W., Hawkley, L. C., Arevalo, J. M. et al. (2007): Social Regulation of Gene Expression in Human Leukocytes, in: *Genome Biology* 8: S. R189. https://doi.org/10.1186/gb-2007-8-9-r189
20 Christensen, K. (2019): *Longevity Enriched Families. How Did They Succeed?* Conference presentation, 3rd Interventions in Aging, Nassau, Bahamas
21 Russell, D., Peplau, L. A., Ferguson, M. L. (1978): Developing a measure of loneliness, in: *Journal of Personality Assessment* 42, 3: S. 290–294. https://doi.org/10.1207/s15327752jpa4203_11
22 Lindqvist, P. G., Epstein, E., Nielsen, K. et al. (2016): Avoidance of Sun Exposure as a Risk Factor for Major Causes of Death: a Competing Risk Analysis of the Melanoma in Southern Sweden Cohort, in: *Journal of Internal Medicine* 280, 4: S. 375–387. https://doi.org/10.1111/joim.12496
23 Liu, D., Fernandez, B. Hamilton, A. et al. (2014): UVA Irradiation of Human Skin Vasodilates Arterial Vasculature and Lowers Blood Pressure Independently of Nitric Oxide Synthase, in: *Journal of Investigative Dermatology* 134, 7: S. 1839–1846. https://doi.org/10.1038/jid.2014.27
24 Dennis, L. K., Vanbeek, M. J., Freeman, L. E. et al. (2008): Sunburns and Risk of Cutaneous Melanoma: Does Age Matter? A Comprehensive Meta-Analysis, in: *Annals of Epidemiology* 18, 8: S. 614–627. https://doi.org/10.1016/j.annepidem.2008.04.006
25 Autier, P., Mullie, P., Macacu, A. et al. (2017): Effect of Vitamin D Supplementation on Non-skeletal Disorders: a Systematic Review of Meta-analyses and Randomised Trials, in: *Lancet Diabetes Endocrinology* 5, 12: S. 986–1004. https://doi.org/10.1016/S2213-8587(17)30357-1

Die Wahrheit über den Schlaf

1 Yetish, G., Kaplan, H., Gurven, M. et al. (2015): Natural Sleep and Its Seasonal Variations in Three Pre-industrial Societies, in: *Current Biology* 25, 21: S. 2862–2868. https://doi.org/10.1016/j.cub.2015.09.046

2 Consensus Conference Panel (2015): Recommended Amount of Sleep for a Healthy Adult: A Joint Consensus Statement of the American Academy of Sleep Medicine and Sleep Research Society, in: *Sleep* 38, 6: S. 843–844. https://doi.org/10.5665/sleep.4716

3 Bin, Y. S., Marshall, N. S., Glozier, N. (2012): Secular Trends in Adult Sleep Duration: A Systematic Review, in: *Sleep Medical Review* 16, 3: S. 223–230. https://doi.org/10.1016/j.smrv.2011.07.003

4 Gottlieb, D. J., Hek, K., Chen T. H. et al. (2015): Novel Loci Associated with Usual Sleep Duration: the CHARGE Consortium Genome-Wide Association Study, in: *Molecular Psychiatry* 20, 10: S. 1232–1239. https://doi.org/10.1038/mp.2014.133

5 He, Y., Jones, C. R., Fujiki, N. et al. (2009): The Transcriptional Repressor DEC2 Regulates Sleep Length in Mammal, in: *Science* 325, 5942: S. 866–870. https://doi.org/10.1126/science.1174443

6 Für eine Analyse der Befunde siehe Bryant, P. A., Trinder, J., Curtis, N. (2004): Sick and Tired: Does Sleep have a Vital Role in the Immune System?, in: *Nature Reviews Immunology* 4: S. 457–467. https://doi.org/10.1038/nri1369

7 Mander, B. A, Winer, J. R., Walker, M. P. (2017): Sleep and Human Aging, in: *Neuron* 94, 1: S: 19–36. https://doi.org/10.1016/j.neuron.2017.02.004

8 Mander, B. A., Marks, S. M., Vogel, J. W. et al. (2015): β-amyloid Disrupts Human NREM Slow Waves and Related Hippocampus-dependent Memory Consolidation, in: *Nature Neuroscience* 18, 7: S. 1051–1057. https://doi.org/10.1038/nn.4035

9 Xie, L., Kang, H., Xu, Q. et al. (2013): Sleep Drives Metabolite Clearance from the Adult Brain, in: *Science* 342, 6156: S. 373–377. https://doi.org/10.1126/science.1241224

10 Kripke, D. F., Langer, R. D., Kline, L. E. (2012): Hypnotics' Association with Mortality or Cancer: a Matched Cohort Study, in: *BMJ* 2: S. e000850. https://doi.org/10.1136/bmjopen-2012-000850

11 Naska, A., Oikonomou, E., Trichopoulou, A. et al. (2007): Siesta in Healthy Adults and Coronary Mortality in the General Population, in: *Archives of*

Internal Medicine 167, 3: S. 296–301. https://doi.org/10.1001/archinte.167.3.296

12 Leger, D., Guilleminault, C., Dreyfus, J. P. et al. (2009): Prevalence of Insomnia in a Survey of 12,778 Adults in France, in: *Journal of Sleep Research* 9: S. 35–42

13 Extent and Health Consequences of Chronic Sleep Loss and Sleep Disorders, in: *Sleep Disorders and Sleep Deprivation: An Unmet Public Health Problem*, Hrsg. H. R. Colten und M. Altevogt, National Academies Press, 2006. https://www.nap.edu/read/11617/chapter/5

14 van't Leven, M., Zielhuis, G. A., van der Meer, J. W. et al. (2010): Fatigue and Chronic Fatigue Syndrome-like Complaints in the General Population, in: *European Journal of Public Health* 20, 3: S. 251–257. https://doi.org/10.1093/eurpub/ckp113

15 Kroenke, K., Price, R. K. (1993): Symptoms in the Community: Prevalence, Classification, and Psychiatric Comorbidity, in: *Archives of Internal Medicine* 153, 21: S. 2474–2480. https://doi.org/10.1001/archinte.1993.00410210102011

16 Puetz T. W., Flowers, S. S., O'Connor, P. J. (2008): A Randomized Controlled Trial of the Effect of Aerobic Exercise Training on Feelings of Energy and Fatigue in Sedentary Young Adults with Persistent Fatigue, in: *Psychotherapy and Psychosomatics* 77: S. 167–174. https://doi.org/10.1159/000116610

17 Wong, S. N., Halaki, M., Chow, C.-M. (2013): The Effects of Moderate to Vigorous Aerobic Exercise on the Sleep Need of Sedentary Young Adults, in: *Journal of Sports Sciences* 31, 4: S. 381–386. https://doi.org/10.1080/02640414.2012.733823

18 Münch, M., Nowozin, C., Regente J. et al. (2013): Blue-Enriched Morning Light as a Countermeasure to Light at the Wrong Time: Effects on Cognition, Sleepiness, Sleep, and Circadian Phase, in: *Neuropsychobiology* 74: S. 207–218. https://doi.org/10.1159/000477093

19 Beaven, C. M., Ekström, J. (2013): A Comparison of Blue Light and Caffeine Effects on Cognitive Function and Alertness in Humans, in: *PLoS One* 8, 10: S. e76707. https://doi.org/10.1371/journal.pone.0076707

20 Gordijn, M., Geerdink, M., Wams, E. et al. (2018): Relationship Between Daytime Light Exposure and EEG Sleep Architecture, Slow-wave Activity, and Sleep Quality in Young Healthy Office Workers, in: *Journal of Sleep Research* 27, 09.

21 Fernandez, D. C., Fogerson, M., Ospri, L. L. et al. (2018): Light Affects Mood and Learning through Distinct Retina-Brain Pathways, in: *Cell* 175, 1: S. 71–84, E18. https://doi.org/10.1016/j.cell.2018.08.004
22 Figueiro, M. G., Steverson, B., Heerwagen, J. et al. (2017): The Impact of Daytime Light Exposures on Sleep and Mood in Office Workers, in: *Sleep Health* 3, 3: S. 204–215. https://doi.org/10.1016/j.sleh.2017.03.005
23 Nagare, R., Rea, M. S., Plitnick, B., Figueiro, M. G. (2019): Nocturnal Melatonin Suppression by Adolescents and Adults for Different Levels, Spectra, and Durations of Light Exposure, in: *Journal of Biological Rhythms* 34, 2: S. 178–194. https://doi.org/10.1177/0748730419828056

Kann ich ewig leben?

1 Partridge, L., Deelen, J. und Slagboom, E. (2018): Facing up to the Global Challenges of Ageing, in: *Nature* 561: S. 45–56. https://doi.org/10.1038/s41586-018-0457-8
2 Mullard, A. (2018): Anti-ageing Pipeline Starts to Mature, in: *Nature Reviews Drug Discovery* 17: S. 609–612. https://doi.org/10.1038/nrd.2018.134
3 Mahmoudi, S., Xu, L., Brunet, A. (2019): Turning Back Time with Emerging Rejuvenation Strategies, in: *Nature Cell Biology* 21: S. 32–43. https://doi.org/10.1038/s41556-018-0206-0
4 Siehe zum Beispiel Xu, M., Pirtskhalava, T., Farr, J. N. et al. (2018): Senolytics Improve Physical Function and Increase Lifespan in Old Age, in: *Nature Medicine* 24: S. 1246–1256. https://doi.org/10.1038/s41591-018-0092-9
5 Kennedy, B. K., Lamming, D. W. (2016): The Mechanistic Target of Rapamycin: The Grand ConducTOR of Metabolism and Aging, in: *Cell Metabolism* 23, 6: S. 990–1003. https://doi.org/10.1016/j.cmet.2016.05.009
6 Siehe zum Beispiel Loffredo, F. S., Steinhauser, M. L., Jay, S. M. et al. (2013): Growth Differentiation Factor 11 Is a Circulating Factor that Reverses Age-Related Cardiac Hypertrophy, in: *Cell* 153, 4: S. 828–839. https://doi.org/10.1016/j.cell.2013.04.015
7 Robine, J. M., Cubaynes, S. (2017): Worldwide Demography of Centenarians, in: *Mechanisms of Ageing and Development* 165(B): S. 59–67. https://doi.org/10.1016/j.mad.2017.03.004

Stichwortverzeichnis